新イラストによる
安全な
動作介助のてびき

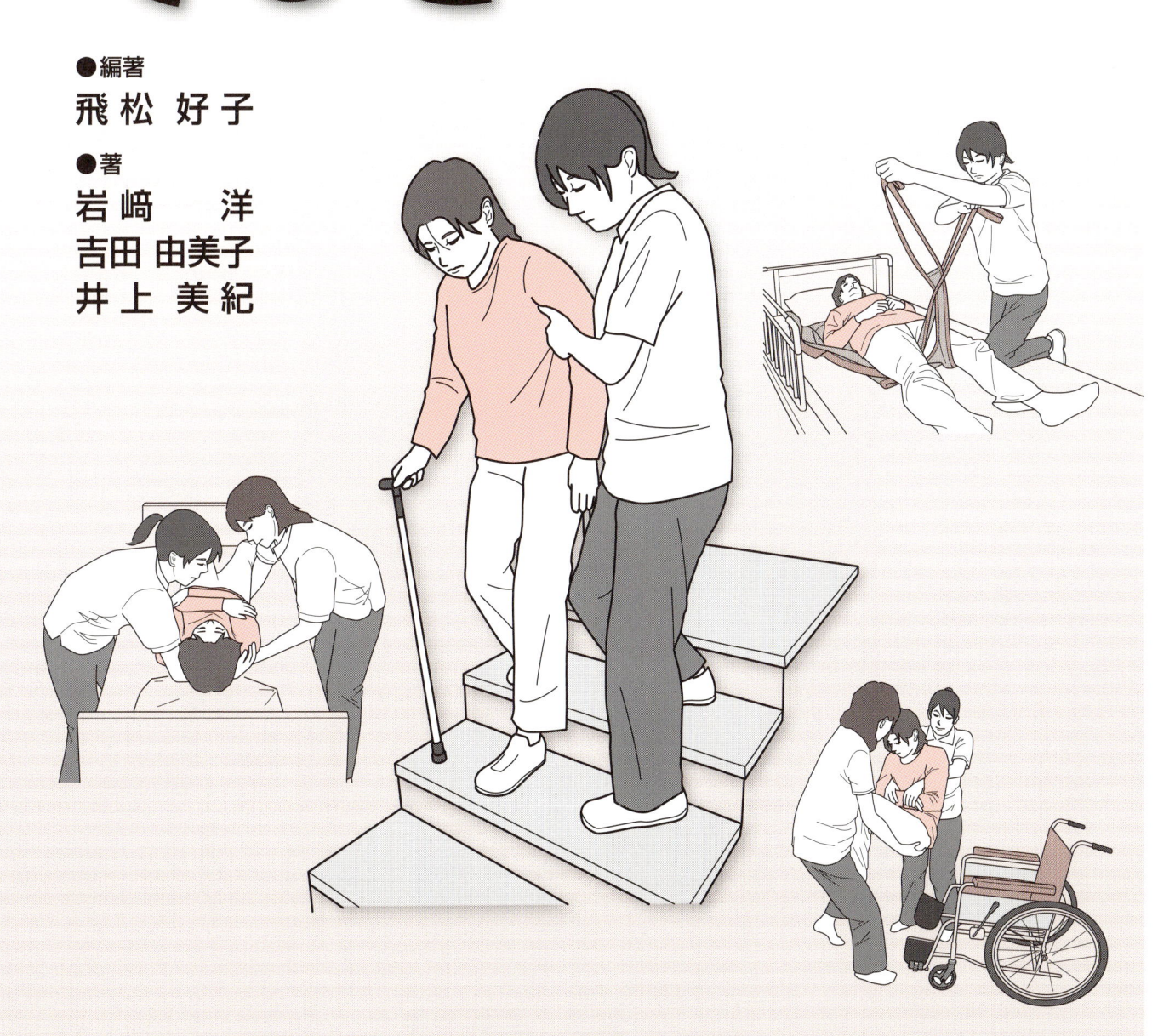

第3版

●編著
飛松 好子
●著
岩﨑 洋
吉田 由美子
井上 美紀

医歯薬出版株式会社

編集

飛松好子 （とびまつよしこ）　国立障害者リハビリテーションセンター病院 院長

執筆

岩﨑　洋 （いわさきよう）　国立障害者リハビリテーションセンター病院リハビリテーション部 副理学療法士長
吉田由美子 （よしだゆみこ）　国立障害者リハビリテーションセンター病院リハビリテーション部 主任理学療法士
井上美紀 （いのうえみき）　国立障害者リハビリテーションセンター病院リハビリテーション部 作業療法士長

This book was originally published in Japanese
under the title of :

SHIN IRASUTONIYORU
ANZENNA DŌSAKAIJYONO TEBIKI
(New Manual for Safe Movement Support
by Illustration)

Editor :
TOBIMATSU, Yoshiko
　Director
　Hospital, National Rehabilitation Center
　for Persons with Disabilities

© 1991　1st ed.
© 2016　3rd ed.

ISHIYAKU PUBLISHERS, INC.
　7-10, Honkomagome 1 chome, Bunkyo-ku,
　Tokyo 113-8612, Japan

第3版推薦の言葉

　2016年2月13日（土）東京国際フォーラム（ホールD）で，国立障害者リハビリテーションセンター主催の国際セミナー「障害者の移動支援を考える―人的支援等のソフト面を中心に―」を開催した．セミナーのテーマは，障害がある人々への移動支援のなかでも移動を支える人的支援に焦点をあてたもので，タイ，マレーシア，日本で障害当事者として障害がある人々への支援を行っている方々，観光の分野で障害がある人々のサポートを行っている団体，移動訓練の専門家などに登壇していただいた．例年以上の参加者があり，介助に対する人々の関心の高さがうかがえた．「公共交通における車いす乗客への『おもてなし』の課題と展望」としてお話をされた障害当事者の方の「公共交通を実際に利用しながら，その時の介助者との直接コミュニケーションが大切」という言葉が支援・介助の現場の状況をよく伝え，印象的だった．

　今回『新 イラストによる安全な動作介助のてびき 第3版』が発刊される．本書は脊髄損傷に造詣の深い木村哲彦元国立障害者リハビリテーションセンター病院長が編集し，センターの理学療法士らが執筆したものである．第3版は現在の飛松好子病院長が引き継いで編集した．内容は，ヒトの動き，介助の基本から始まり，臥位のとらせ方，ベッド上の移動，寝返りのさせ方，背臥位から腹臥位，起き上がりのさせ方，座位，座位での移動，座位からの立ち上がらせ方，立位保持のさせ方，トランスファー（車椅子⇔ベッド，床，便器，自動車），歩行介助，階段昇降の介助，車椅子の操作および介助，歩行補助具の使い方と続く．当センター利用者には，脳卒中や頭部外傷，脊髄損傷の方など，動作や移動に介助を必要とする人が多く，本書にはセンター病院における日頃のノウハウが凝縮されている．イラストも多用され，誰にでも手にとるようにわかりやすく書かれている．

　初版は1991年に書かれ，第2版が2004年に出版された．それから12年後の2016年に第3版が出版されることになったことは，本書の有用性と人気を物語っている．版を重ねながら，内容を取捨選択，追加して，それぞれ時代に合った介助の手引き書となっている．
　2016年4月からは「障害を理由とする差別の解消の推進に関する法律（障害者差別解消法）」が施行され，移動介助は一部専門家だけのものではなく，誰もがある程度は知っていなければならないものとなる．その意味で第3版の出版は時節に適したものである．本書が介助の技術獲得を通して，障害者と健常者が共に生きる共生社会の実現への一助になることを願っている．

2016年3月　中村耕三
国立障害者リハビリテーションセンター総長

第3版出版に寄せて

　本書は，1991年に初版，2004年に第2版が出版された．このたび2016年に第3版を出版することに至った．編集者，執筆者も次の世代に一部引き継がれ，内容も時代に合わせたものにした．

　人口の21％以上を65歳以上の高齢者が占める超高齢社会となった日本においては，介護，介助，援助を滞りなく，安全に，適切に行うことは重要な課題である．

　介護福祉士，ヘルパー制度が整いつつあり，介護介助に関わる人材も多様，多数になりつつある．環境の整備も進み，障害のある人や高齢者の外出も容易にはなってきたが，一方でその環境，装置を使いこなす，あるいはその環境のなかでの介助も必要になってきた．

　加えて2016年4月からは「障害を理由とする差別の解消の推進に関する法律（障害者差別解消法）」が施行される．「障害を理由とする差別」とは「障害を理由として，正当な理由なく，サービスの提供を拒否したり，制限したり，条件を付けたりするような行為」である．すなわち，言語聴覚障害を理由に情報提供や入場を拒否したり，車椅子だからといって入場，利用を拒否するような行為である．サービス提供者は，障害者に対し健常者と同じサービスを提供せねばならない．また障害者から手助けを求められたときには負担になりすぎない範囲で援助の手をさしのべなければならない．路上や，駅，公共の場で手助けできるだけの技術，知識が求められている．移動介助の方法を知ることは，専門職のみならず，一般市民にも求められることなのである．

　本書の目的は生活のなかの介護，介助のうち，身体移動に対する介護，介助法を示すことである．身体移動には，体位変換（寝返り，起き上がり，着座，立ち上がり等），いわゆる移動（2足歩行，杖等の歩行補助具や装具を使用しての歩行，車椅子使用，環境因子としての平地，坂道，階段等）が含まれる．生活の場で，体位変換が求められる動作には，入浴，トイレ動作，ベッドや椅子への，あるいはそこからの移乗等がある．これらの介助方法をイラストを使って詳述するとともに，対象者の身体能力に留意し，安全を考慮した方法を紹介し，あまりにも高度な技術を要する方法は省略した．そのために第2版よりもページ数は減ったが，内容的には時代に沿った充実したものとなったと自負している．また，厚生労働省ホームページとリンクしている公益財団法人テクノエイド協会のTAIS（福祉用具情報システム）の使い方も新しくした．

　第1版，2版の編集者であった木村哲彦先生は，2007年秋に叙勲を受けられ，2014年には叙位を受けられた．生前から次版は飛松が編集するようにといわれていたこともあり，執筆者とともに編集会議を重ねて第3版が完成する運びとなった．木村先生とのお約束が果たせてほっとしている．

　多くの方に読んでいただき，この本を役立てていただくことを願っている．

2016年3月　飛松好子

第2版出版に寄せて

　1991年1月に初版本が世に出た時点では,「これから到来する高齢化社会に向けて,関わりのある方々に正確な知識を学んでいただき,準備をしておこう」という気持ちが大きかった.しかし10年以上経た現在では,我々はすでに高齢社会の中にいる.これから数十年はさらに高齢化が進み,少子化も進むことになる.本書もこの間に15刷を重ねており,読者層も広がり,使われ方も多様化してきた.最初は,リハビリテーションのさいの移動介助を主眼におき,理学療法士・作業療法士の実習に合わせた正統的なテキストとしての編集とイラスト作成を目指した.しかし,福祉的立場での社会との接点におけるニーズからマニュアル的な使用のされ方が大きくなり,それらの要求にも対応する必要を生じてきている.「健康寿命延伸」,「寝たきり予防」,「抑制禁止」,「転倒予防」,「外出指向」,「介護保険」,「バリアフリーからユニバーサルデザイン」,これら,介護面における介助に関係するキーワードはもはや専門職のみのものではなく,誰もが関心を持ち,新聞紙上でも解説なしで記事にされる時代に至ったといってよい.

　介助の対象となる障害のモデルは,初版出版時と同じく脊髄あるいは脳血管の損傷による麻痺性の障害を核にしているが,虚弱高齢者のことも頭に入れたものに書き直すことにした.もっとも,介助技術そのものが大きく変わったわけではないが,応用問題に関する部分を加え,わかりやすくすることに留意することで,より多くの読者にマニュアルとしての役に立つよう心掛けた.

　初版本には介助機器の紹介資料を巻末に掲載したが,この14年間の間に情報伝達の手段としてインターネットの普及・活用が著しく伸び,福祉用具について知りたい折には,自由に手に入れることが可能になった.したがって今回の改訂を機会に,福祉機器全般についての説明とともに,公的に開示された「福祉用具検索システム」TAISの利用の方法について紙面を割くことにした.

2004年8月　木村哲彦

出版に寄せて

　厚生白書によれば，わが国が21世紀を迎えるとき，65歳以上の高齢者が人口に占める割合は16％を突破する．すなわち，本格的な高齢者社会が到来する．一方，身体障害者の数も昭和62年の実態調査の結果では2.67％，肢体不自由者だけで1.6％であり，毎年増加の傾向がみられる．このことは，介助・介護の必要な人口の爆発的増加を意味し，介助・介護に関わる人間の数も当然のこととして増加するわけである．私どもの部門にもいろいろの団体あるいは自治体から介助・介護の技術に関する研修・指導の要請が多くなっている．そして研修を受ける対象も施設職員，新しく発足した介護福祉士，ホームヘルパー，ボランティア，家庭婦人とその層は拡大しつつある．昔から介助の技術は教える者と教わる者が1対1で伝承してきたものであるが，それではとても間に合わず，よい指導書の出版が各方面から待たれていた．

　介助という用語，あるいは介護という用語は一般的にはあまり厳密に区別されていない．厳密には，機能損傷の結果生ずる目的動作能力の欠損を補うための助けを介助といい，精神面を含め，生活に及ぶすべての援助を介護と言っている．したがって介助は介護の一部分であると同時に，よい介護を行うためには優れた介助技術を身につけておく必要がある．その必要に対応するために本書が編纂されるところとなった．介助技術マニュアルあるいは介護者必携的な内容を指向することにした．すなわち，介助を必要とする寝がえりなどの基本動作の欠損，移動を中心とした日常生活動作能力の欠損した患者に対して，いかに能率的で無害な方法をとるかを解説することが主題になっている．そこで代表的な身体的機能欠損の状態を示す脳血管障害，脊髄性の麻痺をモデルに記述を進めることとした．姿勢の保持，体動，移動，いずれもこれら二大障害の介助について知っていれば，他の障害についてもそのまま応用できる．すなわち，老齢のための体動障害も，介助技法そのものに差があるわけではないので十分活用できる．また本書では介助を受ける者を大きくとらえ，患者という用語に統一しているが，対象としては老人，障害者の方が数のうえでは圧倒的に多いに相違ない．

　本書はPT，OT，介護福祉士，看護婦の各学生をはじめホームヘルパーあるいはボランティアとして活躍している方々，老人，障害者のいる家族の方々にも利用していただきたいと考えている．

1991年1月　木村哲彦

CONTENTS

第3版推薦の言葉 ……………………………… 中村耕三　III
第3版出版に寄せて ……………………………… 飛松好子　V
第2版出版に寄せて ……………………………… 木村哲彦　VI
出版に寄せて …………………………………… 木村哲彦　VII

第1章　移動介助の基礎知識と注意点　飛松好子　1

1　総論：ヒトの動き　2

1 運動を表すための基本肢位　2　　2 身体の面と運動　3

- ① 姿勢 …………………………………………… 2
  - 3 代表的な姿勢　4
- ② 体位変換 ……………………………………… 2
  - 4 体位変換…例1　背臥位から腹臥位への寝返り　5　　5 体位変換…例2　椅子座位からの立ち上がり　6
- ③ 移動 …………………………………………… 3

2　介助の対象者の特性と留意点　7

- ① 安静臥床の影響 ……………………………… 7
  - 1—褥瘡 ……………………………………… 7
    - 1 褥瘡のできやすい部位　7
  - 2—関節拘縮 ………………………………… 7
    - 2 拘縮をきたしやすい関節　8
  - 3—沈下性肺炎 ……………………………… 8
- ② 安静臥床と廃用 ……………………………… 8
  - 3 負の連関　8
- ③ 体位変換と離床，移動の重要性 …………… 9
  - 4 体位変換による拘縮の予防　9
- ④ 体位変換に介助を要する対象者の特性 …… 9
  - 1—高齢者 …………………………………… 9
  - 2—意識障害 ………………………………… 9
  - 3—重篤な疾患 ……………………………… 10
  - 4—麻痺 ……………………………………… 10
    - 5 障害部位の表し方　10
- ⑤ 移動に介助を要する対象者の特性 ………… 10
  - 1—麻痺 ……………………………………… 10
  - 2—低体力者 ………………………………… 11
  - 3—下肢運動障害 …………………………… 11
  - 4—認知機能の低下 ………………………… 11
- ⑥ 介助される対象者の評価 …………………… 11

第2章　安全な介助　　　　　　　　　　　吉田由美子　13

1　基本的な考え方　14
- ① 他動運動から自動運動へ　14
- ② 介助の量と部位について　14
- ③ 対象者に安心感を与える　14

2　介助について　14
- ① 介助の環境　14
- ② 介助のための姿勢と位置　14

3　介助のための対象者の支え方　15
- ① 背部の保持　15
- ② 腋窩の保持　15
- ③ 手掌の保持　15
- ④ 骨盤の保持　15
- ⑤ 膝の固定　15
- ⑥ 下腿の保持　15

第3章　障害別介助の特徴と留意点　17

1　脳血管障害と脳外傷（片麻痺・四肢麻痺）　　　井上美紀　18
- ① 運動機能障害　18
- ② 感覚障害　18
- ③ 高次脳機能障害　18

2　脊髄損傷（対麻痺・四肢麻痺）　　　井上美紀　20
- ① 運動・感覚機能障害　20
- ② 合併症　20

3　障害のある子ども　　　飛松好子　21
- 1 ウェルニッケマン肢位　21
- 2 後弓反張　21
- 3 バギー　車椅子手押し型　22
- 4 座位保持装置　22

4　加齢による移動障害　　　飛松好子　23
- ① フレイル　23
- ② ロコモ　23
  - 1 ―運動器の非特異的衰え　23
  - 2 ―運動器の加齢性変化によって生じる身体機能の低下　23
  - 3 ―運動器の加齢性変化と身体機能の低下によって生じる生活機能への影響　24
    - 1 ロコモの進行と要介護化　24

③ 高齢者の移動介助 _____ 25
　　2 高齢者の脊柱変形と姿勢分類　25

5　大腿骨頚部（近位部）骨折　　　　　　　　　　　　　　　　　　　　飛松好子　26

① 大腿骨頚部（近位部）骨折の移動介助 _____ 26
　　1 大腿骨頚部（近位部）骨折　26　　｜　2 大腿骨頚部（近位部）骨折の手術法　26

第4章　移動介助の実際　　　　　　　　　　　　　　　　　　　　　　　　　　　　29

1　臥位のとらせ方　　　　　　　　　　　　　　　　　　　　　　　　　　　岩﨑　洋　30

① 臥位の種類と特徴 _____ 30
② 背臥位（仰向け・仰臥位）のとらせ方 _____ 31
③ 腹臥位（うつ伏せ・腹這い）のとらせ方 _____ 31
④ 側臥位（横向き）のとらせ方 _____ 31

2　ベッド上臥位での移動のさせ方　　　　　　　　　　　　　　　　　　　岩﨑　洋　32

① 臥位での移動と介助とは _____ 32
② 臥位での移動のさせ方 _____ 32
　　1 左片麻痺―部分介助　32　　　　　　　5 四肢麻痺・その他―全介助　35
　　2 左片麻痺―全介助　33　　　　　　　　6 四肢麻痺―2人で全介助　36
　　3 四肢麻痺・その他―部分介助①　33　　7 四肢麻痺―2人で全介助（別法）　36
　　4 四肢麻痺・その他―部分介助②　34

3　寝返りのさせ方　　　　　　　　　　　　　　　　　　　　　　　　　　　岩﨑　洋　37

① 寝返りの種類，必要性，必要な身体条件 _____ 37
　　1 正常な動作―背臥位から腹臥位への寝返り　37
② 背臥位（仰向け）から腹臥位（うつ伏せ）への寝返りのさせ方 _____ 38
　　1 全介助　38　　｜　2 部分介助　39

4　起き上がりのさせ方　　　　　　　　　　　　　　　　　　　　　　　　岩﨑　洋　40

① 起き上がった姿勢の種類（長座位，椅子座位），必要な身体条件 _____ 40
　　1―長座位 _____ 40
　　　1 ハムストリングスが短縮している対象者の　　2 ベッド上の長座位　41
　　　　長座位　40
　　2―椅子座位 _____ 40
　　　3 椅子座位のとらせ方　41
② 背臥位から長座位への起き上がり（右側から） _____ 42
③ 起き上がりと下肢装具装着（左片麻痺） _____ 43
④ 起き上がり・別法（左片麻痺） _____ 46

5　座位　　　　　　　　　　　　　　　　　　　　　　　　　　　　　　　　岩﨑　洋　48

① 座位の重要性 _____ 48

- ② 座位保持が困難な理由 _____ 48
- ③ 臥位から座位への起き上がりでの注意点 _____ 48
- ④ 座位の保持 _____ 48

6 座位での移動 　　　　　　　　　　　　　　　　　　　岩﨑 洋　49

- ① 長座位での移動 _____ 49
    - 1 四肢麻痺の後方移動—全介助　49
    - 2 左片麻痺の前方移動—部分介助　50
    - 3 左片麻痺の後方移動—部分介助　51

7 座位からの立ち上がらせ方 　　　　　　　　　　　　　岩﨑 洋　52

- 1 椅子座位からの立ち上がり—部分介助　52
- 2 長座位からの立ち上がり—片麻痺・部分介助　53

8 立位保持のさせ方 　　　　　　　　　　　　　　　　　岩﨑 洋　55

- ① 立位保持に必要な身体条件（筋活動，関節の固定，感覚） _____ 55
- ② 立位保持のさせ方 _____ 56
    - 1 部分介助　56
    - 2 全介助　56

9 トランスファー（移乗） 　　　　　　　　　吉田由美子・岩﨑　洋・井上美紀　57

- ① 車椅子→ベッド _____ 57
    - 1 左片麻痺—部分介助　57
- ② 車椅子↔ベッド _____ 60
    - 1—リフト _____ 60
        - 1 床面走行式リフト　60
        - 2 据え置き式リフト　60
        - 3 ベッド固定式リフト　60
        - 4 浴室用リフト　60
        - 5 床面走行式リフトの各部の名称　61
    - 2—スリング _____ 61
        - 6 ハイバック式　62
        - 7 ローバック式　62
        - 8 スリングシートとヘッドサポートを併せて使用する例　62
    - 3—床面走行式リフトを使用しての移乗 _____ 62
- ③ ベッド→車椅子（電動） _____ 63
    - 1 背臥位で脚分離型スリングを装着—全介助　63
    - 2 背臥位でベルト式スリングを使用—全介助　67
- ④ 床→車椅子 _____ 71
    - 1 片麻痺—部分介助　71
    - 2 四肢麻痺—全介助（2人で行なう：できるだけ，リフトを使用しましょう）　73
    - 3 四肢麻痺—全介助（リフト使用）　75
- ⑤ 車椅子→床 _____ 77
    - 1 四肢麻痺—全介助　77
- ⑥ 車椅子↔便器（洋式便器） _____ 78
    - 1—車椅子→便器 _____ 78
        - 1 左片麻痺—部分介助　78

CONTENTS

  2―便器→車椅子 _____ 79
   2 左片麻痺―部分介助　79

⑦ 車椅子↔自動車 _____ 81
 1―自動車の助手席に座らせること _____ 81
 2―車椅子↔自動車（福祉車両） _____ 81
  1 乗降補助装置付車（自動車座席に乗り込む方法）　81   **2** 車椅子仕様車（車椅子のまま乗り込む方法）　82
 3―車椅子→助手席・セカンドシート _____ 82
 4―助手席・セカンドシート→車椅子 _____ 83
 5―立位→助手席 _____ 84
  3 片麻痺―部分介助　84
 6―助手席→立位 _____ 85
  4 片麻痺―部分介助　85

⑧ お風呂（シャワー椅子またはキャリー） _____ 86
 1―浴槽に入る _____ 86
  1 左片麻痺―部分介助　86
 2―浴槽から出る _____ 87
  2 左片麻痺―部分介助　87
 3―シャワーキャリーの使用 _____ 88
  3 四肢麻痺・その他―全介助　88
 4―シャワーキャリーからリフト _____ 89
  4 四肢麻痺・その他―全介助　89

10　歩行介助　　　　　　　　　　　　　　　　　　　　　吉田由美子　90

❶ 片側杖使用の場合 _____ 90
❷ 両側杖使用の場合 _____ 91
 1―両側杖使用の場合 _____ 91
  1 4点歩行（四肢交互型）　91   **3** 小振り歩行　92
  2 2点歩行　92   **4** 大振り歩行　93
❸ 歩行器使用の場合 _____ 93
 1―歩行器の種類 _____ 94
 2―歩行器・歩行車の歩行パターン _____ 95
 3―固定型歩行器での段差昇降 _____ 96
  1 昇る時　96   **2** 降りる時　96
 4―ブレーキ付き歩行車での段差昇降 _____ 97
  3 昇る時　97   **4** 降りる時　98
❹ 杖・歩行器を使用しない場合 _____ 99
 1―前方から行なう歩行介助の方法 _____ 99
  1 前方から行なう歩行介助　99
 2―手の握り方 _____ 99
 3―側方から行なう歩行介助の方法 _____ 100
  2 側方から行なう歩行介助　100

11 階段昇降の介助　　　　　　　　　　　　　　　　　　　　　　　　　岩﨑　洋　101

- **① 階段昇降でのポイント** 101
- **② 手すりを使用する場合** 103
  - **1** 杖側に手すりがある場合の昇り　103
  - **2** 杖側に手すりがある場合の降り　104
  - **3** 杖側に手すりがない場合の昇り（横向き）　106
  - **4** 杖側に手すりがない場合の降り（後ろ向き）　107
- **③ 片側杖を使用する場合** 108
  - **1** 片側杖使用の昇り　108
  - **2** 片側杖使用の降り　109

12 車椅子の操作および介助　　　　　　　　　　　　　　　　　　　　　岩﨑　洋　110

- **① 車椅子の構造と名称** 110
  - **1** 車椅子の構造と名称　110
- **② 車椅子で事故につながる動作** 111
- **③ 車椅子の開閉方法** 111
  - **1** 車椅子の閉じ方　111
  - **2** 車椅子の開き方　112

13 屋外，悪路での車椅子の介助　　　　　　　　　　　　　　　　　　　岩﨑　洋　113

- **1**─平地走行 113
- **2**─坂道，スロープ 113
- **3**─段差を昇る 113
  - **1** 段差を昇る　113
- **4**─段差を降りる 113
  - **2** 段差を降りる　114
- **5**─溝越え 113
  - **3** 溝越え　114
- **6**─砂利道，踏み切り 114

14 車椅子の利用　　　　　　　　　　　　　　　　　　　　　　　　　　岩﨑　洋　115

- **① 手動車椅子** 115
  - **1**─選択方法 115
    - **1** 座位能力に応じたクッションと車椅子の選択方法　116
  - **2**─種類 115
    - **2** 普通型　117
    - **3** リクライニング式普通型　117
    - **4** リクライニング式（大車輪の大きさの違い）　118
    - **5** ティルト・リクライニング式手押し型　118
  - **3**─選択手順 119
  - **4**─操作方法 119
    - **6** まっすぐ漕ぐ　120
    - **7** 曲がる　120
    - **8** その場で回転　120
    - **9** 床の物を拾う　121
    - **10** 段差　121
    - **11** 坂道　121
  - **5**─介助者に必要な知識 122
    - **12** リクライニング式とティルト式の圧変化　122
    - **13** クッションの種類（材質）　123
    - **14** 除圧・減圧方法　125
    - **15** 自己にて行なう車椅子上の減圧動作　126

❷ 電動車椅子 ... 126
1─目的 ... 126
2─種類 ... 126
- ① 普通型　127
- ② 手動兼用型 A・B　127
- ③ 電動ティルト・リクライニング式普通型　128

3─操作方法とコントローラ ... 128
- ④ コントローラ　129

4─介助者に必要な知識 ... 129
- ⑤ クラッチの操作方法　130

❸ 手動車椅子・電動車椅子の事故事例 ... 130

15 歩行補助具の使い方　　井上美紀・吉田由美子　131

❶ 杖 ... 131
1─杖の合わせ方 ... 132
- ① ステッキ　132
- ② T字杖　132
- ③ 多脚杖　132
- ④ 杖の長さの決定方法　132

❷ クラッチ ... 132
1─ロフストランドクラッチ ... 132
- ⑤ ロフストランドクラッチ　133

2─松葉杖 ... 133
3─クラッチの合わせ方 ... 133

付　録 ... 135

福祉用具の選び方　　飛松好子　136

福祉用具の検索　　飛松好子　139

主な機器 ... 148
- トイレ関連機器　　井上美紀　148
- 介護用ベッド　　井上美紀　149
- 免荷式歩行器　　吉田由美子　150
- 特殊な歩行器：PCW（ポスチャーコントロールウォーカー）　　吉田由美子　151

第1章 移動介助の基礎知識と注意点

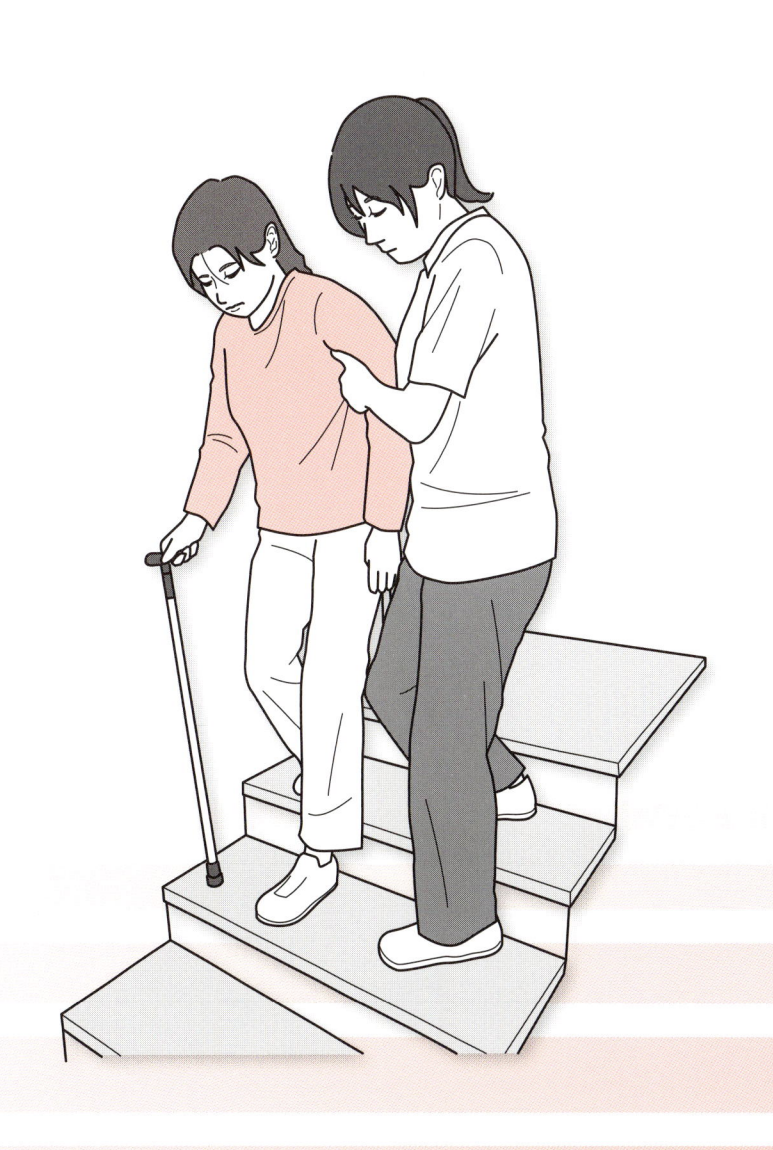

1 総 論：ヒトの動き

　ヒトの動きには姿勢を変化させる体位変換と空間における身体の移動とがある．

　ヒトの動きの表し方として基本的立位肢位と解剖学的立位肢位とがある（**1**）．基本的立位肢位における関節角度をその関節の基本角度とし，すべての方向に対し0°と定義する．解剖学的立位肢位では，前腕と手掌は顔面の向きと同一の方向を向く．このとき顔面と同じ方向を向く身体部分を前面とし，その反対方向を向く部分を後面という．

　立体空間における3次元の表し方は，矢状面，前額面，水平面の3平面である（**2**）．矢状面は身体を左右に分ける面である．前額面は前後に，水平面は上下に分ける面である．

① 姿勢

　姿勢とは空間の中で身体を動かさずに一定の四肢体幹の位置を保つことである．地面に横たわり，抗重力機能を要さない姿勢を臥位という．殿部を地面に接地し頭位と体幹を空間において垂直に保つ姿勢を座位という．頭位，体幹，下肢を含め空間において垂直に保つ姿勢を立位という（**3**）．それぞれの姿勢には**3**に示すようないくつかの種類がある．とりわけ抗重力機能を要する座位など，姿勢保持が困難な場合がある．そのような場合には，背もたれが必須であったり，座位保持装置や，車椅子などの補助が必要となる．

② 体位変換

　ある姿勢から別の姿勢へと変化することを体位変換という．

　床面上における体位変換に寝返り動作がある．寝返りでは，頭部，体幹，骨盤の回旋が起こる．まず，頭部を回旋し，上肢帯を一方に寄せて体幹を回旋させる．続いて，一側下肢帯を対側下肢の膝関節を乗り越えて他側に移動し骨盤の回旋を引き起こすことによって行なわれる（**4**）．

---

1 運動を表すための基本肢位

基本的立位肢位　　　　解剖学的立位肢位

椅子からの立ち上がりでは，まず上半身を前に倒し，体重心を両膝関節になるべく近づけ，膝関節の屈曲モーメントを最小限にしてなるべく筋力，エネルギーを使わないようにして立ち上がる（**5**）．

③ 移動

空間における位置の変化を移動という．ヒトの基本的移動方法は歩行である．しかし誕生してから歩行が移動の主たる方法になるまでには1年半ほどかかる．そこに至るまでには，這い這い，四つ這い，伝い歩きを経る．また個体によってはいざり這いを経ることがある．

疾患や障害によって正常歩行が不可能な場合には，杖や歩行器，下肢装具のような歩行補助具を使った歩行を行なう．それも不可能な場合には車椅子の駆動，電動車椅子の駆動を行ない，移動する．車椅子操作ができない場合には，他者が車椅子を押す全介助による移動となる．

2 身体の面と運動

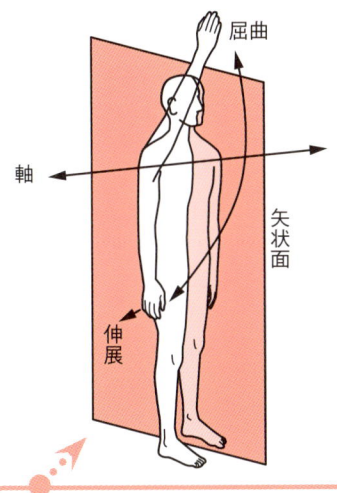

1 矢状面と運動
身体を左右に分ける面を矢状面といい，上下肢体幹の屈曲・伸展などがこの面上で行なわれている．イラストは右肩の屈曲と伸展を示している．

2 前額面と運動
身体を前後に分ける面を前額面といい，上下肢の外転・内転，体幹の側屈などがこの面上で行なわれる．イラストは右肩の外転と内転を示している．

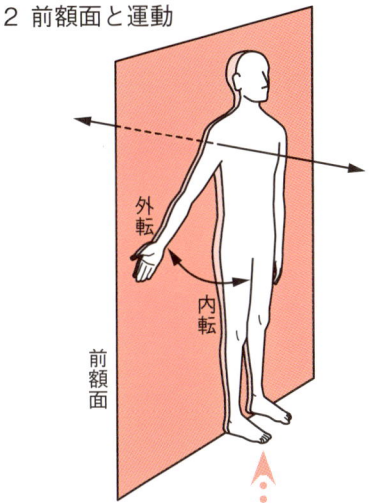

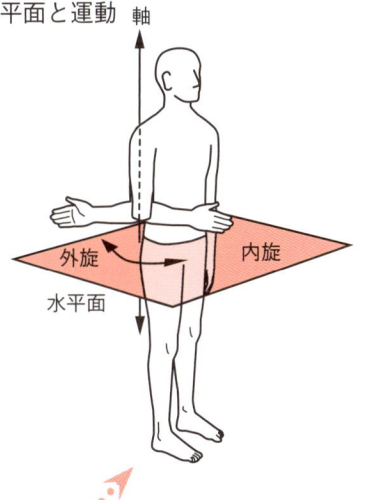

3 水平面と運動
身体を上下に分ける面を水平面といい，上下肢の外旋・内旋，回外・回内，体幹や頭部の回旋などがこの面上で行なわれる．イラストは右肩の外旋と内旋を示している．

3 代表的な姿勢

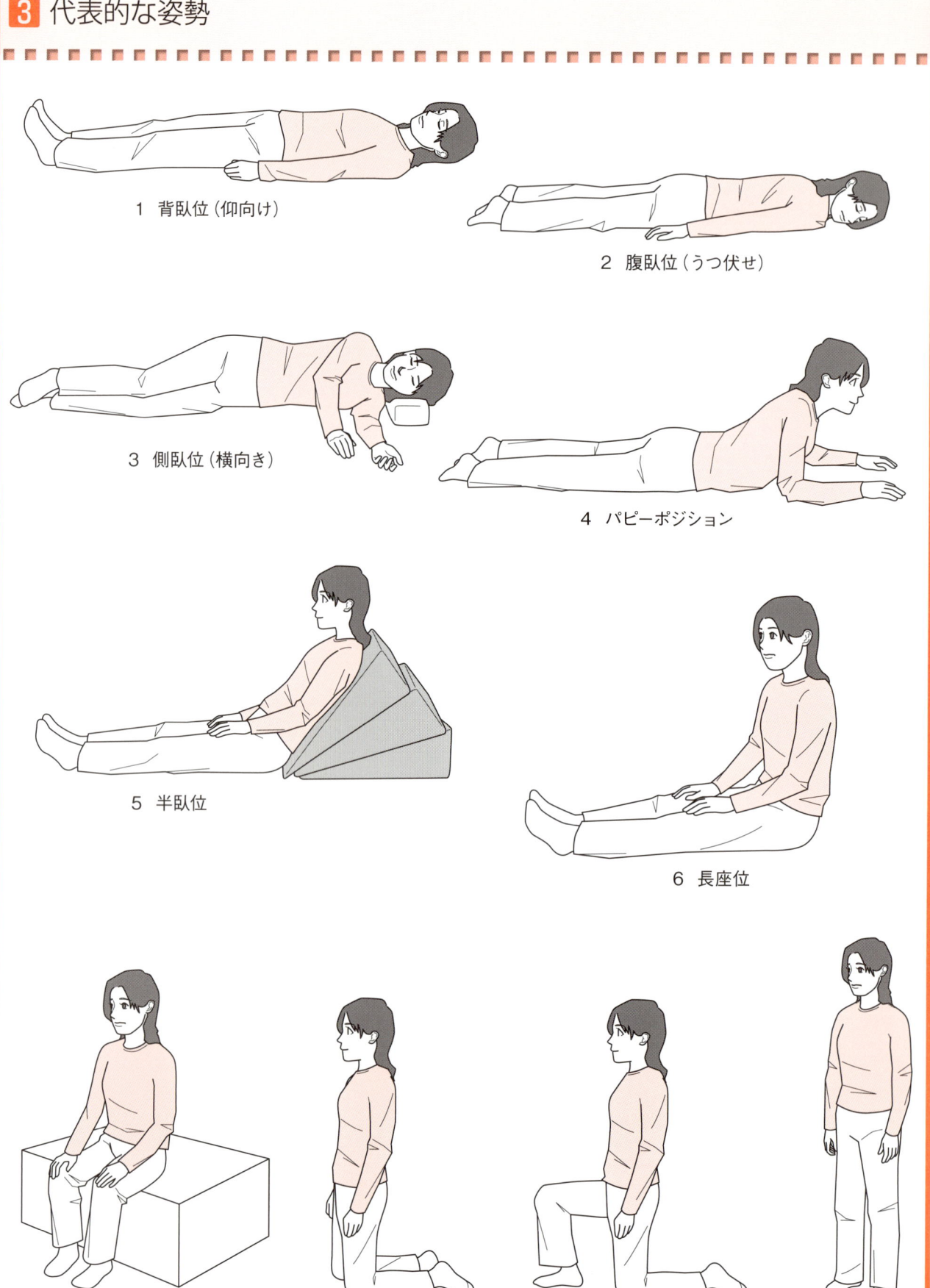

1　背臥位（仰向け）

2　腹臥位（うつ伏せ）

3　側臥位（横向き）

4　パピーポジション

5　半臥位

6　長座位

7　椅子座位

8　両膝立ち位

9　片膝立ち位

10　立位

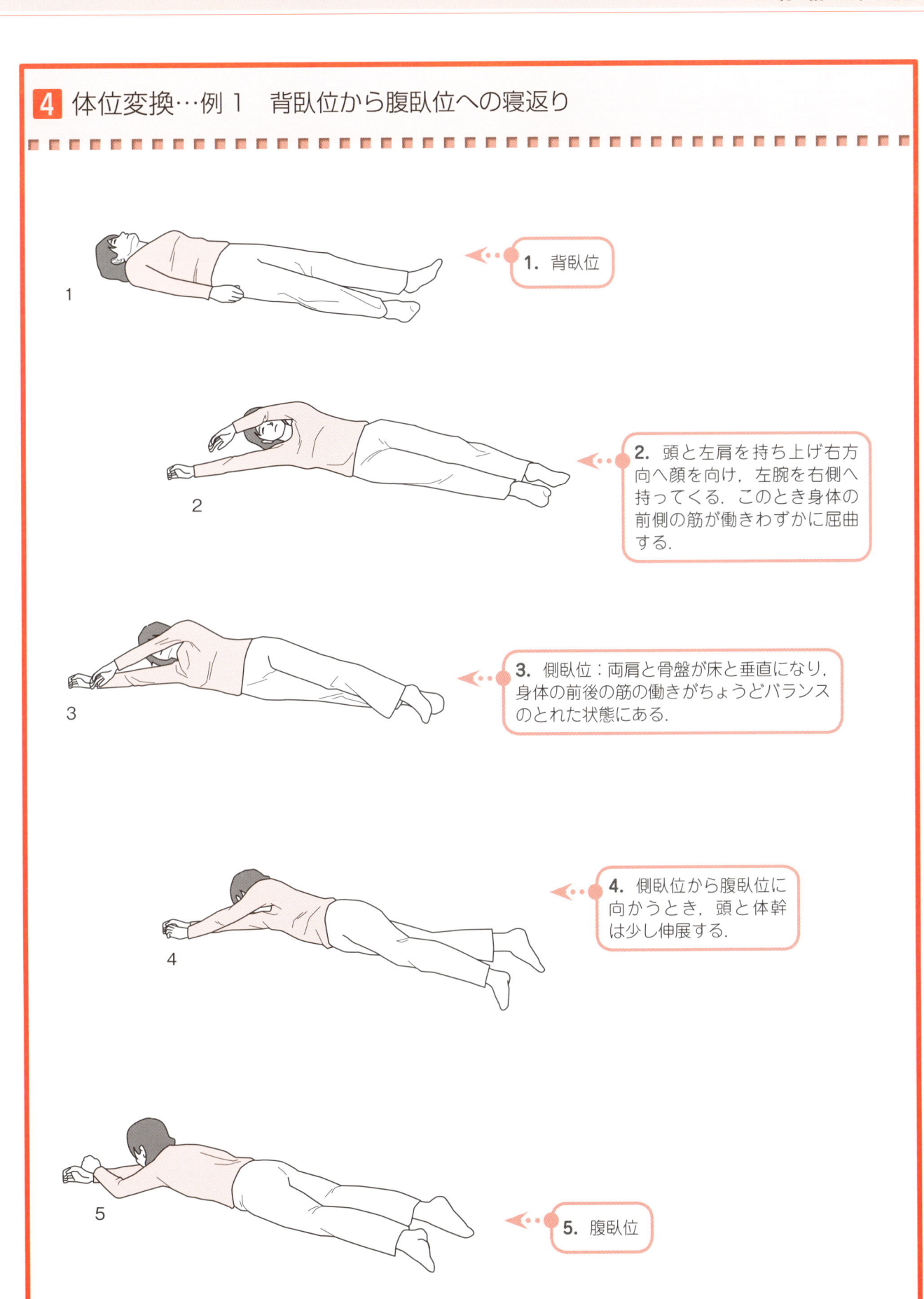

4 体位変換…例1　背臥位から腹臥位への寝返り

1

1. 背臥位

2

2. 頭と左肩を持ち上げ右方向へ顔を向け，左腕を右側へ持ってくる．このとき身体の前側の筋が働きわずかに屈曲する．

3

3. 側臥位：両肩と骨盤が床と垂直になり，身体の前後の筋の働きがちょうどバランスのとれた状態にある．

4

4. 側臥位から腹臥位に向かうとき，頭と体幹は少し伸展する．

5

5. 腹臥位

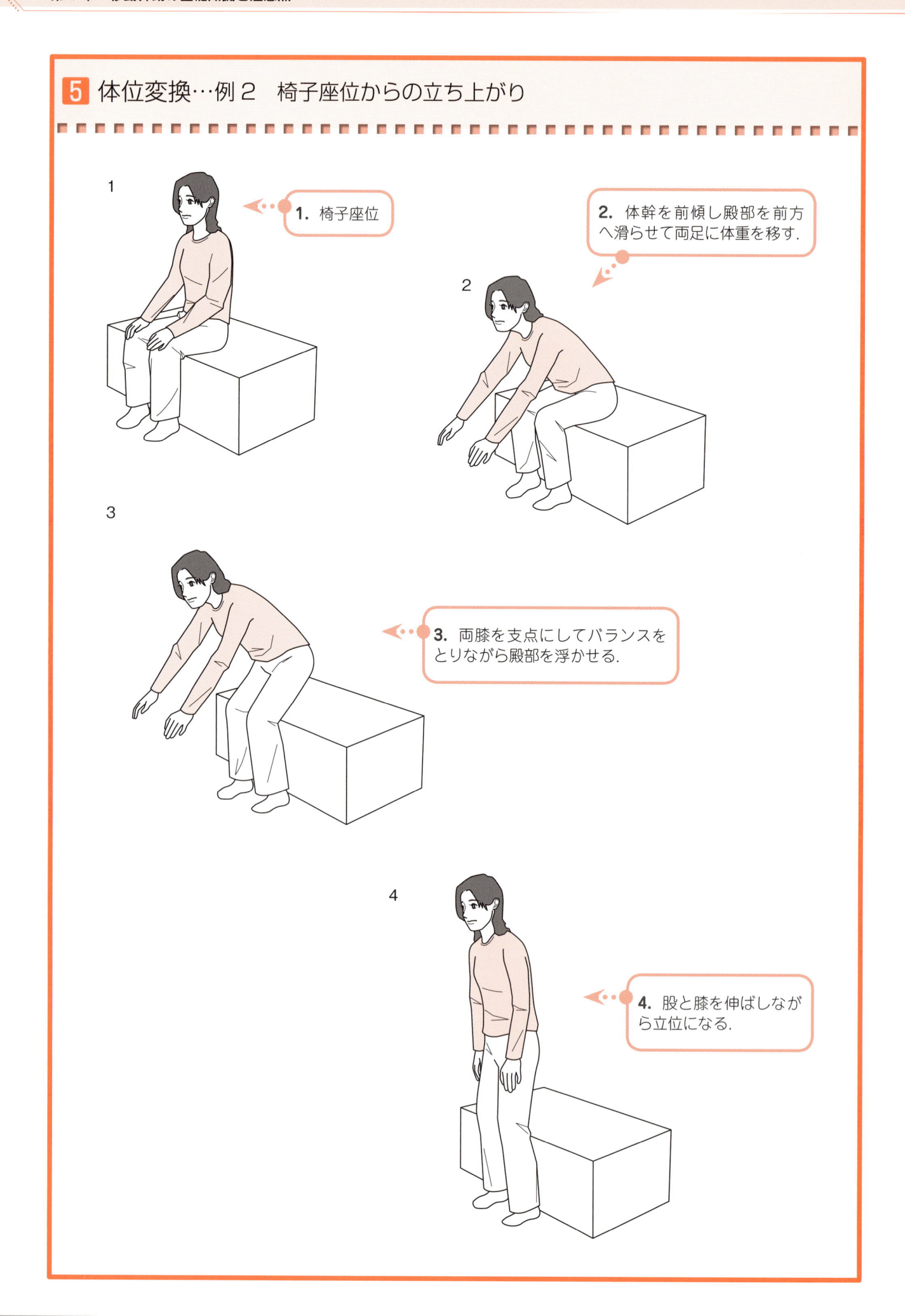

5 体位変換…例2　椅子座位からの立ち上がり

1. 椅子座位

2. 体幹を前傾し殿部を前方へ滑らせて両足に体重を移す．

3. 両膝を支点にしてバランスをとりながら殿部を浮かせる．

4. 股と膝を伸ばしながら立位になる．

2 介助の対象者の特性と留意点

1 安静臥床の影響

1 ― 褥瘡

　安静にしてまったく動かないと圧のかかった皮膚には虚血が起こり，褥瘡を生じる．褥瘡は皮下に骨の突出を触れる部位にできやすい（**1**）．背臥位においては後頭隆起部，肩甲骨内縁，脊椎棘突起，仙腸関節部，仙骨部，踵部などである．意識障害や麻痺のある場合には下肢が外旋するため腓骨骨幹部に沿って生じることがある．

　側臥位においては大転子部，腓骨頭，外果，内果などに生じる．

　腹臥位に寝かせることは少ないが，その場合には上前腸骨棘，膝蓋骨前面などに生じる可能性がある．

2 ― 関節拘縮

　動かさない関節は，関節周囲の軟部組織の活動性を失って，動きが悪くなり，可動域が狭まる．これを拘縮という．臥床によって全身の関節の拘縮が起こる（**2**）．体幹，肩甲骨胸郭間関節などの拘縮は気づかれにくい．股関節や膝関節の屈曲拘縮は離床後の歩行機能の低下の元となる．

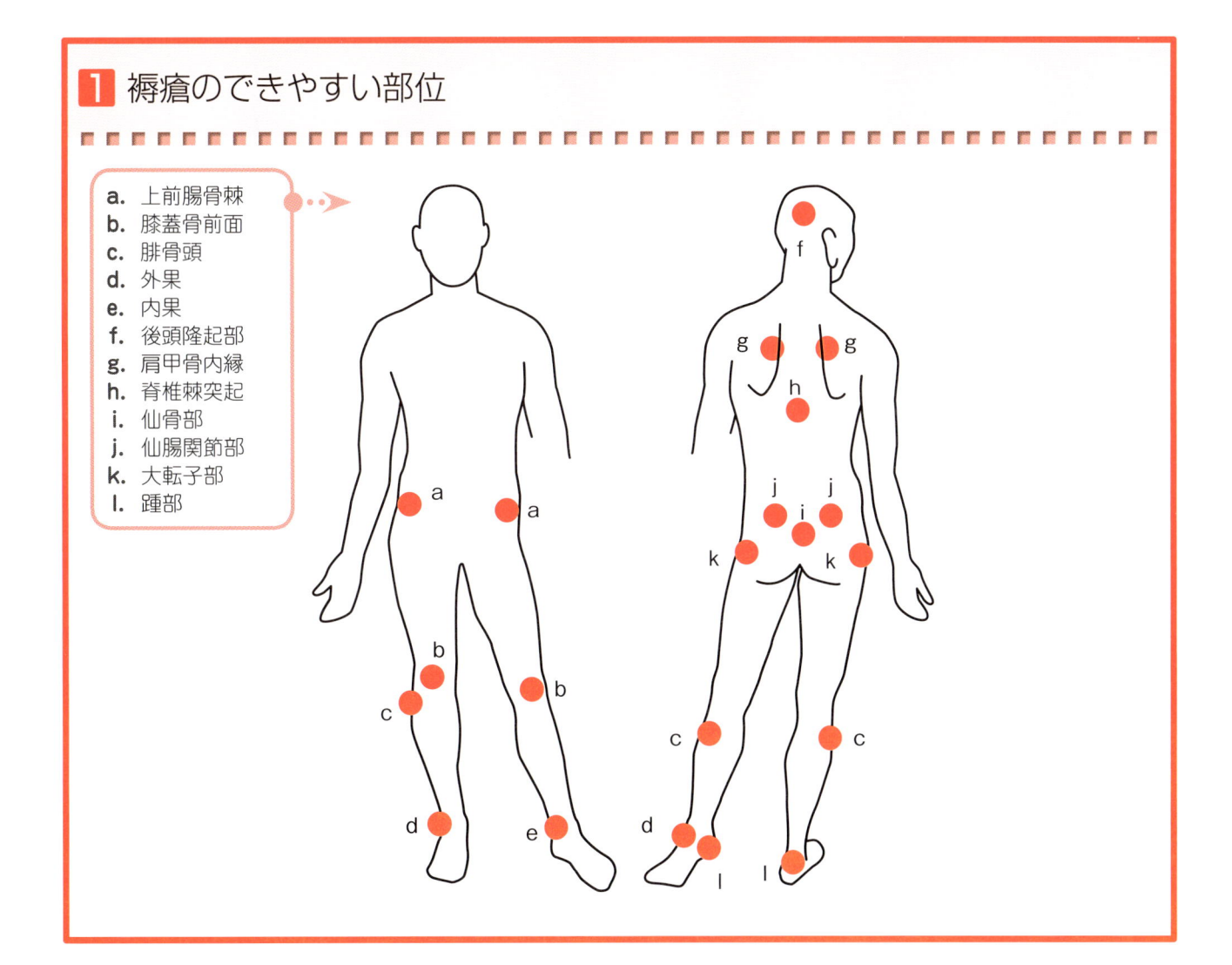

1 褥瘡のできやすい部位

a. 上前腸骨棘
b. 膝蓋骨前面
c. 腓骨頭
d. 外果
e. 内果
f. 後頭隆起部
g. 肩甲骨内縁
h. 脊椎棘突起
i. 仙骨部
j. 仙腸関節部
k. 大転子部
l. 踵部

2 拘縮をきたしやすい関節

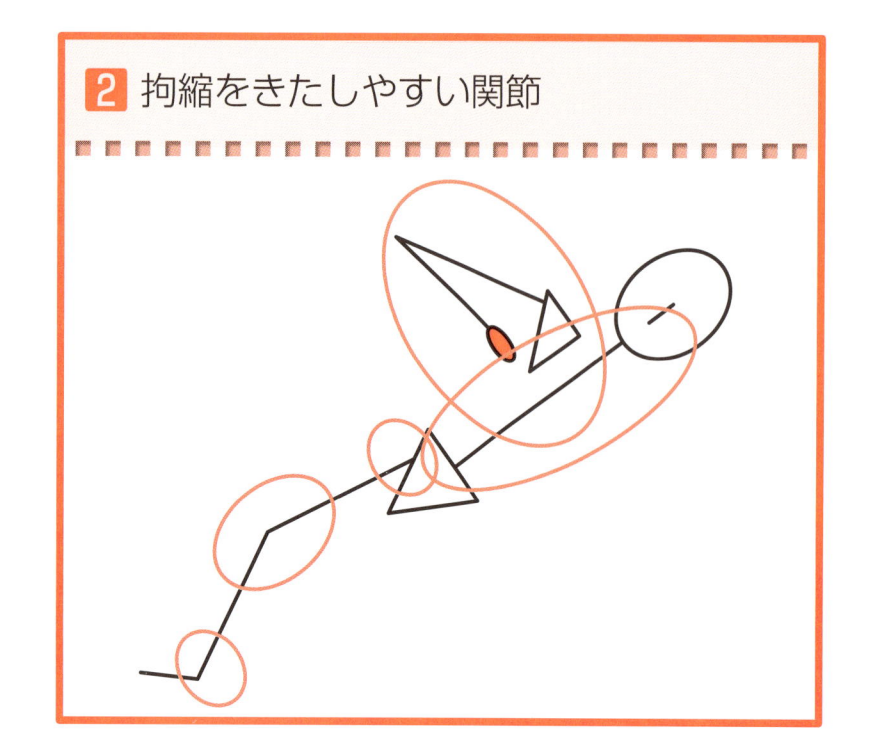

1 廃用症候群

運動機能低下
筋萎縮，関節拘縮，骨萎縮
姿勢保持力低下（座位保持困難）
移動機能低下（歩行困難）
起立性調節機能低下
起立性低血圧
心肺機能低下
フィットネスの低下（持久力低下）
消化機能低下
便秘
精神機能低下
認知機能低下，うつ，不安，情緒障害
発動性低下

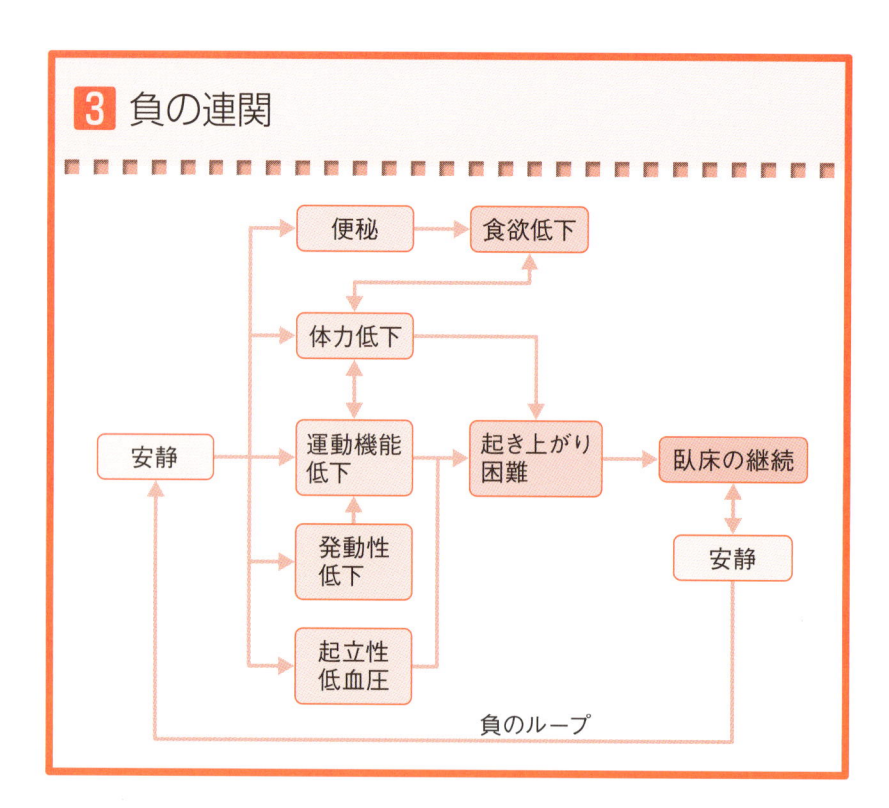

3 負の連関

3 ― 沈下性肺炎

　肺の背部には，喀出されにくい分泌物が溜まりやすく，また換気も悪い．そこに感染が起こると肺炎を発症する．これを沈下性肺炎という．長期臥床で起こる．

2 安静臥床と廃用

　ヒトの身体は使わないと量的・機能的低下をきたす．入院によって安静臥床を強いられると心身全体が廃用に陥る．その結果，心身機能の低下が生じる．このような全身にわたる変化を廃用症候群という．廃用症候群を構成するものとして **1** に示すようなものが含ま

> **4** 体位変換による拘縮の予防

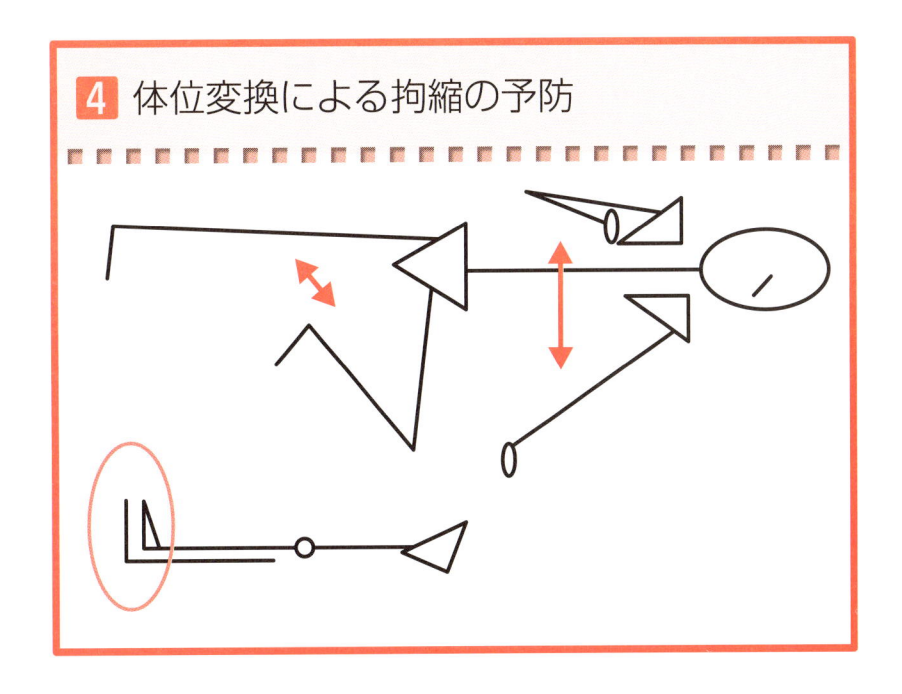

れる．このような変化は相互に影響し合い，さらに廃用を進行させる．このような相互作用を負の連関という（**3**）．

③ 体位変換と離床，移動の重要性

　褥瘡と廃用を予防するためには体位変換が重要である．安静臥床は疾病治療のために必要であり，やむを得ないものであるが，最小限にすることと，体位変換をすること，またベッドサイドのリハビリテーションを行なって廃用を最小限に食い止めることが必要である．

　重度な障害の対象者に対しては，体位変換の介助が必要であり，その目的は，褥瘡の予防と関節拘縮の予防，沈下性肺炎の予防である．

　そこでするべきことは，全介助であっても体位変換をすることであり，安静による2次障害，廃用症候群を最小限にすることである．

　また，体位変換をしたさいには，四肢関節の角度を変え，同じ角度が続かないようにする（**4**）．

④ 体位変換に介助を要する対象者の特性

1―高齢者

　高齢者は廃用や安静臥床による影響をより強く受ける可能性がある．加齢によりヒトの心身機能は低下する．全身の総水分量，筋肉量，循環血流量は低下する．肺活量，最大酸素摂取量も低下する．加齢により元々脆弱であり，臥床するとさらに，身体を動かすだけの筋力，体力，意欲が低下し，体位変換に介助を要するようになる．声かけのレベルから，全介助まで幅がある．

2―意識障害

　手術の後など，意識の低下がある場合には，ヒトは，不快感があっても身体を動かそうとはしない．それは意識の低下のために気がつかないからである．体位変換に全介助を要する．

5 障害部位の表し方

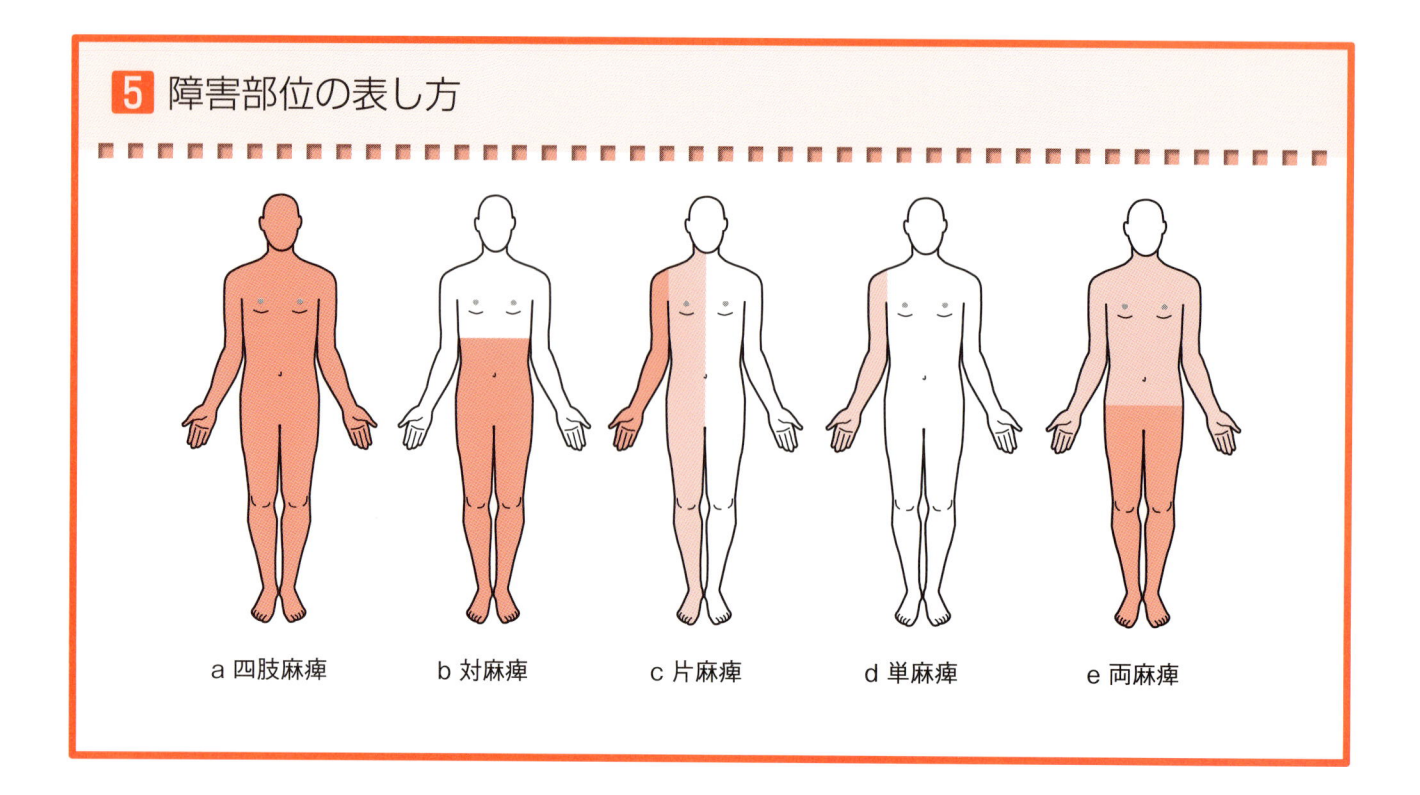

a 四肢麻痺　　b 対麻痺　　c 片麻痺　　d 単麻痺　　e 両麻痺

2 対象者・障害者評価の留意点

1 疾患名・障害名
2 障害の部位と程度
3 関節可動域（ROM）の制限
4 筋力
5 バランス
6 運動・動作
7 理解力
8 合併する障害
9 痛み
10 心理・精神状態
11 意欲

3—重篤な疾患

疾患が重篤な場合，体位変換に疼痛が伴ったり，体力がなかったりする．その場合には体位変換に介助を要する．

4—麻痺

身体に麻痺がある場合には，動かしたくても動かせない場合がある．加えて，感覚障害がある場合には，苦痛に気づかず，結果的に褥瘡を生じてしまう場合があり得る．麻痺の存在は部位によって分類される（5）．

5 移動に介助を要する対象者の特性

1—麻痺

麻痺は神経系の障害によって起こる．身体に動かない部分があるときには起居動作，移動に介助を要することがある．

2 ― 低体力者

　筋力，体力の低下により，起居動作，移動を行なうことができない場合には，部分介助などの介助を要する．

3 ― 下肢運動障害

　下肢骨関節手術後の対象者では，術後における体重負荷量などの制限事項があったりして，介助を要することがある．

4 ― 認知機能の低下

　認知機能に低下がある場合には，安全管理の観点からも介助，見守りが必要になる．

6 介助される対象者の評価

　介助を行なう場合には，どの部分を補うのかを知ることが必要である．そのためには，対象者を総合的に評価する必要がある．対象者は複合した留意点を有するので，麻痺など疾患のみにとらわれてはならない．留意点を **2** に示す．

第2章 安全な介助

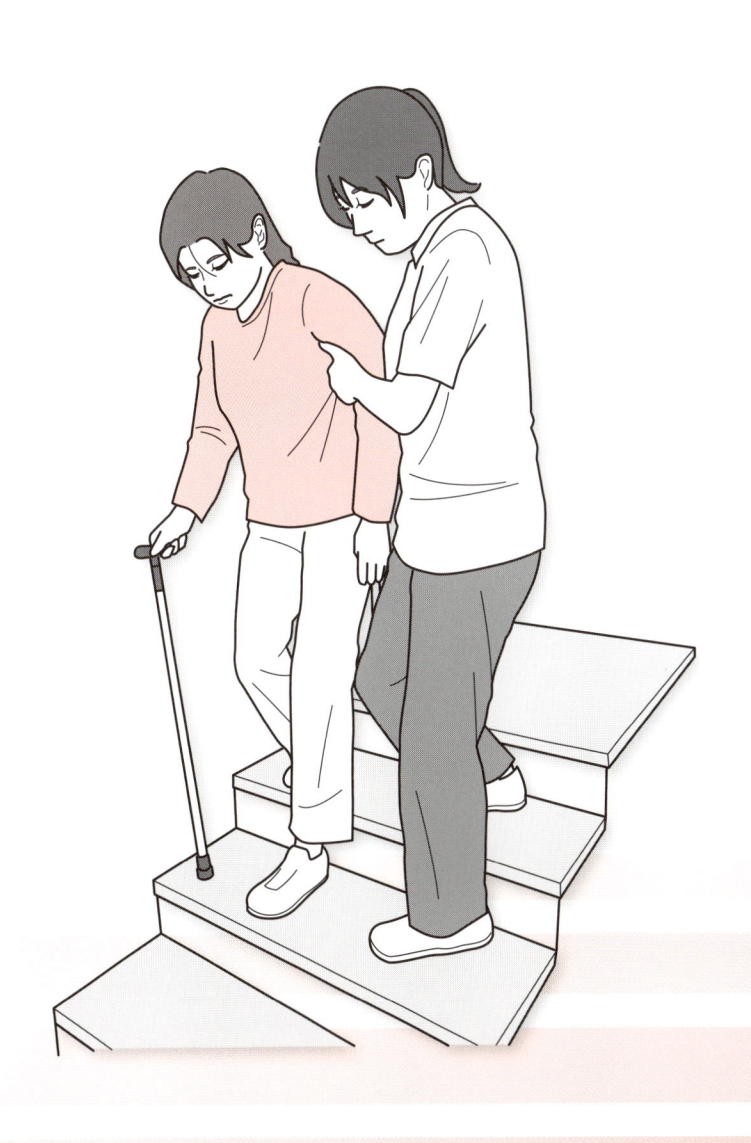

1 基本的な考え方

① 他動運動から自動運動へ

対象者は，脳血管障害や脊髄損傷，その他の色々な疾病により今まで可能だった運動が突然困難になる．そこで介助者は運動の仕方を他動的介助で再獲得させながら自動運動を促していくことになる．そして対象者の身体の動きの再構築を図ることが基本である．

② 介助の量と部位について

対象者の状態に応じて介助の量，介助の部位を変えていくことが対象者の動作に影響を与える．過度な介助は好ましくない．安全性に配慮した適切な介助が大切である．

③ 対象者に安心感を与える

運動の方向や速度を対象者にわかりやすいように伝え，促すことである．支える力や手の添え方も安心感に影響を及ぼす．

2 介助について

① 介助の環境

・部屋やベッド，車椅子の配置を介助しやすいように配慮する．
・移乗のさいは，回転や垂直移動の距離を最小限にするようにする．

② 介助のための姿勢と位置

・介助する前に対象者と介助者の位置をしっかり決める．
・介助者は対象者と適切な位置に立つ．
・対象者がバランスを崩しても対応できるよう足幅をとる．
・階段など段差のあるところでは，介助者は対象者より一段低い位置で，支えやすい姿勢をとる．
・ベッド周辺では，介助者は膝を支点とする姿勢をとる．
・可能な限り，介助者の体重と重心移動（モーメント）・てこの原理を利用する．
・複数で介助する場合は，全員に手順を知らせ，合図によって同時に介助する．

3 介助のための対象者の支え方

① 背部の保持

起き上がりや座位の保持のさい，背部にまわす介助者の上肢は前腕まで使って広く保持するようにする．

② 腋窩の保持

立ち上がりや歩行介助に用いられる．介助者の手を腋窩後方から差し込み，手背を対象者の胸郭に押しつけるように固定する．母指を腋窩後壁にそえておくとより安定する．腋窩を強く握り持ち上げようとするのではなく，体重移動の誘導が大切である．

③ 手掌の保持

椅子座位からの立ち上がり，歩行などの介助に用いられる．介助者は自身の肘を軽く固定し，対象者の手掌を下から支える．

④ 骨盤の保持

移乗動作時，立ち上がりなどに用いられる．麻痺の程度によって対象者を確実に支える必要がある．坐骨結節付近で支えるとよい．

⑤ 膝の固定

椅子からの立ち上がりなどに大切である．膝を支点として股・膝関節を伸ばしやすくするために膝が前方に出てくるのを防止する．介助者の膝を利用して対象者の膝を前外方から後内方へ押しつけるよう固定する．対象者の状態によっては，介助者の手で固定するだけでも十分である．

⑥ 下腿の保持

2人で移乗動作を介助するさいに，体・上肢を保持する介助者と合わせ，下肢を保持する側は膝から大腿・殿部までを保持することで介助者同士の負担を軽減することが可能である．

第3章 障害別介助の特徴と留意点

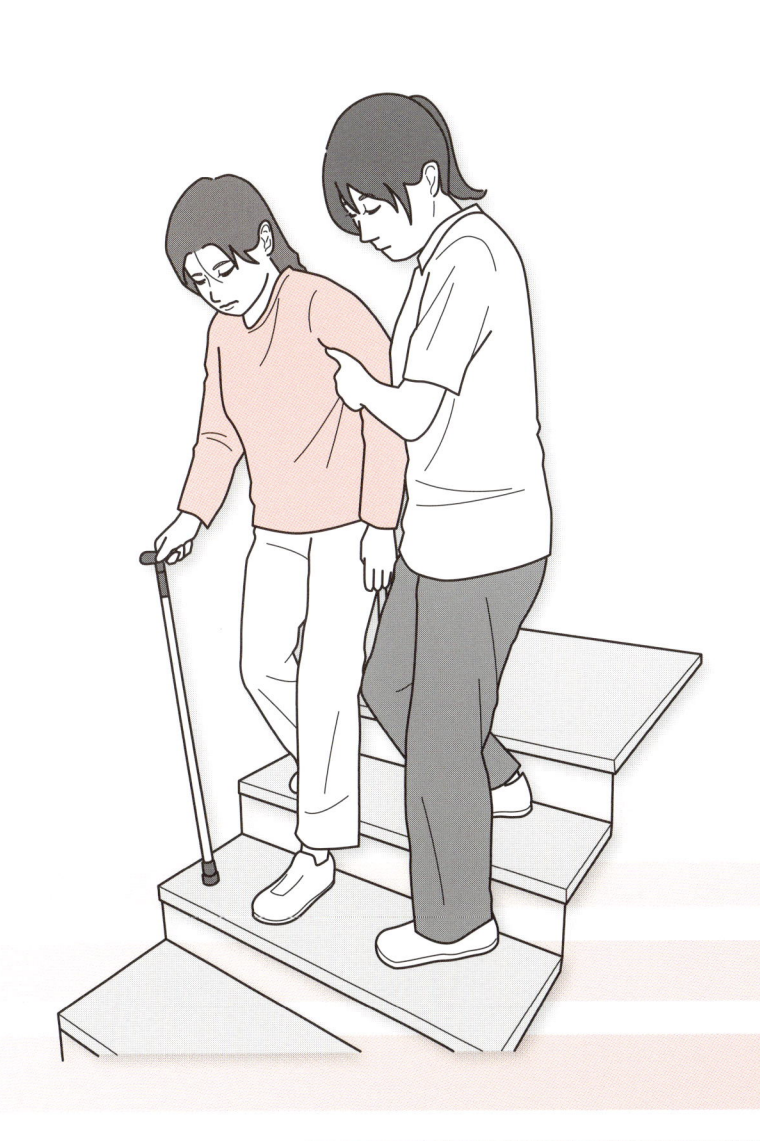

1 脳血管障害と脳外傷（片麻痺・四肢麻痺）

　脳血管障害は，脳出血，脳梗塞，くも膜下出血に代表される．脳の急激な循環障害のため，運動機能障害，感覚障害，高次脳機能障害など多彩な症状を呈する．病巣は脳の一側半球で局在していることが多く，片側の運動機能障害と感覚障害を主症状とすることが多い．病巣により失語や失行・失認，半側空間無視などの高次脳機能障害を示す．

　脳外傷とは，頭部の外傷により脳に損傷が及んだ場合を示す．脳血管障害に比べ発症年齢は若く，病巣も広範囲で複数箇所に及ぶことがある．したがって運動機能障害や，注意障害，記憶障害といった高次脳機能障害など多彩な症状が出現する．

① 運動機能障害

　脳血管障害，脳外傷とも運動機能障害は片麻痺が最も多い．運動麻痺は発症直後には弛緩性麻痺を示し，徐々に筋緊張が亢進し痙性麻痺となることが多い．一般に上肢は屈筋群，下肢は伸筋群の痙性が高まることが多い．病巣によっては運動失調が出現することがあり，両側に及ぶと両片麻痺となることがある．

② 感覚障害

　感覚は触覚や痛覚などの表在感覚と，位置覚などの深部感覚，2点識別や立体覚などの複合感覚がある．感覚障害の症状としては，感覚脱失，鈍麻，過敏，異常感覚などがある．感覚障害の部位や程度も脳の病変により異なる．感覚障害が重症な場合，運動麻痺は軽度であっても実用的な使用に支障をきたすことが多い．深部感覚の障害では，自身の手足の位置を認識できないため視覚で代償することが必要になる．また，しびれや痛みなどの異常感覚を呈することもある．

　その他，同名半盲など視野障害の症状を呈すると，前方の物体を見つけることができず見落とすことや，衝突することがあるので，頭部の方向を変えて視野障害を補うなどの代償手段獲得が必要になる．

③ 高次脳機能障害

　失語は，言語の内容理解と表出が障害された状態をいう．失行は，運動機能に障害がないにもかかわらず，日常的な行為がうまくできない状態をいう．失認は，感覚に障害はないにもかかわらず，視覚の認識，知人の顔を見てもわからないなど特定の感覚について認識できない状態をいう．

　このなかで，半側空間無視が臨床では多く観察される．生活場面では，食事中食卓の半側にある食物に気づかない，歩行中，柱に気づかず衝突する，廊下の分岐に気づかず曲がることができないため目的の場所に到着できないなど，移動や移乗動作に支障をきたす．介助者は，無視側から援助し注意を向けさせるなどの工夫が必要である．

　注意障害がある場合には注意の持続ができない，複数のことに同時に注意を向けることができない，細部にまで注意が行き届かないなどの症状がみられる．注意障害が重度の場合，動作が拙速になり安全への配慮ができないことが多い．移乗や移動動作を含む日常生活の各動作で，運動麻痺は軽度であるにもかかわらず，安全に行なうための援助が必要なことが多い．

ADL の留意点

　片麻痺者では，健側を使用して日常生活活動（activities of daily living：ADL）を行なう．歩行可能な場合は，トイレや浴室などで安全に動作が行なえるよう，手すりの設置等環境整備を行なう．

　歩行が難しい場合でも，椅子からの立ち上がりや立位保持が可能であれば移乗動作の介助量は軽減が期待できる．

　安全に動作を行なうには，対象者だけではなく介助者の能力に応じた環境整備が必要である．特に障害が重度な場合は，福祉機器や公的なサービスを積極的に利用することが望ましい．

2 脊髄損傷（対麻痺・四肢麻痺）

脊髄が疾病や外傷により損傷すると対麻痺や四肢麻痺が出現する．わが国では交通外傷や労働災害により受傷する若年者よりも，転倒など軽微な外力により受傷する高齢者が多いことが特徴である．主症状は運動・感覚機能障害で，その他排尿障害，排便障害，自律神経障害など様々な症状が出現する．

① 運動・感覚機能障害

運動・感覚機能障害レベルは神経学的な検査により判断する．麻痺は完全麻痺と不全麻痺に分けられる．ASIA（American spinal injury association；米国脊髄損傷協会）機能障害尺度によると，完全麻痺は仙髄節の運動・感覚機能を含めて欠如した場合をいうと定義されている．完全麻痺では，頸髄を損傷すると四肢麻痺が，胸髄以下では対麻痺が出現する．神経学的レベルにより移動動作を含む ADL の獲得できる動作の予測が可能である．

② 合併症

褥瘡，異所性骨化，疼痛，痙縮，起立性低血圧，自律神経過反射など，様々な障害がみられる．移乗や移動のさい，麻痺した部位への圧や剪断力により褥瘡をつくらないよう注意が必要である．また，異所性骨化，疼痛，痙縮は出現する部位により，座位や立位保持に影響を及ぼすことがある．合併症については，移乗や移動動作を行なう前に情報を得ることが望ましい．

ADL の留意点

一般に，完全麻痺の場合，神経学的レベルにより獲得できる ADL の動作は予測できる．

C4 レベルはほぼ全介助．移動は電動車椅子で可能になる．マウススティックなどの自助具を利用してパソコン操作，環境制御装置など機器を利用して電動ベッドの操作，テレビの操作などが可能になる．上肢装具や自助具を利用して食事動作の一部が可能になることがある．

C5 レベルでは，自助具を使用して食事や歯磨き，パソコン操作が可能になる．屋内・平地など整った環境であれば車椅子で移動が可能になる．C5 レベル以上では，ベッド-車椅子の移乗にリフトを使用することで介護量を軽減することができる．リフト使用では，肩関節の痛みなどを生じないようスリング（吊り具）の選定が重要である．

C6 レベルは，排泄・入浴動作に介護を要するが，移乗や更衣動作は可能になる．動作自立には，ベッドなどの機器の導入と自宅の環境整備が重要である．車椅子で屋外の移動が可能になる．

C7 レベル以下では ADL は自立する．

不全麻痺は，残存する機能により獲得可能な動作は大きく異なる．個々の機能にあわせて ADL の動作や福祉用具の工夫が必要である．

3. 障害のある子ども

　ヒトは歩行ができるようになるまでは屋外では移動に介助が必要である．発達に遅れがみられたり，異常発達を示す場合には，歩行自立が遅れたり，自立歩行に至らない場合もある．

　体位変換や移動に介助が必要な重度の障害としては，重度脳性麻痺，運動ニューロン疾患などの神経疾患，進行性筋ジストロフィー，先天性ミオパチーなどの筋疾患がある．

　障害のある子どもの移動介助のさいには，**1**に示すような点に関して注意が必要である．

　しばしば運動発達が遅れていることがあり，頚定（首のすわり）の有無や座位保持が可能かどうかをチェックする必要がある．

　また，脳性麻痺においては筋緊張が強く，ウェルニッケマン肢位（**1**）や後弓反張（**2**）のような異常姿勢を示す場合がある．なるべく異常姿勢を強めないような介助法が必要である．

1 小児の体位変換・移動介助の留意点

- 頚定の有無
- 座位保持の可否
- 筋緊張の程度：弱〜過強
- 異常姿勢の有無
    後弓反張，ウェルニッケマン肢位
- 拘縮変形の有無
    側弯，股関節脱臼，股関節内転拘縮，
    膝屈曲拘縮，尖足
- 知的発達，理解力
- 意思表示機能
- 疼痛訴え能力
- 感覚障害の有無
- 骨萎縮の可能性

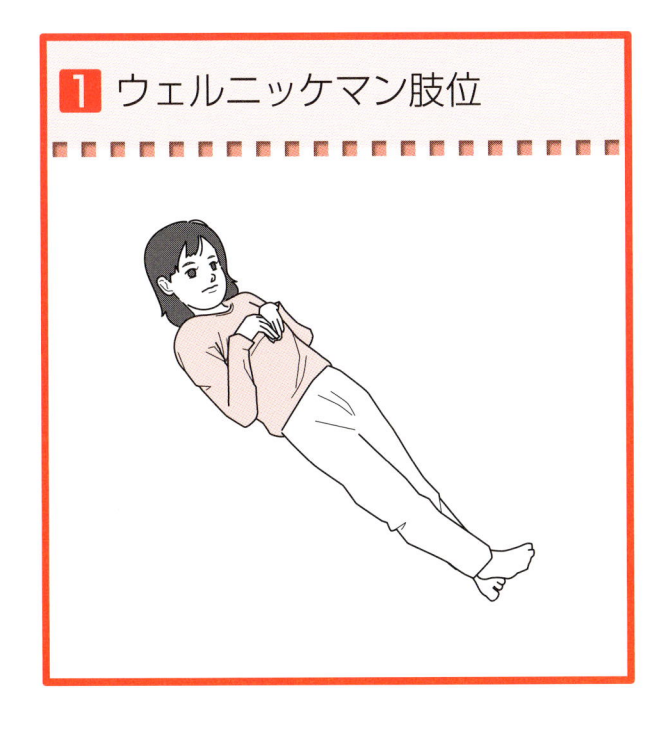

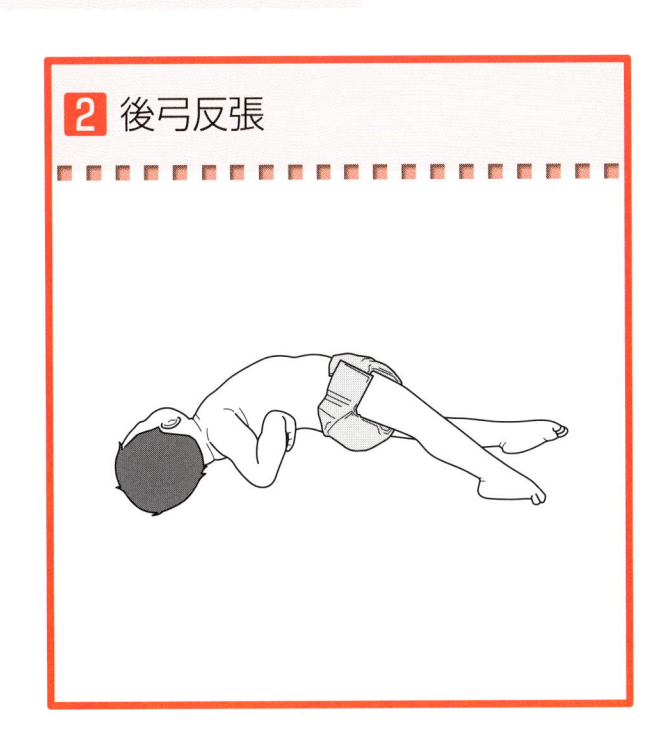

1 ウェルニッケマン肢位

2 後弓反張

異常姿勢と同時に関節の拘縮や側弯があることがあり，悪化させないような介助法を行なう．無理な矯正は不快感を与え，快適な介助と，矯正，予防とが相対立することも少なくない．

子どもの理解力がどの程度のものかを知ることも大切である．快不快を表現できない児や疼痛を訴えない児，あるいは感覚障害によって疼痛を感じない場合がある．そのような場合には，褥瘡を発症させないようにしなければならない．全介助の児の場合には，骨萎縮も進み，軽微な外力で骨折を生じることもある．とりわけ，疼痛を訴えられなかったり，感覚障害があり感じ取れなかったりする場合には見逃されることにもなり，十分な配慮と点検が必要である．

移動には，児が小さいときにはバギーに乗せることが多い（**3**）．児の骨盤がすっぽりと入り，屈曲位で児の動きを抑制することができるが，拘縮をつくりやすいので配慮が必要である．また児の身体全体が屈曲パターンになりそれが強化されてしまうので，歩行訓練などに支障をきたすことがある．

頚のコントロールや座位保持が不良の場合には座位保持装置によって座位を安定させ，机上動作をしやすくするようなことも行なう（**4**）．

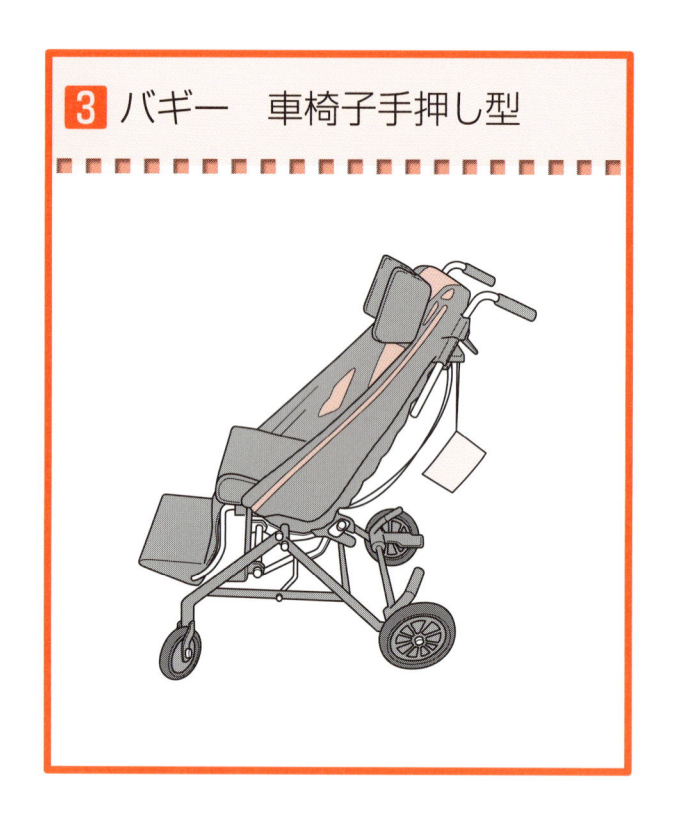

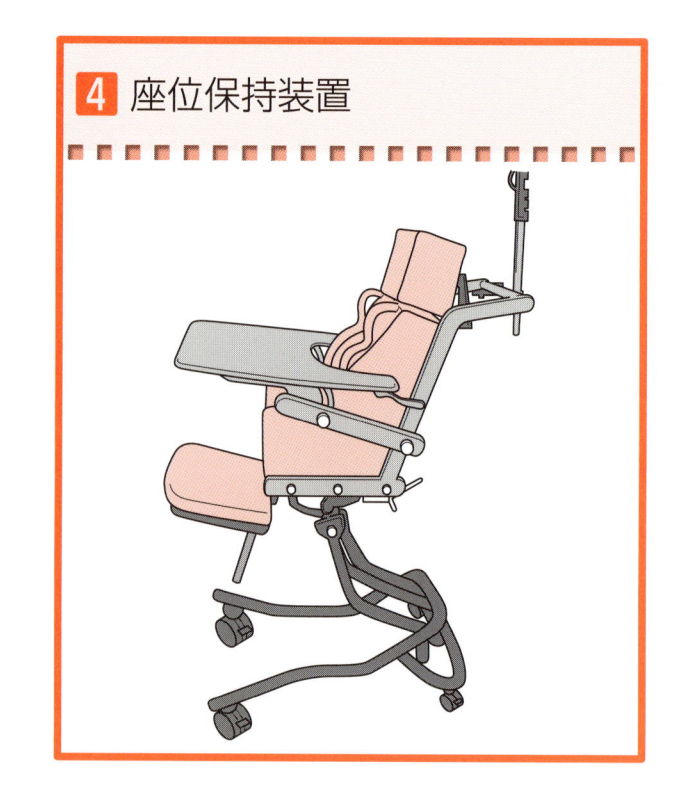

3 バギー 車椅子手押し型

4 座位保持装置

4 加齢による移動障害

　年をとるにつれ、ヒトの心身機能は低下する．全身の総水分量，筋肉量，循環血流量は低下する．肺活量，最大酸素摂取量も低下する．したがって，各臓器に供給される酸素，エネルギー量が低下して，臓器機能は低下をきたす．

　筋肉量の低下は全身の筋力の低下をもたらし，運動能力の低下（瞬発力，持久力，バランスの低下）をきたす．運動量は減り，運動能力は低下する．

　このようにして日々の暮らしの活動量は減り，持久力，耐久性も失われる．体力も落ちる．

　感染症などにもかかりやすくなり，その回復にも時間と体力を要するようになる．ADL（activities of daily living；日常生活活動）能力は低下し，最悪の場合には介護が必要な状態へと進む．

　加齢とそれによる活動状態の低下を示す概念として，フレイル（frailty）とロコモ（locomotive syndrome）があげられる．

1 フレイル

　加齢による全身的な衰えは個人差がある．加齢の進んだ状態を「脆弱な状態」ととらえ，その程度を計る指標として「フレイル」（frailty）という概念が用いられる．フレイルとは「ストレッサーに対する予備力や抵抗力の低下を伴う生物医学的症候群」と定義されている．フレイルの評価基準としてFriedらは，①体重の減少，②筋肉量の減少，③筋力の低下，④持久力の低下，⑤緩慢な動作，⑥活動性の低下をあげている．これらの要素には測定指標があり，3個以上基準を下回ればフレイルであり，すべて基準以上であればフレイルではないと判断される．個人の加齢度の指標とみなせる．

2 ロコモ

　ロコモ（locomotive syndrome）とは，「運動器の障害により日常生活での自立度が低下した状態」と定義される．ロコモの進行による高齢者の運動器とその生活機能への影響は，**1**に示すような状態と考えられる．

1 ― 運動器の非特異的衰え

　高齢になると運動器は非特異的に機能低下をきたし，骨密度は低下する．その病的状態が骨粗鬆症である．関節は軟骨の変性，靱帯や関節包などの軟部組織の変性が進む．その病的状態が変形性関節症である．脊椎に生じた場合には変形性脊椎症と呼ばれる．筋肉量も減少し，サルコペニアと呼ばれる．神経系機能も低下し，感覚器の機能低下も加わって，環境適応力，対処力が低下する．

2 ― 運動器の加齢性変化によって生じる身体機能の低下

　運動器の衰えは，相互に影響し合って，身体機能の低下を引き起こす．骨粗鬆症によって脊椎の変形が進み姿勢の変化が生じる．姿勢の変化は，背部痛やADLの低下を引き起こす．関節の変形は疼痛や，関節機能の低下（可動域の制限，変形など）をもたらす．変形性脊椎症は，神経根症，脊髄症を発症して，脊髄性の麻痺による身体機能の低下をもたらす．筋肉量の低下は筋力の低下，筋持久力の低下をもたらし，あらゆる動作に支障をきたすようになる．神経機能の低下は，視覚や聴覚の低下とともにバランスの悪化，とっさの時の反応の遅れ，敏捷性の低下など，いわゆる運動能力の低下を引き起こす．

3 ― 運動器の加齢性変化と身体機能の低下によって生じる生活機能への影響

以上のような変化は，歩行機能の低下をもたらす．長く歩けない，階段の昇降に手すりを要する，重いものを持って歩けない，などの移動能力の低下が起こってくる．また，家事動作でも力のいるような布団の上げ下ろしや，掃除機をかけることなどができなくなってきて，家事に手伝いが必要になってくる．このような変化によって，高齢者は生活の支援が必要となってくる．

また，加齢による運動器の変化が進んだ状態で，転倒などのイベントを生じると，それをきっかけに療養中に起こる廃用や，軽微な外力によって生じた中心性頚髄損傷など，外傷によって生じた障害そのものが，直接的な要介護化の原因となる．

さらに，可動域の低下などが起こってくる．脊椎圧迫骨折を起こさなくとも自覚せぬうちに脊柱の変形が生じ，姿勢の変化をきたす．

高齢者の運動器による要介護化は，加齢による非特異的機能低下，変形性関節症の進行による運動機能低下，骨粗鬆症の進行を背景とする軽微な外力による骨折やその治療過程における廃用，変形性脊椎症や，後縦靱帯骨化症などを背景に軽微な転倒などをきっかけとした脊髄損傷（中心性頚髄損傷）の発症などを原因とする．

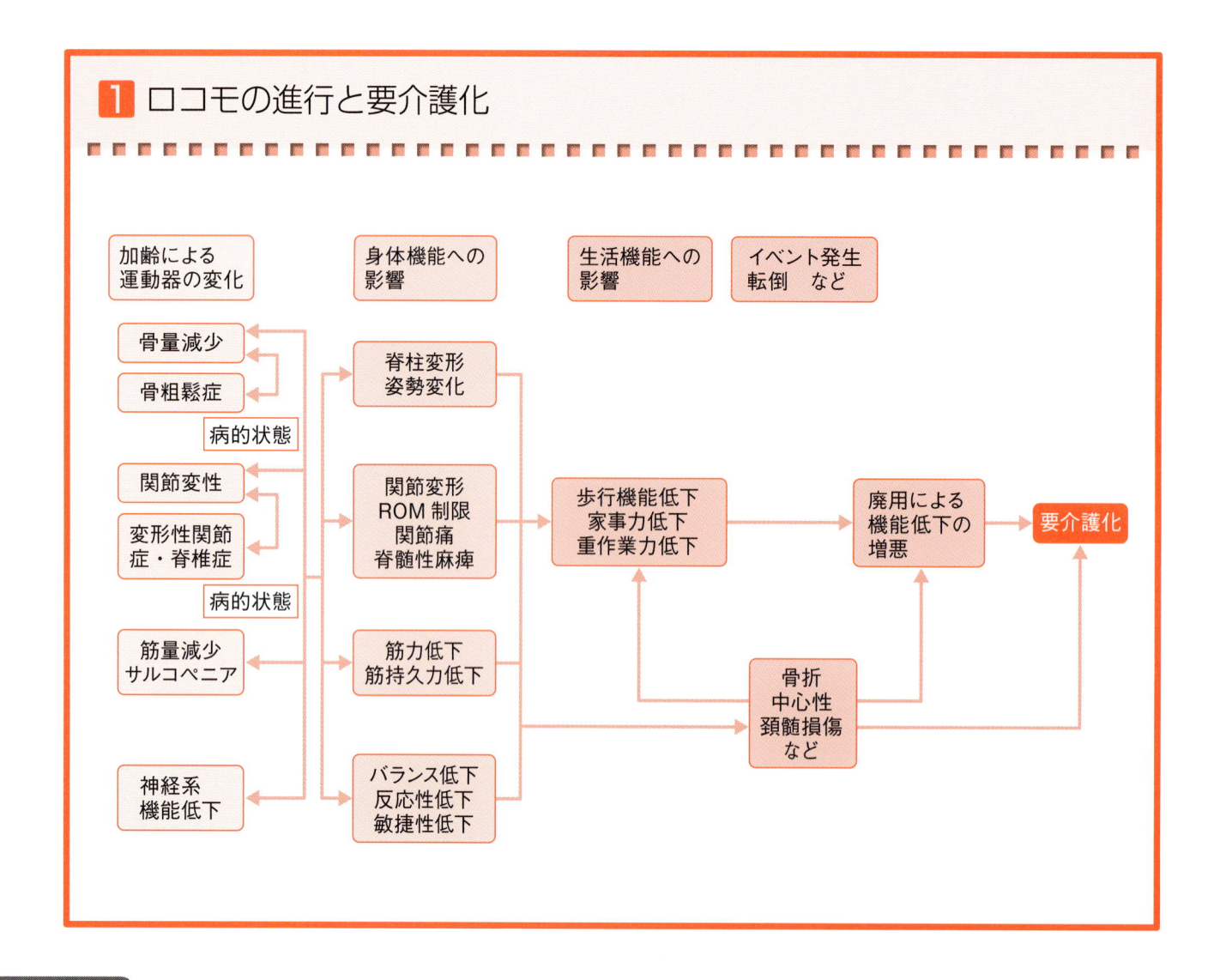

1 ロコモの進行と要介護化

3 高齢者の移動介助

高齢者の移動介助にあたっての留意事項を**1**に示す．

高齢者の場合には関節や腰背部などに非特異的な痛みがある場合が多い．介助のさいに助長しないような配慮が必要になる．また，フレイルやロコモは進行，悪化させないことが必要なので，過剰な介助はかえって移動機能を低下させることにつながる．

合併症に対する配慮も必要で，高血圧症に対する降圧剤を服用している場合には，運動に対する循環器の応答を修飾している場合がある．動脈硬化のある場合には四肢末梢の虚血を助長することもあり得る（**2**）．また糖尿病による低血糖発作も念頭におく必要がある．運動器の合併症もよくみられ，悪化させないように，あるいは疼痛を生じないような配慮が必要である（**3**）．

老人姿勢を呈する場合には，無理な矯正は立位歩行を困難にし，苦痛を与えるばかりである（**2**）．

1 高齢者の移動介助の留意点
- 疼痛
- 耐久性の低下
- 廃用の存在
- 学習能力低下
- 合併症の存在
- 認知機能低下
- 感覚機能の衰え
- 転倒の危険
- フレイル
- ロコモ
- 老人姿勢

2 合併症の存在
- 生活習慣病
- 動脈硬化症
- 高血圧
- 糖尿病

3 運動機能低下をきたす疾患
- 脊椎圧迫骨折および各種脊柱変形（亀背，高度腰椎後弯・側弯など）
- 下肢骨折（大腿骨頚部骨折など）
- 骨粗鬆症
- 変形性関節症（股関節，膝関節など）
- 腰部脊柱管狭窄症
- 脊髄障害（頚部脊髄症，脊髄損傷など）
- 神経・筋疾患
- 関節リウマチおよび各種関節炎
- 下肢切断
- 長期臥床後の運動器廃用
- 高頻度転倒者

2 高齢者の脊柱変形と姿勢分類

S字型　屈曲型　正常型　伸展型　手膝上型

（「仲田和正：老人姿勢の研究．日整会誌，62：1149-1161，1988」より改変）

5 大腿骨頚部（近位部）骨折

高齢者に多い骨折である．大腿骨の付け根が骨折する．転倒によるものが多く，背景に骨粗鬆症がある．これをきっかけに認知症となったり，寝たきりになる場合が多い．

折れる部位によって分類される（❶）．高齢者には，頚部骨折，頚基部骨折，転子部骨折が多い．（狭義の）頚部骨折は関節包内骨折である．

頚部骨折（関節包内骨折）では，骨折線が離開しやすく，また骨頭への血流が障害されるために，人工骨頭置換術が行われる．転子部骨折では，骨接合術が行なわれる（❷）．

❶ 大腿骨頚部（近位部）骨折の移動介助

大腿骨頚部（近位部）骨折術後の患者の移動介助では高齢者の移動介助に準じて行い，加えて特異的な配慮を行なう（❶）．

人工骨頭置換術を行なった場合には早期からの荷重が可能である．しかし創部の疼痛があるので，愛護的に行なう．さらには股関節屈曲内旋・内転位は股関節が脱臼する肢位（脱

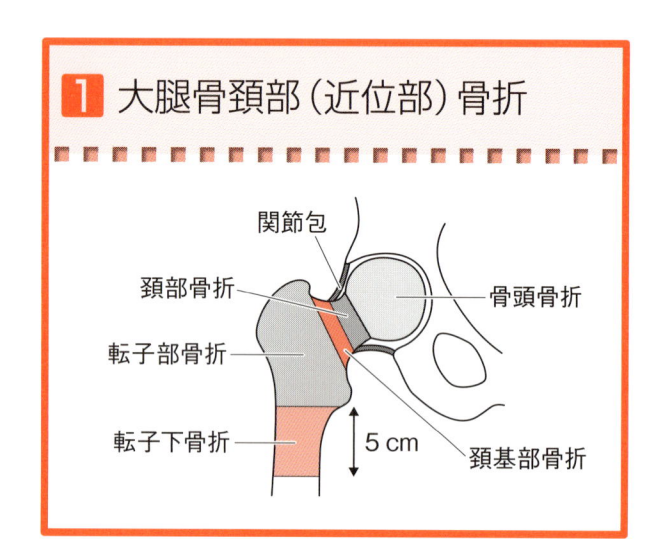

❶ 大腿骨頚部（近位部）骨折

関節包／頚部骨折／骨頭骨折／転子部骨折／転子下骨折／5 cm／頚基部骨折

❶ 大腿骨頚部（近位部）骨折術後の移動介助の留意点

股関節脱臼位禁忌
転倒予防
不安の解消
・寝返り
・起き上がり
・ベッド上座位
・端座位
・車椅子移乗
・歩行器歩行
・杖歩行
・独歩

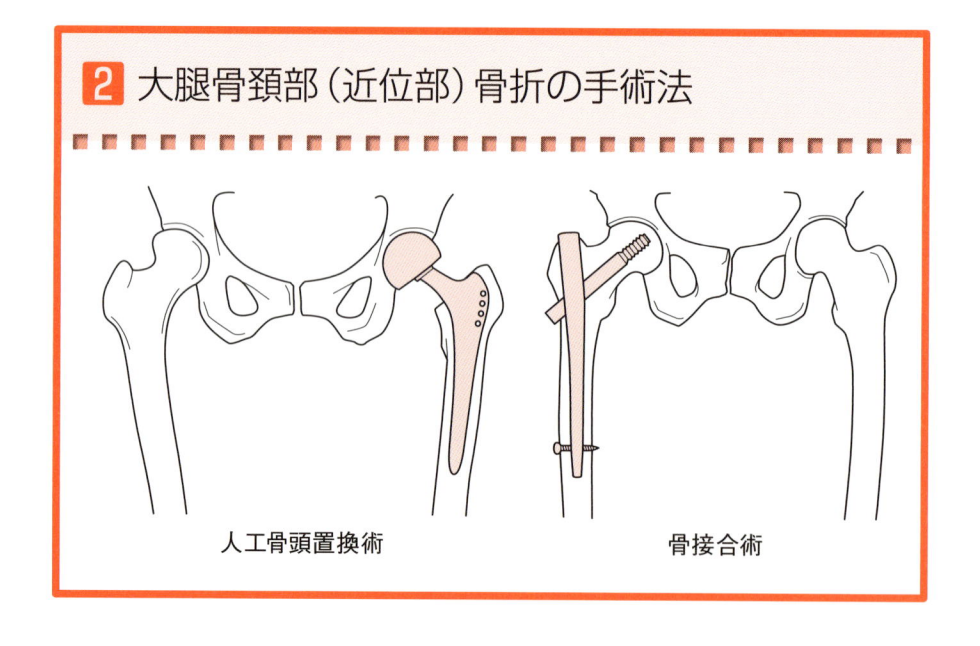

❷ 大腿骨頚部（近位部）骨折の手術法

人工骨頭置換術　　骨接合術

臼位）なので，避けねばならない．背臥位においては外転位をとらせる．側臥位で患側が上側にきたときには，膝が反対側の前方に落ちると股関節は内転屈曲位となってしまい，知らずに脱臼位をとってしまうので，下肢の間に枕を挟むなどして予防する．高齢女性では，ベッド上で鳶座りをしてしまったり，横座位をとったりするので，注意が必要である．段差に患側を上げる時にも脱臼位となる可能性がある．

　移動介助中に転倒すれば健側の大腿骨頸部（近位部）骨折や，橈骨遠位端骨折も起こしかねない．患者は転倒に対する不安が強いので，安全に配慮し，不安を治めながら移動介助することが重要である．

第4章 移動介助の実際

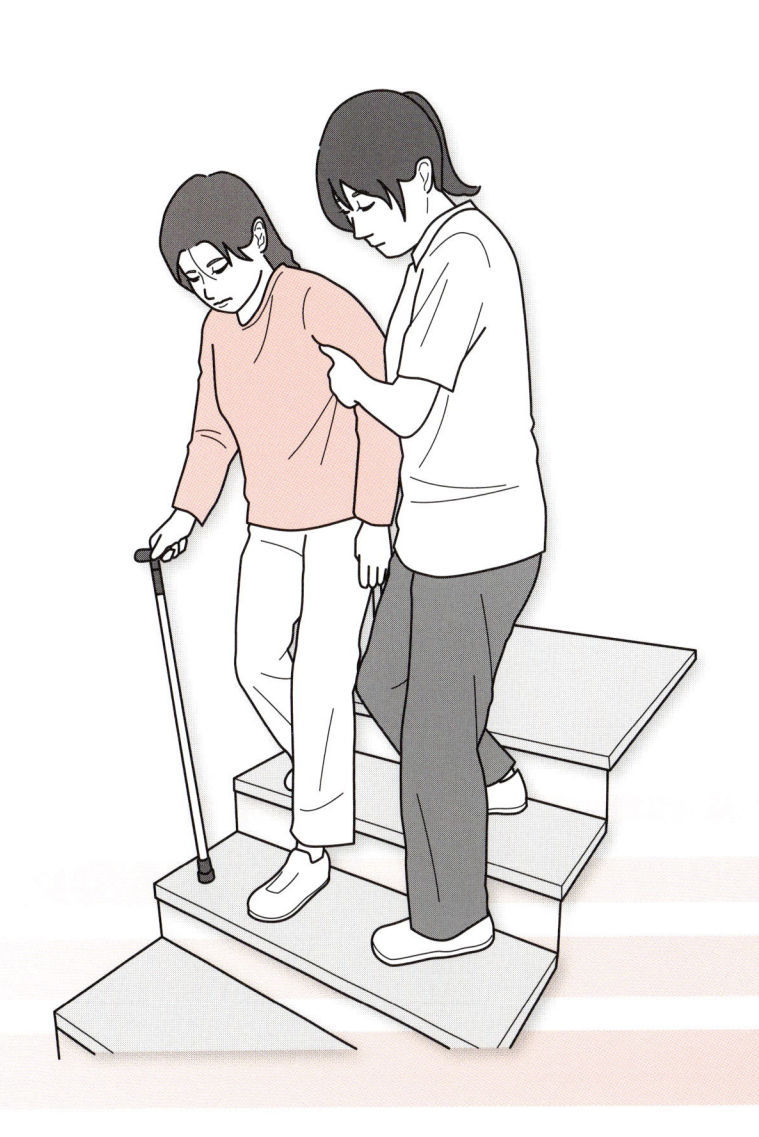

1 臥位のとらせ方

① 臥位の種類と特徴

　それぞれの臥位姿勢には利点と欠点があり，一番良い姿勢というものはなく，複数の姿勢を保持できることがよい．そのためには関節可動域に制限がないことが望ましい．対象者は日常生活において長時間保持する姿勢により，関節可動域制限が生じる．その予防が臥位でできる．例えば，車椅子使用の対象者は日常生活のほとんどを股関節屈曲が90°程度で過ごすため，股関節伸展ができなくなる．その予防に背臥位，腹臥位，側臥位で股関節を伸展させる．また，膝関節屈曲も90°程度であるため，膝伸展ができなくなる．その予防として背臥位で膝関節を伸展させる．

　長期臥床により股関節屈曲が90°できない状態になると，車椅子座位姿勢が困難となる．予防として側臥位で股関節を屈曲させる．尖足ではフットサポートにのせられないため，さらにバランスが悪くなる．予防としては側臥位で膝関節を屈曲位で足関節を背屈させる．

❶ 背臥位（仰向け・仰臥位）

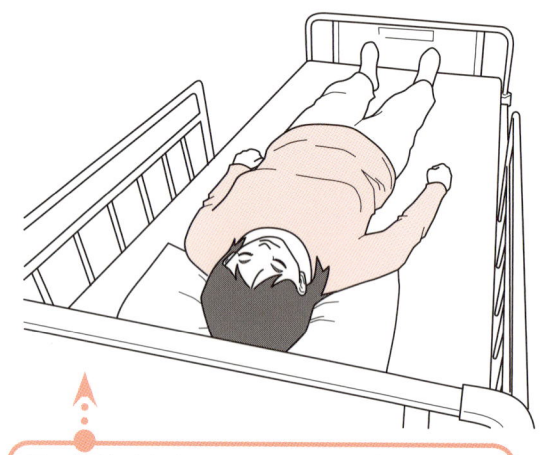

顔，体幹が上向きで，下肢が伸びている姿勢で，広い支持面で安定している．

注：股関節に伸展制限があると，腰椎の前弯が増強されて苦痛が生じる．

❷ 腹臥位（うつ伏せ・腹這い）

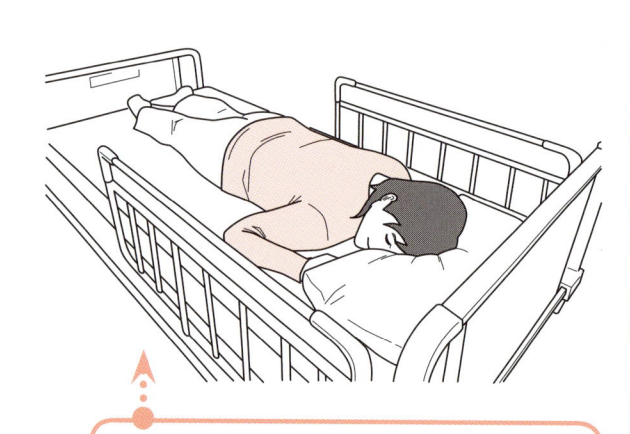

顔は左右どちらかに向いて，体幹は下向きで下肢は伸びている姿勢である．広い支持面で安定しているが，慣れていないと苦しい．

注：股関節に伸展制限があるとその姿勢が保持できず苦痛を伴う．

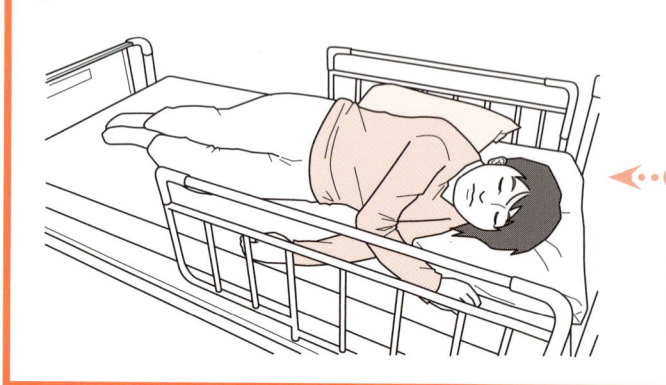

❸ 側臥位（横向き）

顔，体幹が左右どちらかを向き，姿勢安定を図るために肩・股・膝関節は屈曲，もう一方の股・膝関節は伸展させている．

注：支持面が狭いので不安定である．そのさい，背中に枕を置くと安定する．

② 背臥位（仰向け・仰臥位）のとらせ方

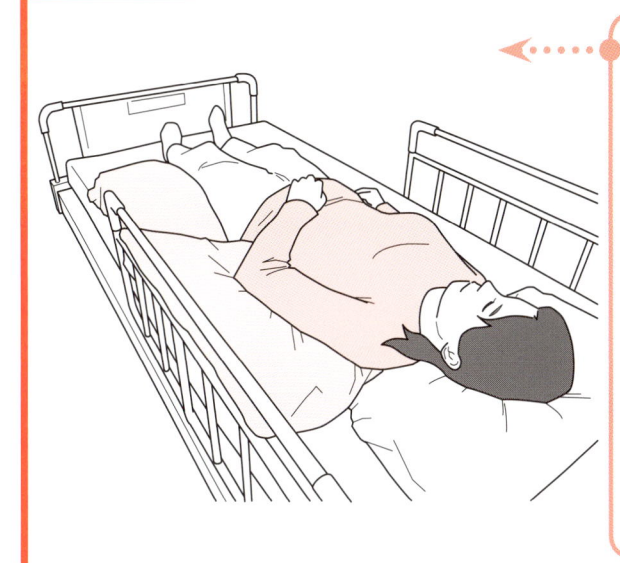

最もとられている姿勢であり，左右対称位，上下肢の伸展を経験できる．
ベッド上では肩甲骨，骨盤が沈む．そのため，上肢は肘関節屈曲し，下肢は股関節屈曲，外旋，膝関節屈曲，足関節内反する．麻痺があり，長時間保持する場合はこの姿勢で拘縮が生じる．
左右対称位となるようにクッションで支える．方法は上肢では両肩甲骨にクッションを入れ，下方に引かれないようにする．肘は軽度屈曲させ，手関節は背屈させる．下肢では左右骨盤にクッションを入れて持ち上げ，股関節外旋を防ぐ．膝関節は伸展させておく．足部は背屈させる．

注：クッションを入れて膝軽度屈曲位とする記述を見ることがある．筆者らは，対象者の大部分は車椅子使用者であるため，膝屈曲位での時間が長く屈曲拘縮（伸展制限）が生じると考える．そのため，膝伸展位で保持する時間を設ける．

③ 腹臥位（うつ伏せ・腹這い）のとらせ方

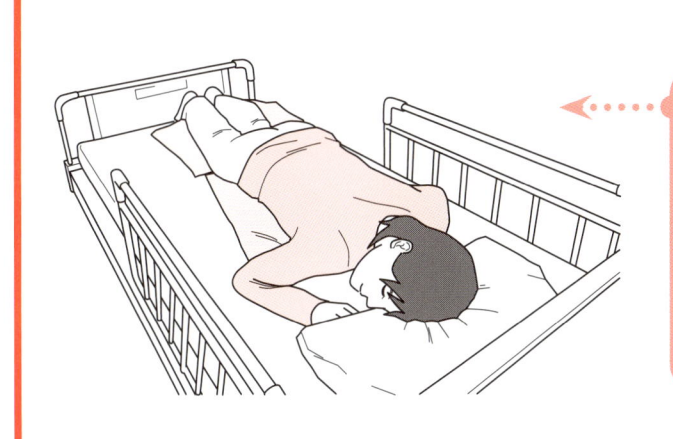

上下肢，体幹の動きが制限されるために圧迫感がある．高齢者，脊柱に柔軟性の低下，股関節伸展制限がある場合は困難である．胸から腰部にクッションを入れると圧迫感が少なくなる．膝伸展制限があると，下腿が安定しないので，クッションを下腿に入れて膝を曲げる．
車椅子の乗車時間が長いと，股・膝関節の伸展制限が生じやすいので腹臥位をとらせることで予防できる．

④ 側臥位（横向き）のとらせ方

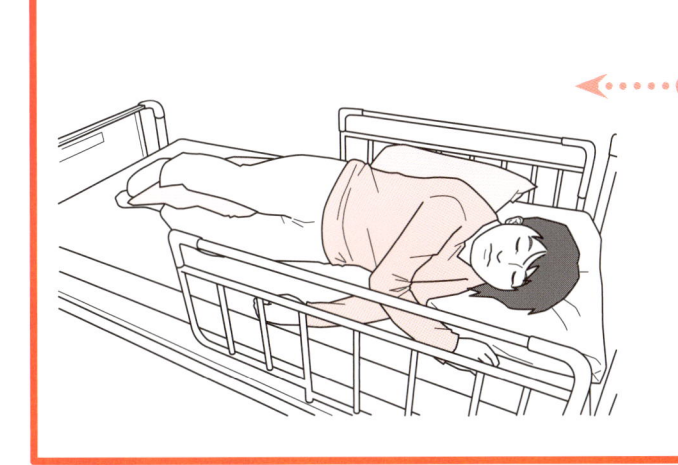

この姿勢はベッド上でよくとられており，上下肢とも屈曲を経験できる姿勢である．
体幹は横にまっすぐにするのではなく，少し後方に傾けて背部と骨盤をクッションで支える．頭部は中間位で枕にのせる．下側の肩甲帯を前方に出しておく．そうすると，上側の上肢を自由に動かすことができる．
片麻痺では患側が下側の場合は，患側で体重支持ができる．そのさい，肩甲帯が後方に引かれると痛みを生じることがあるので注意する．逆に患側を上にした場合，姿勢は保持しやすい．体幹は起こし直角にして前に置いたクッションに上下肢をのせる．下側の股関節は伸展させておくと姿勢は安定する．

2 ベッド上臥位での移動のさせ方

① 臥位での移動と介助とは

臥位での移動とは姿勢を直す場合に多い．例えば，ベッド上でギャッジアップして座っていると，時間とともに体全体が下方（尾側）にずれてしまう．その姿勢を直す時に用いる介助である．

② 臥位での移動のさせ方

1 左片麻痺―部分介助

<u>片肘で支持しながら背部，殿部を介助して移動させる方法</u>
介助者が対象者の動きにあわせていく．腕だけで持ち上げるのではなく重心移動で動かしていく．

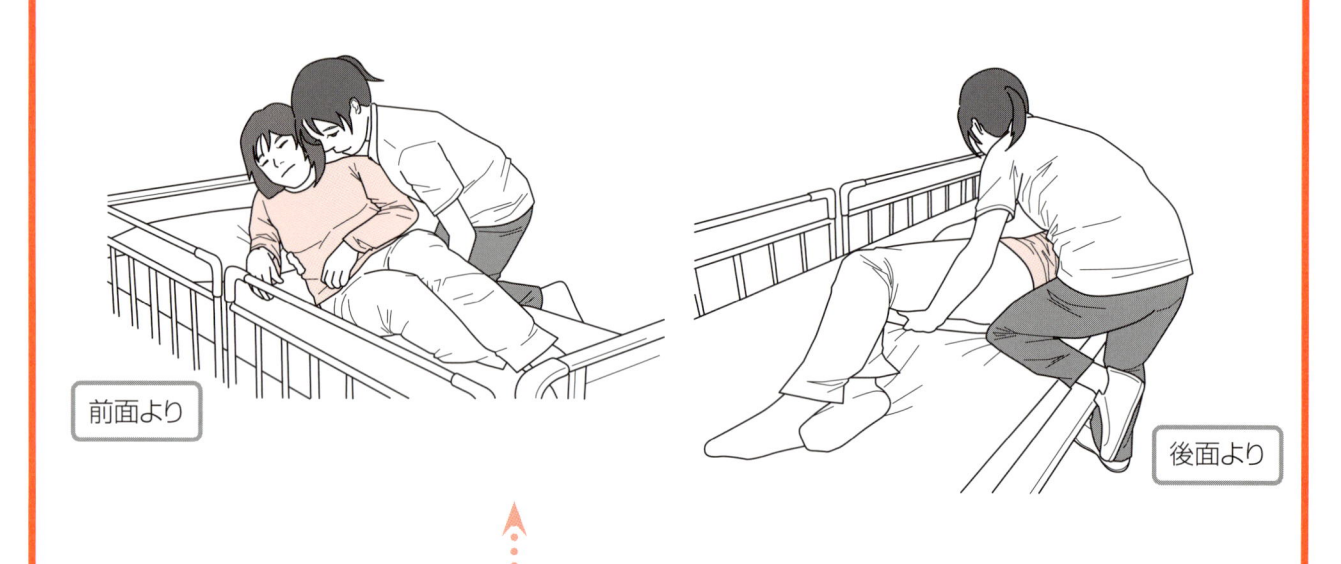

前面より

後面より

1. 対象者が右肘を立てた姿勢で，介助者の右手は対象者の右脇を支え，前腕で背部を支える．左手は殿部の下に差し込み，骨盤の動きを介助する．

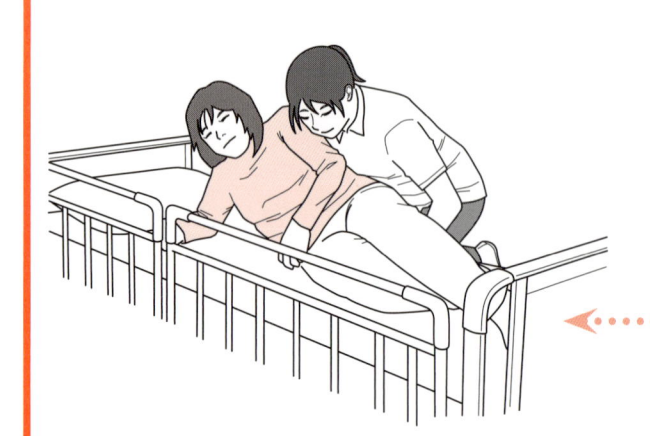

2. 対象者の身体の動きにあわせて，介助者は自身の重心を移動させながら，殿部の動きを介助する．

2 左片麻痺―全介助

片肘で移動，殿部を介助して移動させる方法

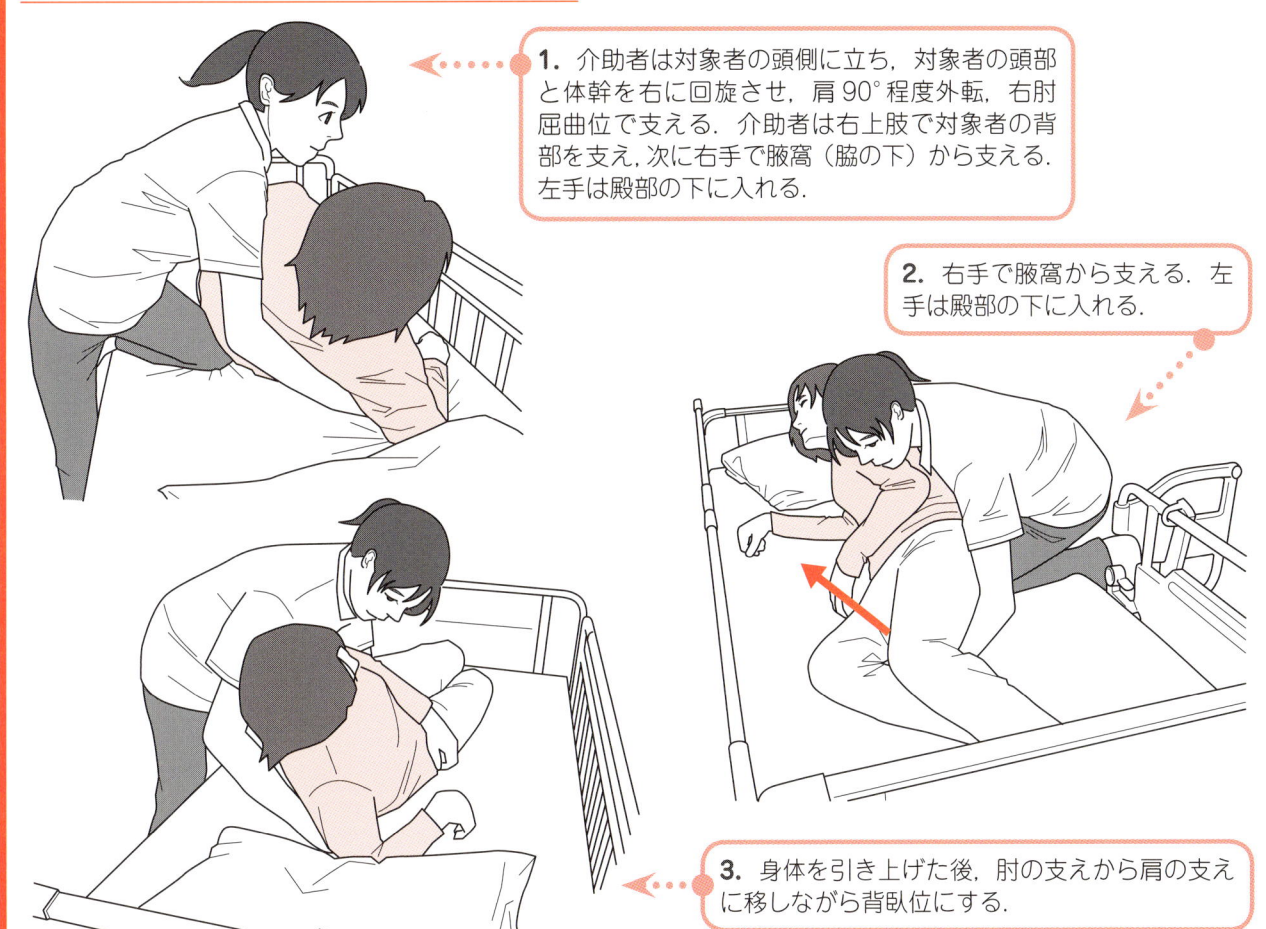

1. 介助者は対象者の頭側に立ち，対象者の頭部と体幹を右に回旋させ，肩90°程度外転，右肘屈曲位で支える．介助者は右上肢で対象者の背部を支え，次に右手で腋窩（脇の下）から支える．左手は殿部の下に入れる．

2. 右手で腋窩から支える．左手は殿部の下に入れる．

3. 身体を引き上げた後，肘の支えから肩の支えに移しながら背臥位にする．

3 四肢麻痺・その他―部分介助①

両肘で支持しながら殿部を介助して移動させる方法

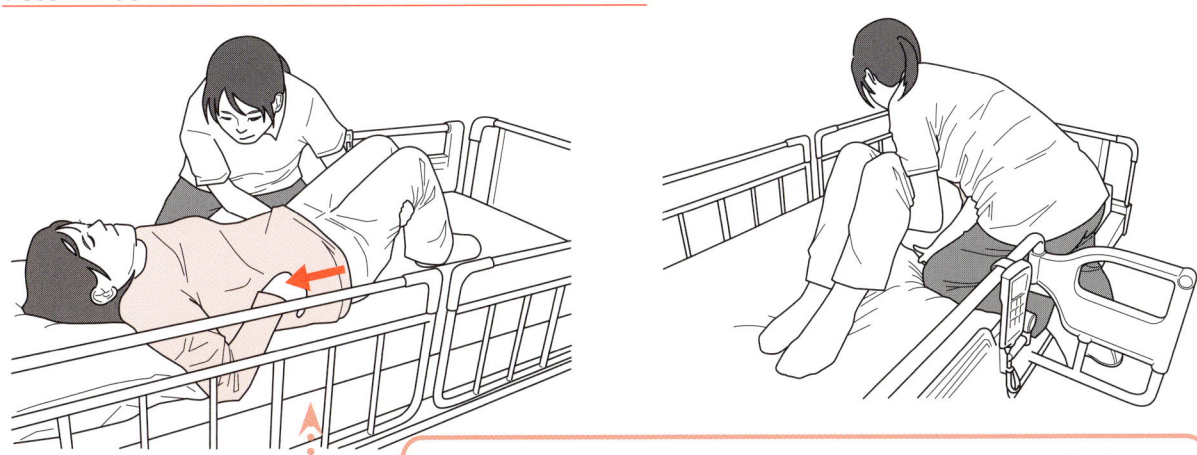

対象者は仰向けのまま，両肩外転して，両肘で支えて上体を少し起こす．
介助者は両腕で殿部を支持する．
対象者が両肘を支えにして頭側へ身体を引き上げる．
介助者はその動きにあわせて殿部を浮かし，頭側へ動かす．

4 四肢麻痺・その他—部分介助 ②

膝立ちからブリッジを使い，殿部（骨盤）の挙上を介助して移動させる方法

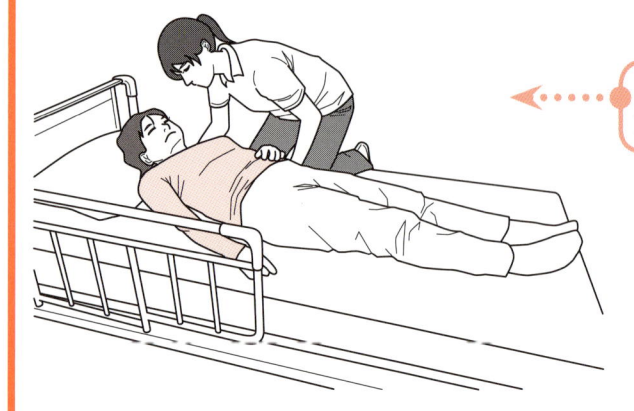

1. あらかじめ頭，頸，体幹上部を対象者の左方向へ引き寄せておく．

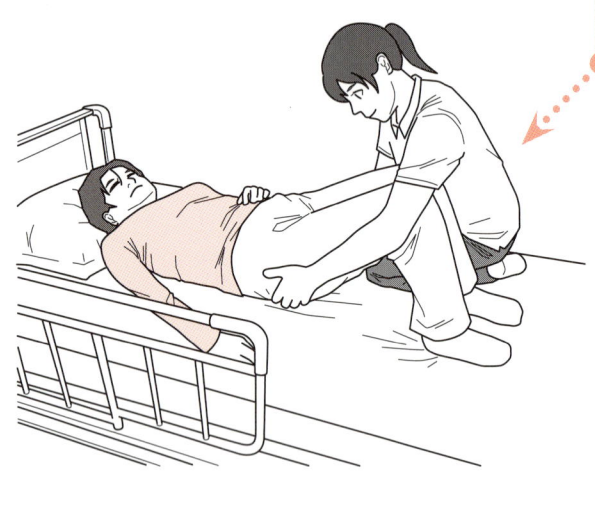

2. 対象者の両膝を立てさせ，足底をベッドにつける．そのさい，左右の足部は一拳ほど空けておく．

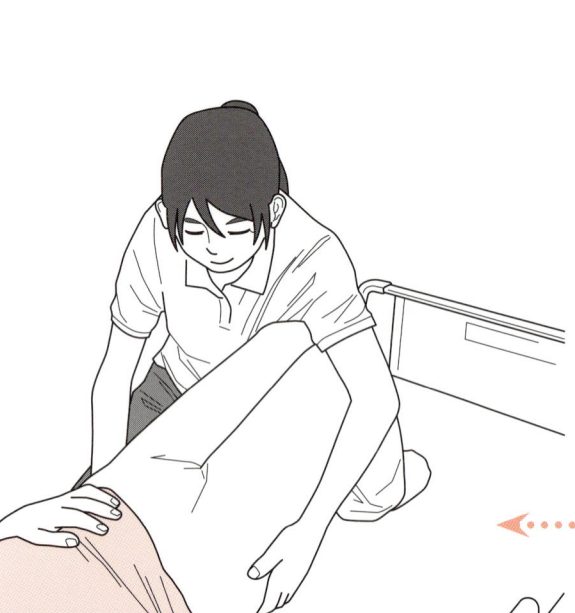

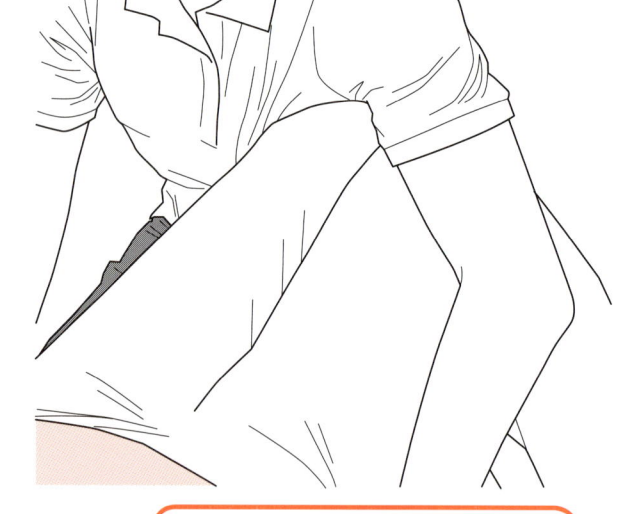

ポイント　下肢の支え方
膝が倒れないように介助者は体幹と腕ではさむように支える

3. 対象者が殿部を浮かせ，左に移動する動きにあわせて，介助者は左手で殿部を押しながら右手で引き寄せる．

2. ベッド上臥位での移動のさせ方

> **ポイント**
> 介助者は腕の力で引き寄せるのではなく，体重移動しながら行なう

5 四肢麻痺・その他―全介助

<u>1人でベッド端まで引き寄せる方法</u>

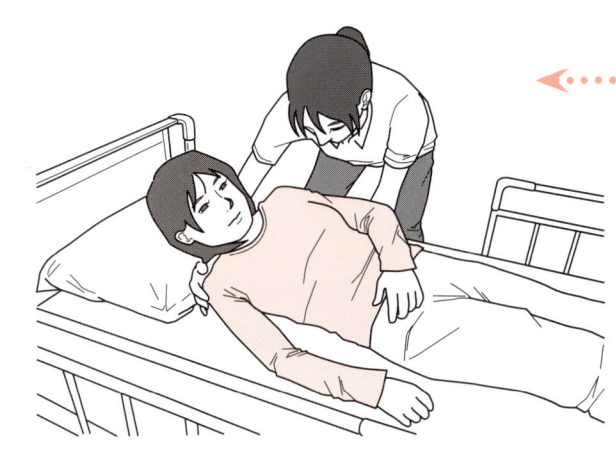

1. 介助者は対象者の左側の肩付近に位置する．右手を頸部の下に差し込んで対象者の右肩を保持する．左手は背部に差し込み体幹下部を支える．

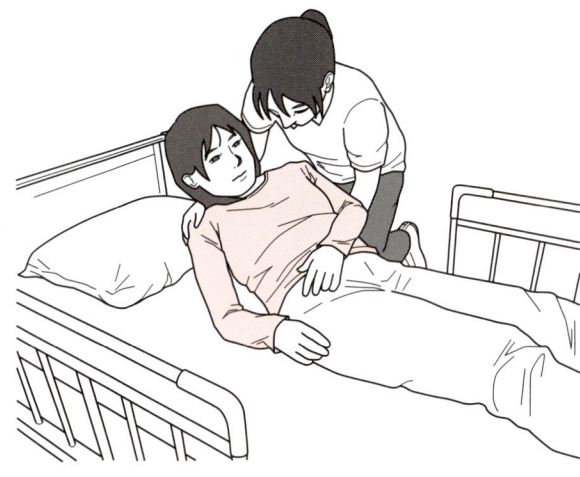

2. 頭部と体幹上部を少し起こし，手前に引き寄せる．

3. 殿部（骨盤）を両手で保持し，手前に引き寄せる．

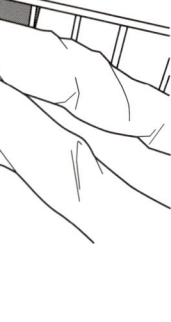

4. 両下肢を支え，手前に引き寄せる．

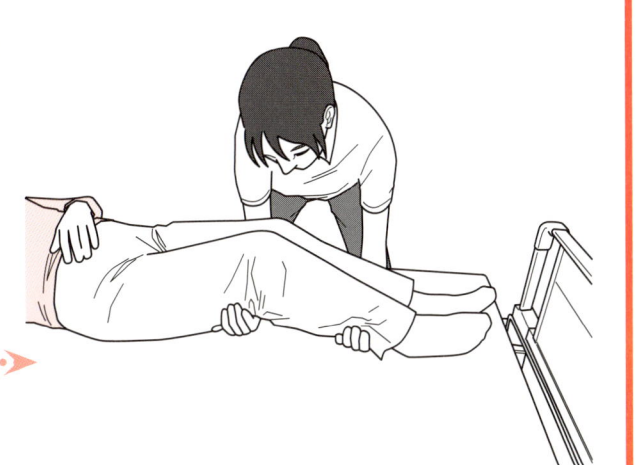

6 四肢麻痺―2人で全介助

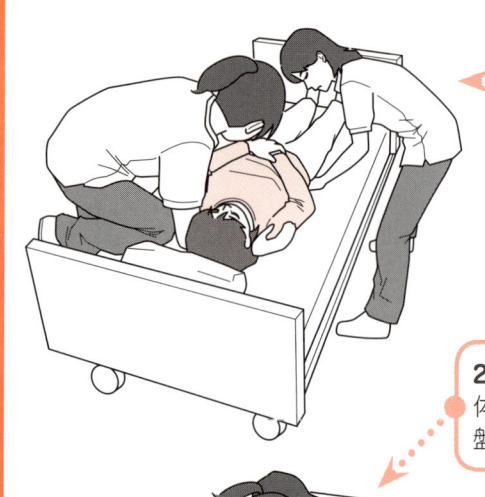

1. 対象者の左側の介助者は，対象者の頭側に位置し，右手を対象者の肩とベッドの間に差し込んで右肩を支えるように保持する．同時に前腕近位部で対象者の頭部も支えるようにする．左手は，殿部とベッドの間に差し込み，骨盤を支える．
対象者の右側の介助者は，対象者の大腿部側方に位置し，左手を対象者の殿部の下に差し込み，右手は対象者の膝関節あたりを支える．

2. 頭側の介助者は肩に差し込んだ手で対象者の頭部，体幹上部を少し起こすようにし，一方の介助者は主に骨盤を持ち上げ，合図とともに対象者を頭側へ引き上げる．

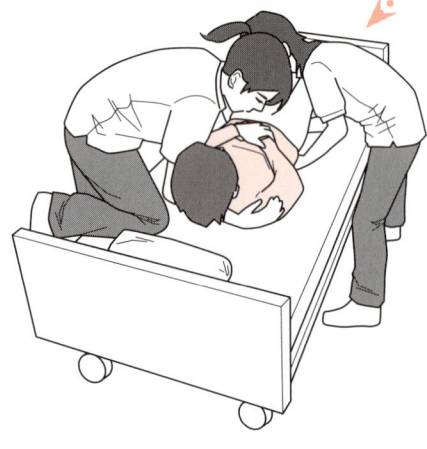

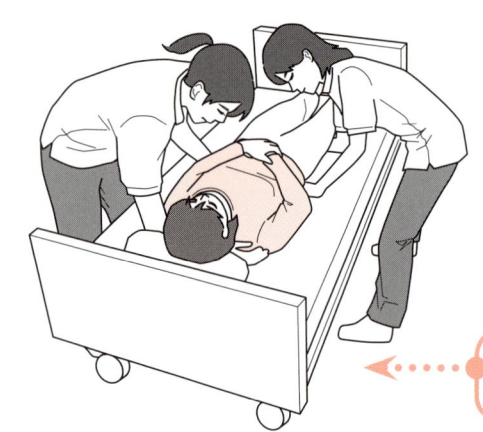

3. 移動後，頭部と肩を下ろす．

7 四肢麻痺―2人で全介助（別法）

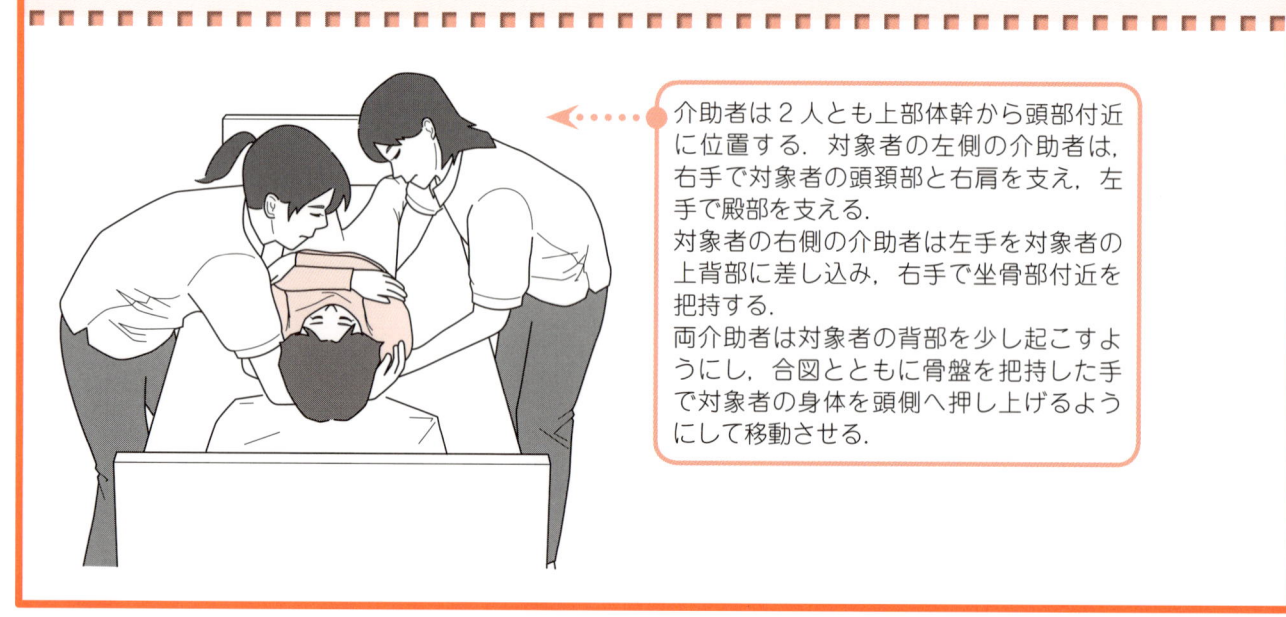

介助者は2人とも上部体幹から頭部付近に位置する．対象者の左側の介助者は，右手で対象者の頭頸部と右肩を支え，左手で殿部を支える．
対象者の右側の介助者は左手を対象者の上背部に差し込み，右手で坐骨部付近を把持する．
両介助者は対象者の背部を少し起こすようにし，合図とともに骨盤を把持した手で対象者の身体を頭側へ押し上げるようにして移動させる．

3 寝返りのさせ方

① 寝返りの種類，必要性，必要な身体条件

　寝返りには，①背臥位（仰向け）から側臥位（横向き）または腹臥位（うつ伏せ）と，②腹臥位または側臥位から背臥位になる方法がある．目的は，①臥位での更衣の介助，②褥瘡予防，③身体を休ませることである．

　ベッド上で着替えを介助する時に寝返りを利用する．また，同じ寝方をしていると身体の下になった部分，特に骨突出部分の圧力が高くなり，褥瘡を発生させるので，その予防として寝返りをさせる．健常者は無意識に行なっているが，四肢麻痺者では指導や介助が必要である．

　睡眠中，体内では，各種ホルモン等が分泌され，昼間に酷使された身体のメンテナンスが行われる．寝返りは，就寝中に動くことで，血液，リンパ液，関節液などの循環を促す有効な方法である．

　必要な身体条件としては，体幹が滑らかに回旋でき，上肢と下肢の可動域制限がないことが望ましい．身体の柔軟性が低下し，可動域制限があっても介助で寝返りはできるが，バタンと勢いよく転がるので注意を要する．

1 正常な動作－背臥位から腹臥位への寝返り

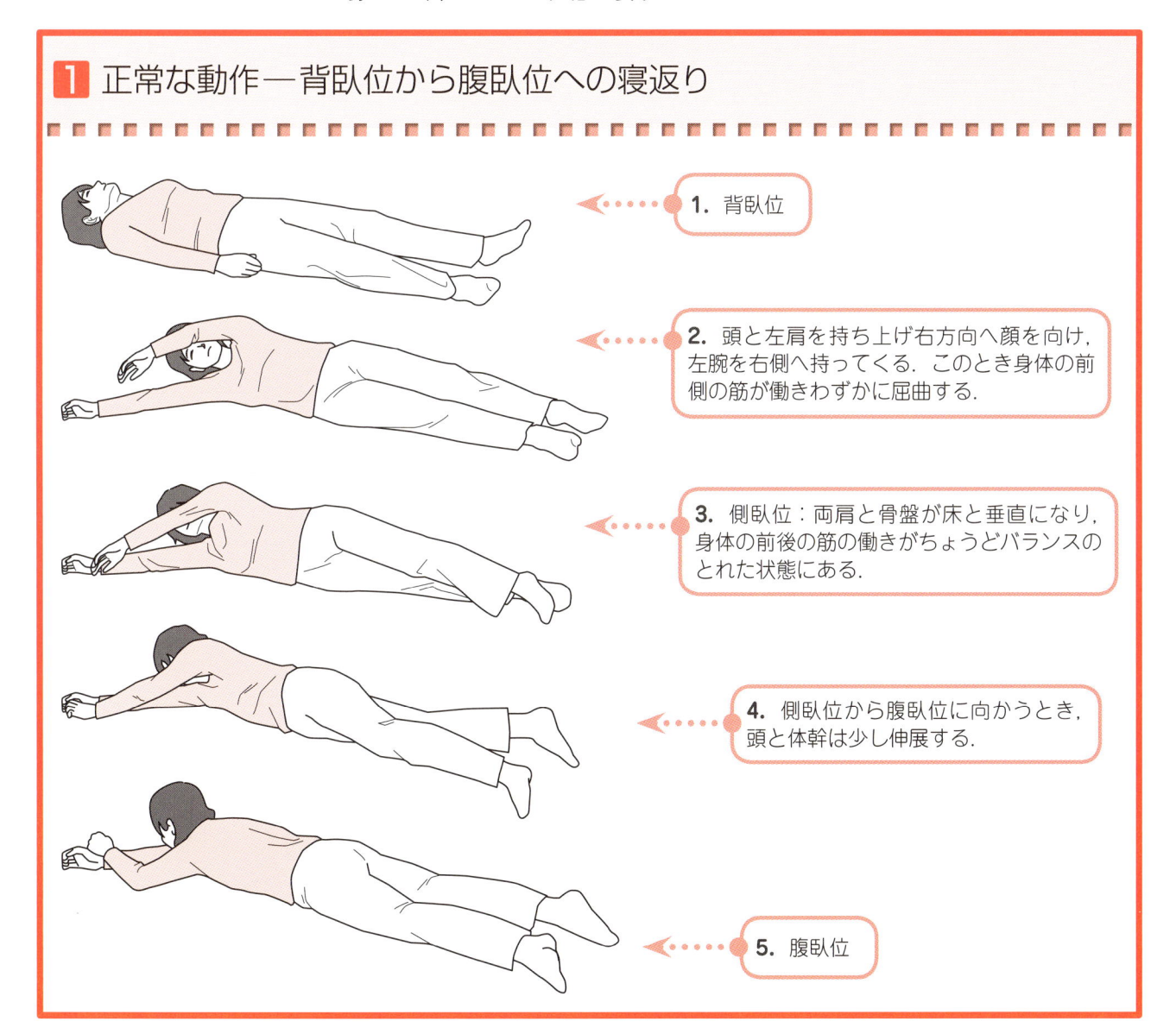

1. 背臥位
2. 頭と左肩を持ち上げ右方向へ顔を向け，左腕を右側へ持ってくる．このとき身体の前側の筋が働きわずかに屈曲する．
3. 側臥位：両肩と骨盤が床と垂直になり，身体の前後の筋の働きがちょうどバランスのとれた状態にある．
4. 側臥位から腹臥位に向かうとき，頭と体幹は少し伸展する．
5. 腹臥位

❷ 背臥位（仰向け）から腹臥位（うつ伏せ）への寝返りのさせ方

1 全介助

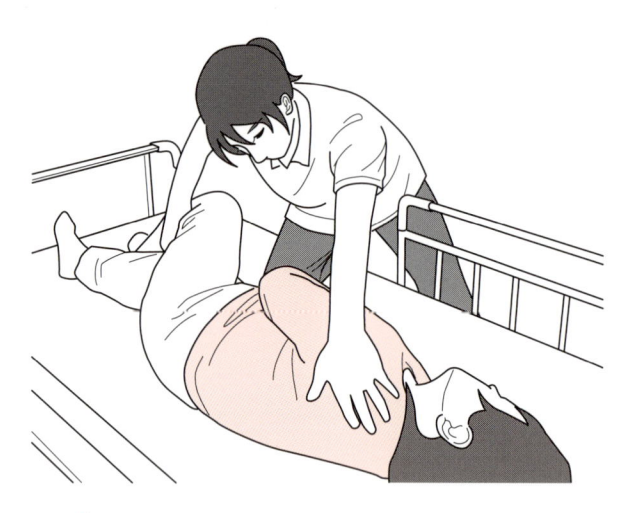

1. 介助者は寝返る方向に位置し，対象者の左上肢を右方向に動かし，左下肢は膝を曲げて右下肢の上で交差させる．

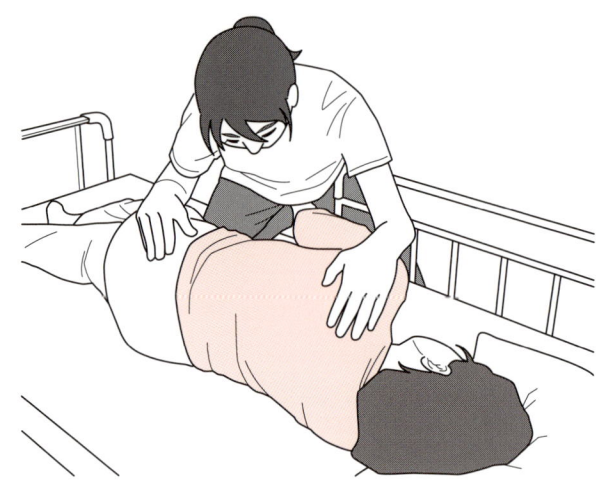

2. 右手で対象者の殿部（骨盤）を，左手で肩を支えて側臥位（横向き）まで転がす．

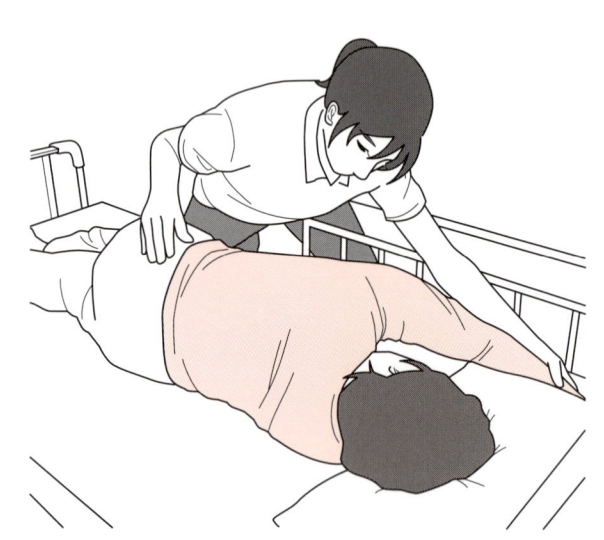

3. 介助者は右手で骨盤を尾側へ，左手で肩を頭側へと引き，腹臥位（うつ伏せ）まで誘導する．

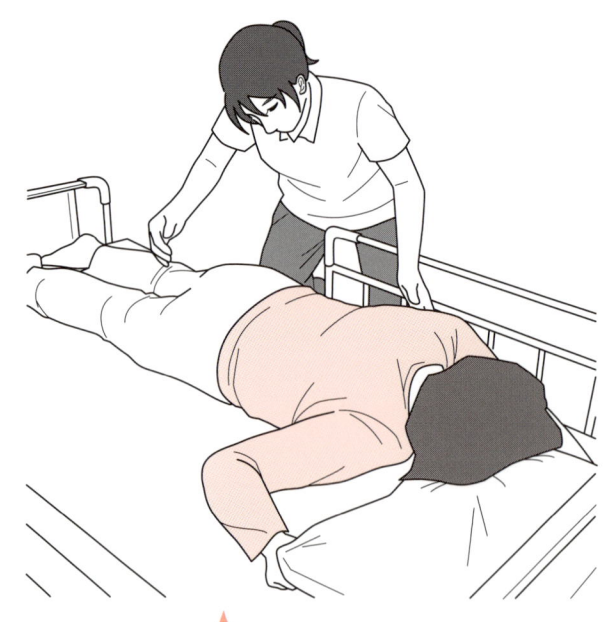

4. 対象者の左下肢を伸ばし，左上肢を持ち上げるように誘導して腹臥位（うつ伏せ）にする．

2 部分介助

下肢と骨盤を介助する方法

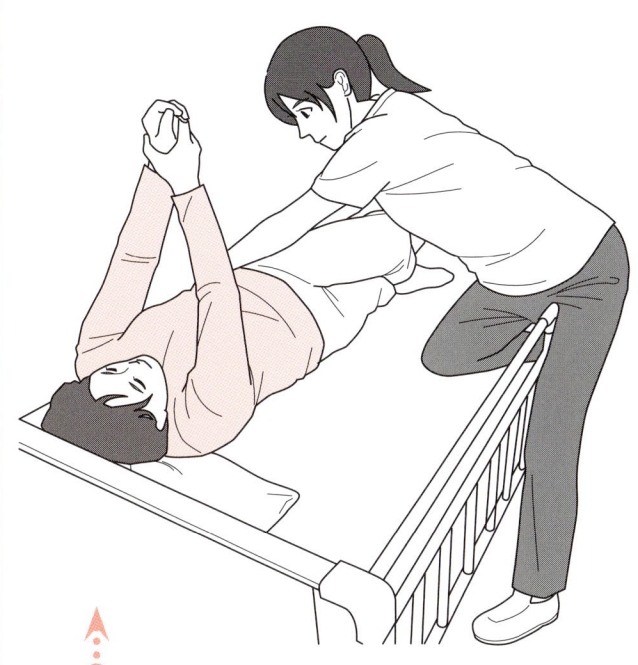

1. 介助者は寝返る側の対象者の骨盤付近に位置し，左下肢を右下肢の上に交差させる．両上肢は挙上して，顔の前で手を組ませる．

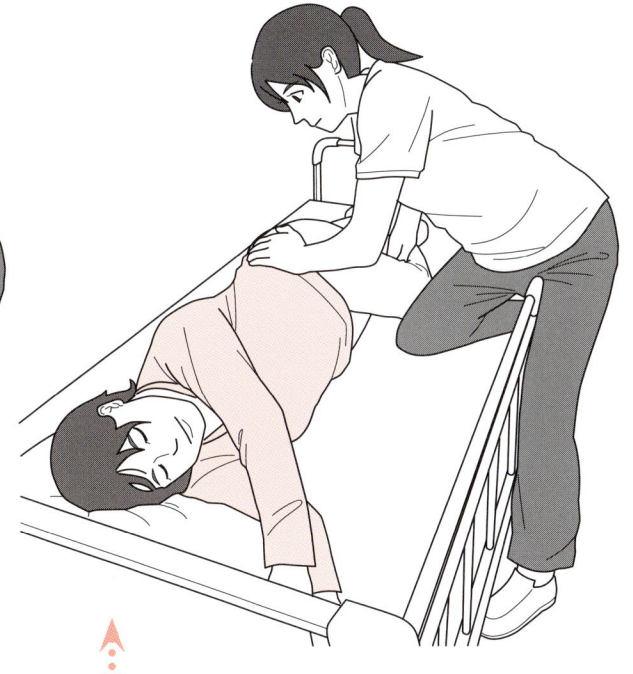

2. 介助者は右手で対象者の左下肢の交差を保持し，左手で左骨盤を引き寄せる．

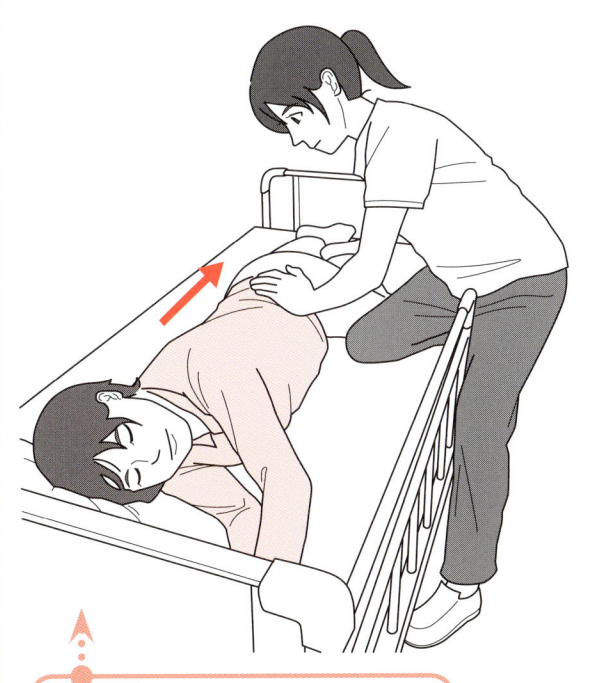

3. 対象者自身で上半身を寝返りさせ，骨盤を尾側方向に引く．

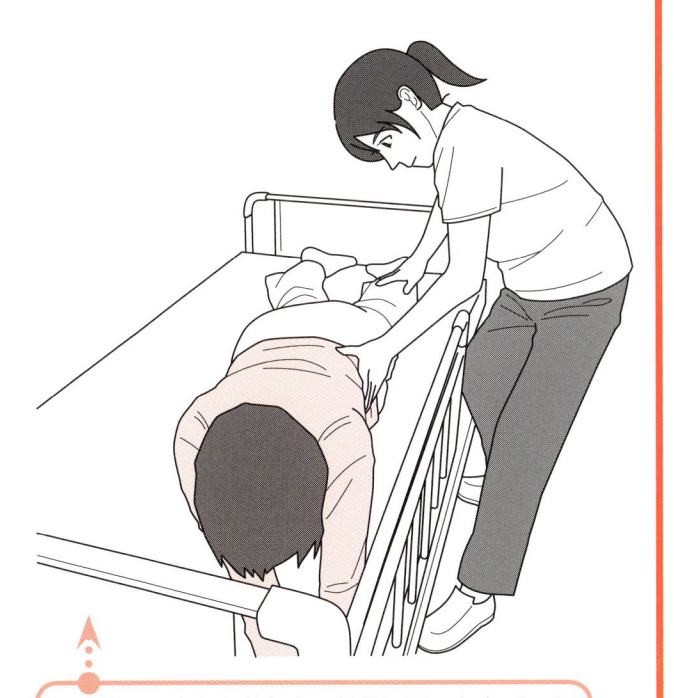

4. 寝返る速度を対象者の骨盤に置いた左手で調整し，右手で下肢を伸ばしながら腹臥位にする．この姿勢を保持する場合は，肩に痛みを生じないように胸部に枕を入れる．

4 起き上がりのさせ方

1 起き上がった姿勢の種類（長座位，椅子座位），必要な身体条件

1―長座位

　この姿勢は股関節を深く屈曲して背中をまっすぐにし，膝を伸ばした状態での座位をいい，日常生活のなかでベッド上での更衣や食事などのさいによくとる姿勢である．とくに和式生活では布団の上で起き上がったときに必ずとる姿勢である．長座位で手を自由に使って動作を行なうには，股関節が十分に屈曲できる必要がある．股関節の屈曲を妨げバランスを崩す原因には，関節そのものの障害（関節炎，異所性仮骨）のほかに，ハムストリングス（大腿後側にある膝を屈曲する筋）の痙性による短縮がある．股関節を屈曲できずに長座位をとらせようとすれば，体は全体に屈曲して背中は丸くなって顎を突き出した格好となり，良い姿勢とはいえない［**1**］．むしろ椅子座位にすべきである．長座位で体をまっすぐに保つためには，クッションを背部に置く．あまり上の方を支えることは好ましくなく，胸郭下部から腰背部程度がよい［**2**］．

2―椅子座位

　安定した姿勢を保持するためにベッドの柵につかまらせ，足が空中で浮いていると安定性が低下するので，台を置いて両足をきちんとのせる［**3**］．介助者は必ず対象者の前方にいて，転倒に注意する．

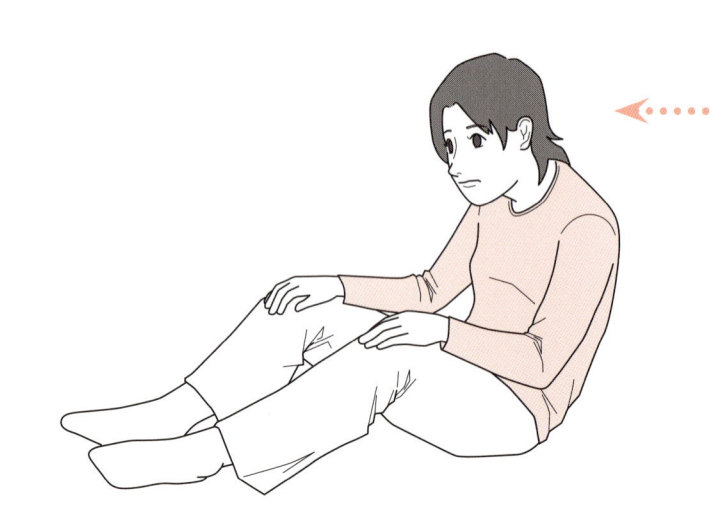

1 ハムストリングスが短縮している対象者の長座位

ハムストリングスの短縮のため長座位を保持することが難しい対象者は，膝は屈曲し，骨盤が後方へ倒れ，背中を丸くして顔を前方へ突き出した姿勢になる．

4. 起き上がりのさせ方

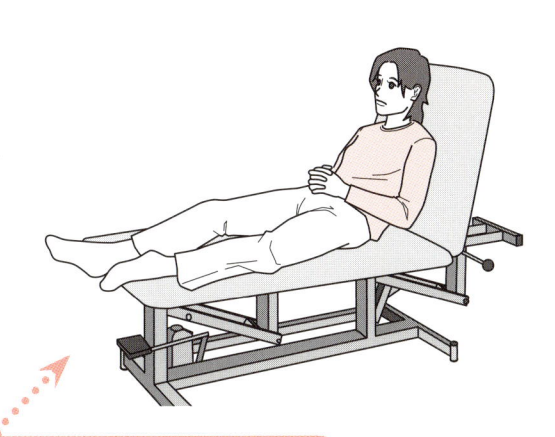

2 ベッド上の長座位

1. 股関節屈曲が不十分な例
   対象者は上背部で支えられており，股関節の屈曲は不十分で背部が丸くなる．

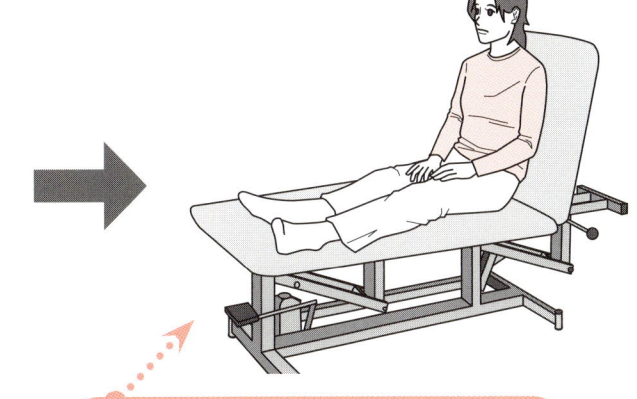

2. 股関節屈曲を十分にとった正しい例
   対象者の背部はまっすぐで股関節の屈曲を十分にとり，骨盤がバックレストで支えられ安定している．

3 椅子座位のとらせ方

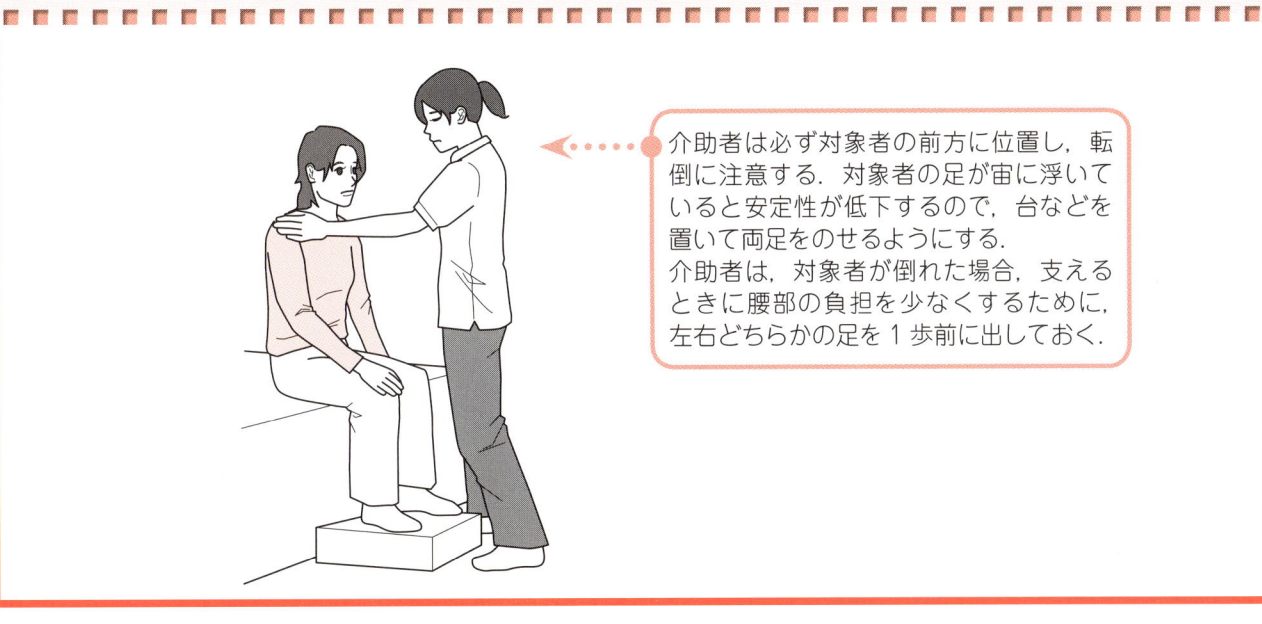

介助者は必ず対象者の前方に位置し，転倒に注意する．対象者の足が宙に浮いていると安定性が低下するので，台などを置いて両足をのせるようにする．
介助者は，対象者が倒れた場合，支えるときに腰部の負担を少なくするために，左右どちらかの足を1歩前に出しておく．

❷ 背臥位から長座位への起き上がり（右側から）

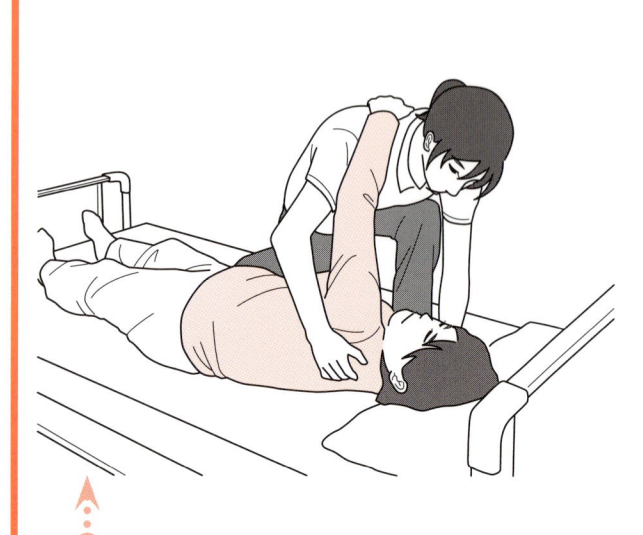

1. 介助者は対象者の右側に膝立ちで位置し，右手で対象者の左肩を，左手で対象者の右頚部から背部を保持する．対象者の左手を介助者の右肩に置かせる．

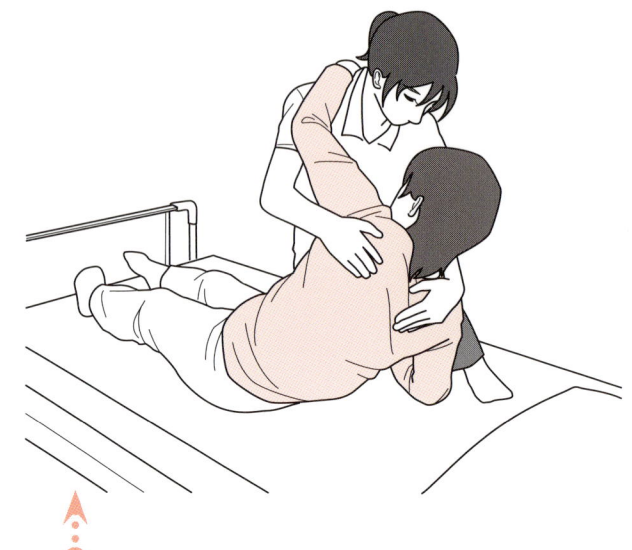

2. 介助者は自分の体重を後方に移しながら，右肘立ちになるまで対象者を起こしてくる．

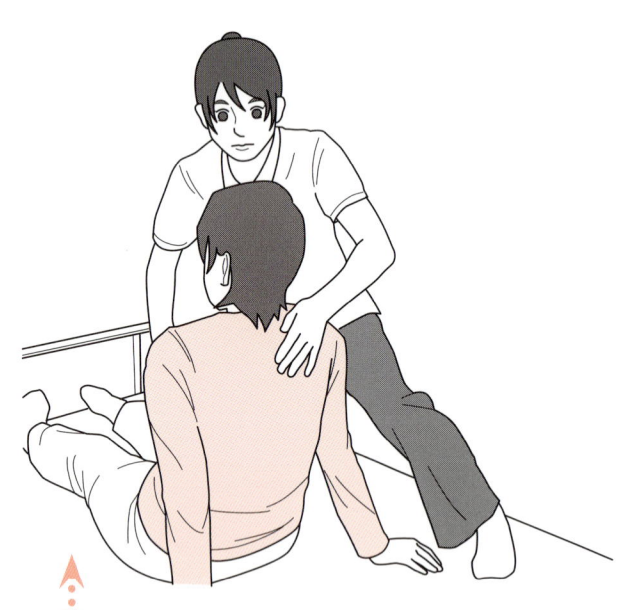

3. 介助者はさらに自分の体重を後方へ移しながら，対象者が右手で支える位置まで体を起こす．

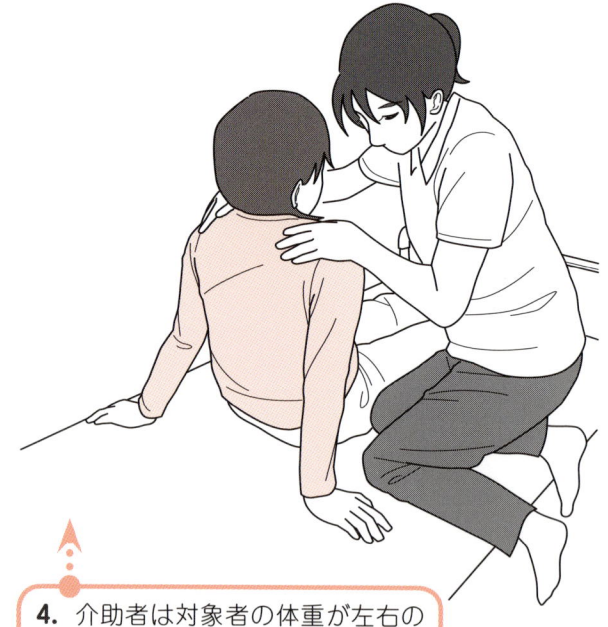

4. 介助者は対象者の体重が左右の坐骨に均等にかかる姿勢まで誘導し，長座位にする．

3 起き上がりと下肢装具装着（左片麻痺）

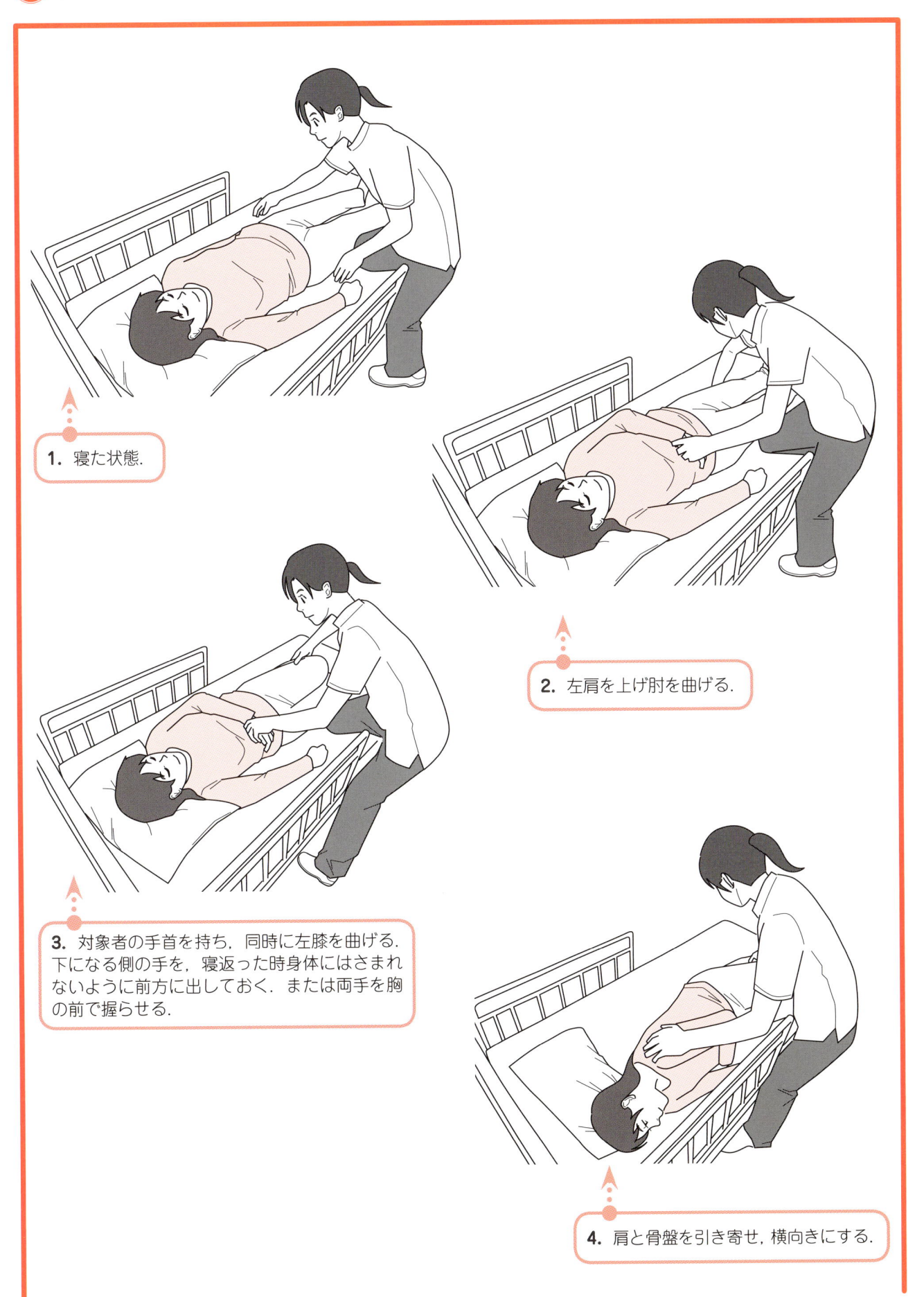

1. 寝た状態．

2. 左肩を上げ肘を曲げる．

3. 対象者の手首を持ち，同時に左膝を曲げる．下になる側の手を，寝返った時身体にはさまれないように前方に出しておく．または両手を胸の前で握らせる．

4. 肩と骨盤を引き寄せ，横向きにする．

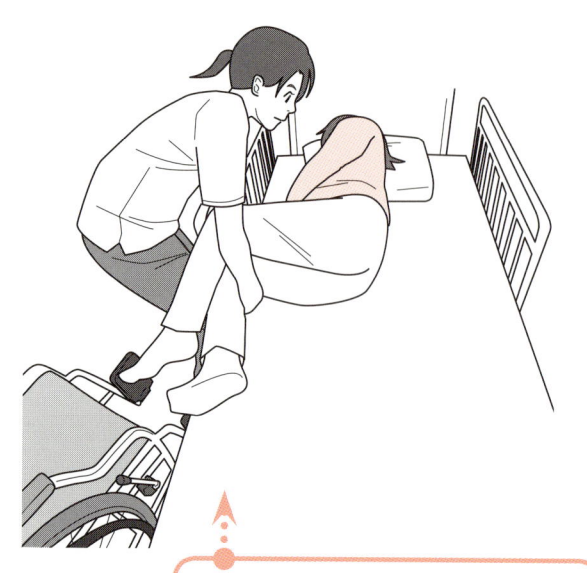

5. 膝を曲げ，手を入れて車椅子側に引き寄せ，下肢をベッドから下ろす．

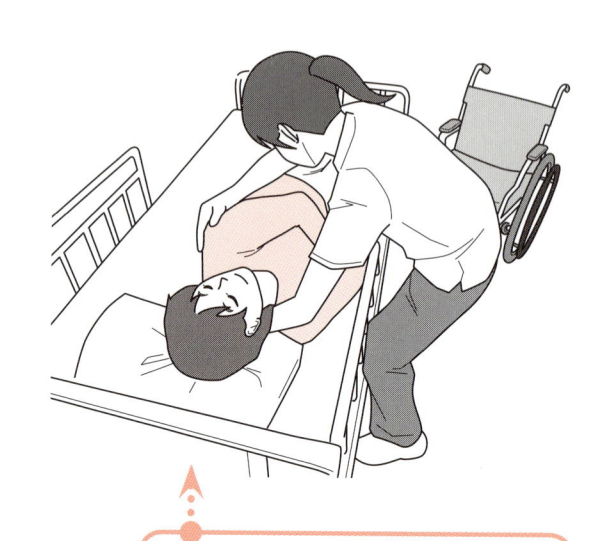

6. 頭頸部を保護するために手を回し支える．もう一方の手で肩を支える．

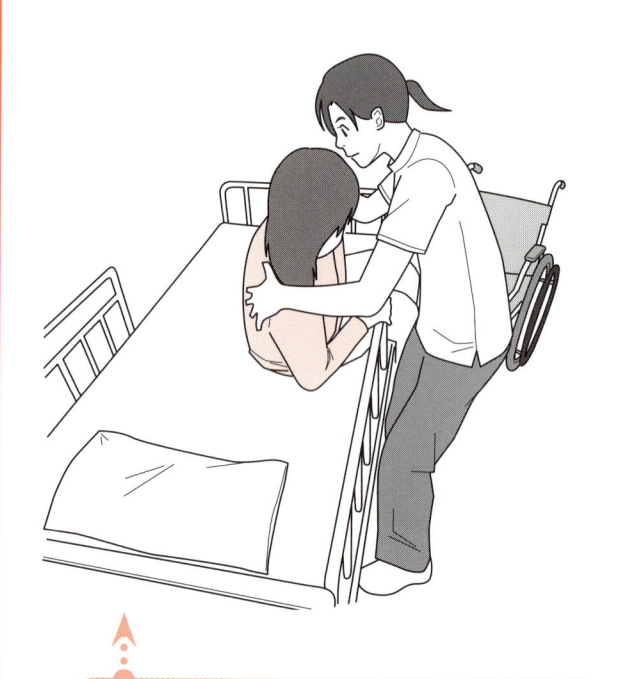

7. 対象者の骨盤を押さえ，自分の体重を車椅子側に寄せながら，対象者の肩を引き寄せる．

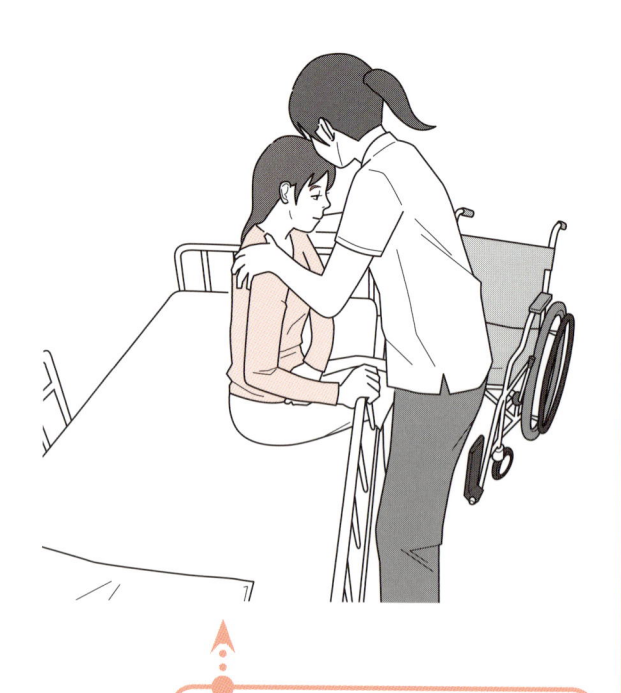

8. 起き上がらせたら介助者は骨盤から手を離し，肩を支える．

4. 起き上がりのさせ方

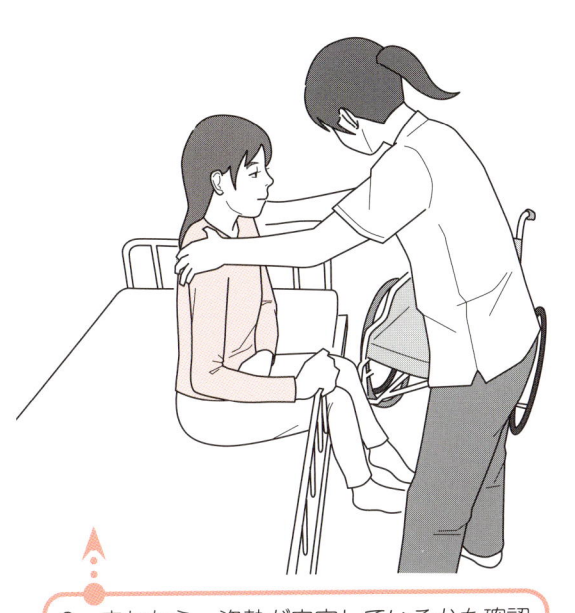

9. 座れたら，姿勢が安定しているかを確認する．そのさい，右手で手すりを握らせる．

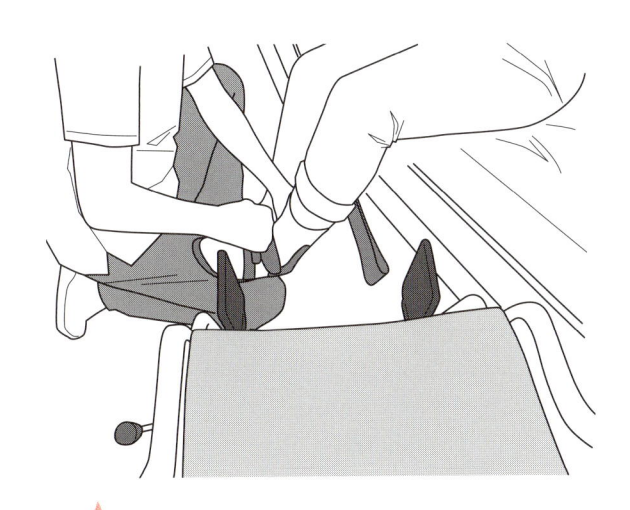

10. 大腿上で装具を装着する．装具のベルトは足部を入れて，足部からベルトを締める．

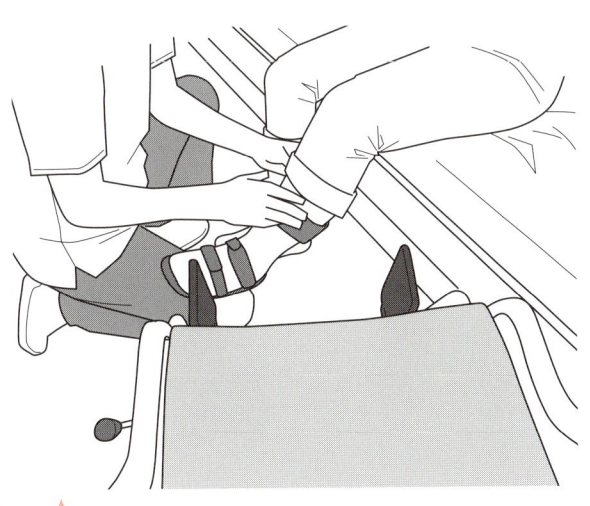

11. 下腿のベルトを締める．

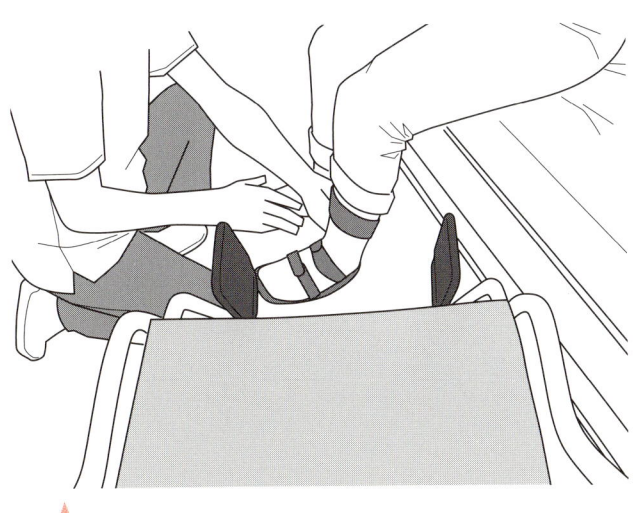

12. 足を床に置く．そのさい，ゆっくりと下ろす．急に下ろすと痙性が出現する可能性がある．

第4章　移動介助の実際

④ 起き上がり・別法（左片麻痺）

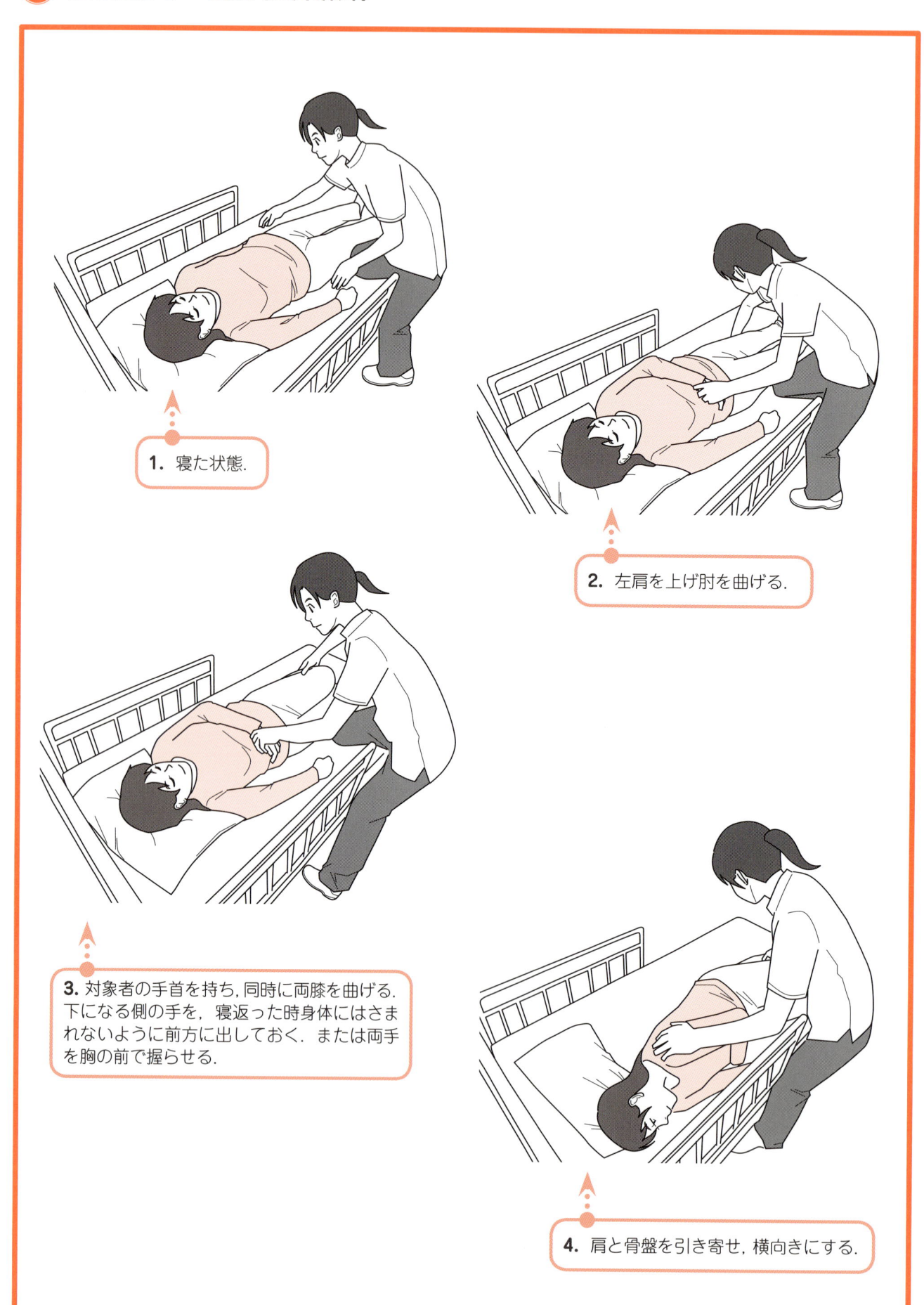

1. 寝た状態.

2. 左肩を上げ肘を曲げる.

3. 対象者の手首を持ち，同時に両膝を曲げる．下になる側の手を，寝返った時身体にはさまれないように前方に出しておく．または両手を胸の前で握らせる．

4. 肩と骨盤を引き寄せ，横向きにする.

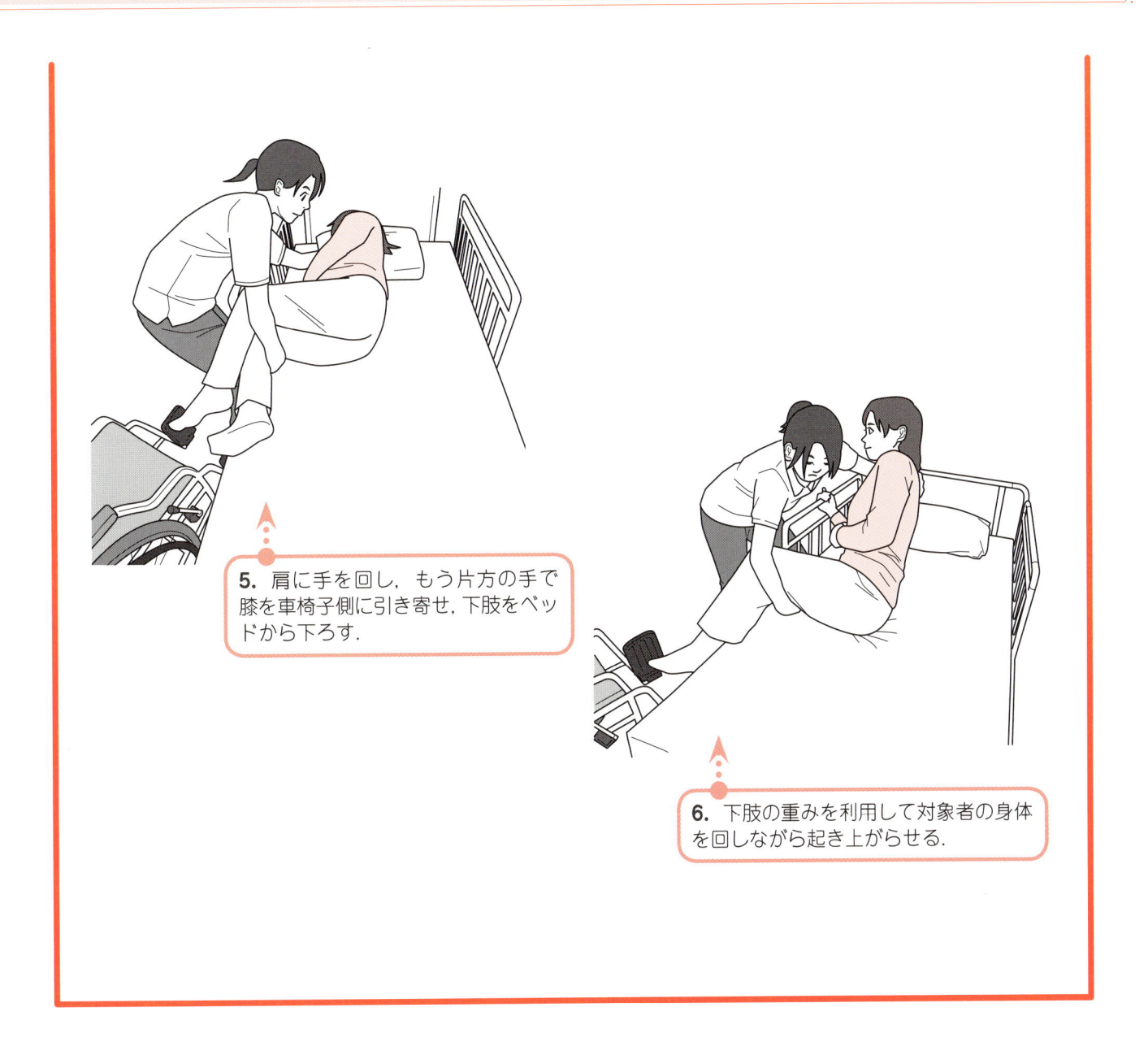

4. 起き上がりのさせ方

5. 肩に手を回し，もう片方の手で膝を車椅子側に引き寄せ，下肢をベッドから下ろす．

6. 下肢の重みを利用して対象者の身体を回しながら起き上がらせる．

5 座位

① 座位の重要性

　座位は日常生活において食事，更衣，読書，テレビ鑑賞などで最も利用される姿勢であり，また，臥位から立位をとる間の中間点であり，重要な姿勢である．寝たきりを予防できる姿勢でもあり，認知症予防の姿勢でもある．長時間臥位のいわゆる重力の低い状態でいると，筋肉が働かないので筋肉の萎縮が起こる．心臓の働きも弱くなり，血管の収縮も低くなるために血液の循環も悪くなる．また大脳からの刺激も弱くなるので，手足の筋肉，関節などで感じる感覚機能も衰える．これらが認知症の原因ともなるため，早期から座位をとらせることが重要になってくる．

　また，座位には心理的効果もある．寝ている状態では目に入るものは天井ばかりであり退屈である．人と話す時は相手が上からであり，威圧感がある．一方，座位は視界が広がり，周囲の情報が入り，脳への刺激にもなる．話し相手の位置が対等になることにより，精神的にも安定する．

② 座位保持が困難な理由

　どのような座位でも体幹の安定が大切である．片麻痺，対麻痺，四肢麻痺では体幹の不安定がみられる．片麻痺は感覚の低下，脱失があるため，自分の姿勢がわからないこと，左右の体幹と骨盤の筋肉が対称な筋緊張でないこと，バランス感覚の低下などにより，左右どちらかに傾いていることが多くみられる．対麻痺では体幹の筋力が弱い，または働かないために不安定となる．四肢麻痺では体幹の筋肉が働かないことが理由である．

③ 臥位から座位への起き上がりでの注意点

　起立性低血圧は臥位から急に起き上がった時にめまい（目の前が白くなるなどの自覚症状がみられる），吐き気，冷汗，顔面蒼白，徐脈がみられる．

　原因は長時間臥位をとることにより，姿勢の変化に応じた自律神経の反射活動が低下するため，急に起き上がると脳に必要量の血液を送る能力がなくて失神の状態となるためである．

　予防としては一時に起き上がらせるのではなく，最初は30°程度の角度で起こし，5分ほど保持して様子をみて，調子が良いようなら45°で5分，その後，70°へと起き上がらせていく．

　70°で25〜30分間持続できることを目標にする．

④ 座位の保持

　長座位では体幹を左右対称位にする．ベッド上では足部を上げて前方にずれるのを防ぎその後ベッドの背を起こす．

　椅子座位（車椅子座位）は体幹を左右対称位にし，足底をきちんと床に着ける．

6 座位での移動

① 長座位での移動

1 四肢麻痺の後方移動—全介助

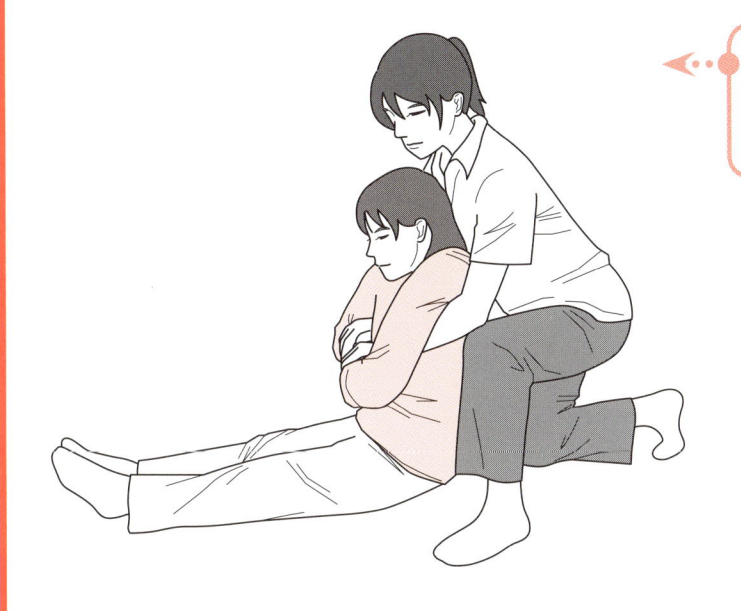

1. 対象者を進行方向に背中を向けて座らせる．両手を胸の前で組ませる．介助者は腋窩から手を入れ，対象者の前腕を持ち，片膝をつく．

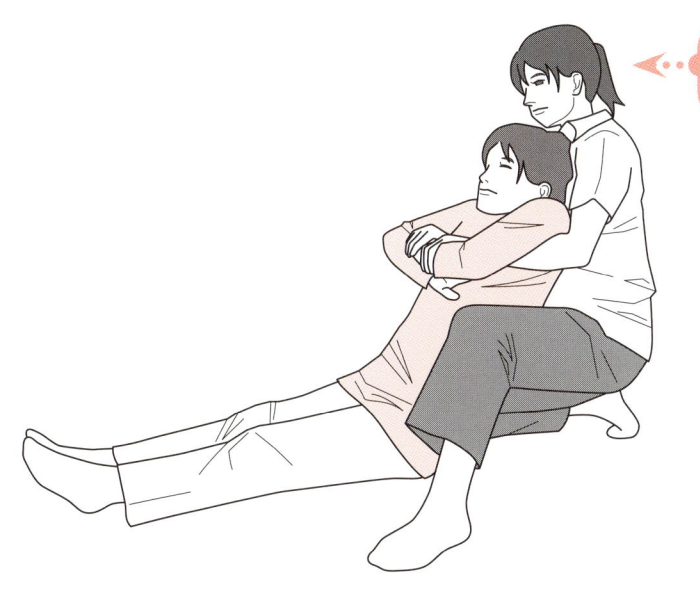

2. 介助者は後方に重心を移動させながら，対象者を引く．

2 左片麻痺の前方移動―部分介助

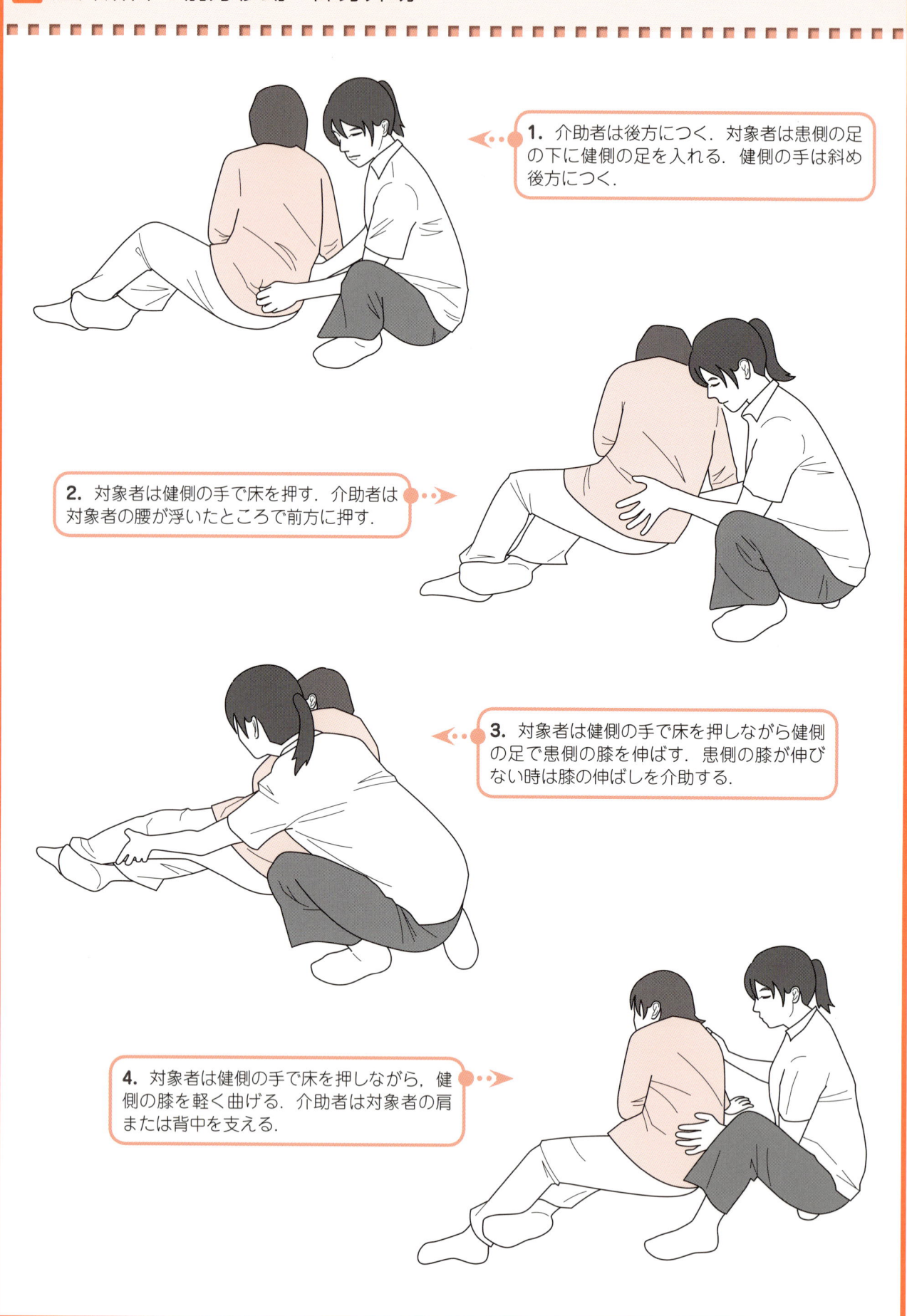

1. 介助者は後方につく．対象者は患側の足の下に健側の足を入れる．健側の手は斜め後方につく．

2. 対象者は健側の手で床を押す．介助者は対象者の腰が浮いたところで前方に押す．

3. 対象者は健側の手で床を押しながら健側の足で患側の膝を伸ばす．患側の膝が伸びない時は膝の伸ばしを介助する．

4. 対象者は健側の手で床を押しながら，健側の膝を軽く曲げる．介助者は対象者の肩または背中を支える．

3 左片麻痺の後方移動―部分介助

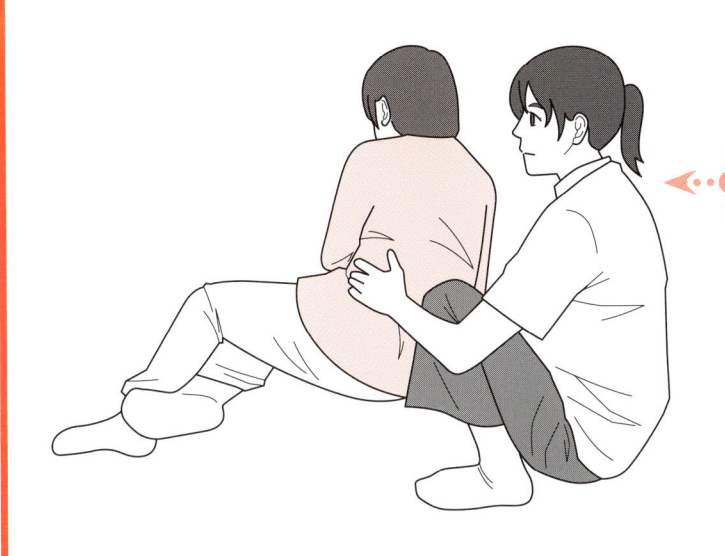

1. 介助者は対象者の後方につく，対象者は健側の手を斜め後方につく．

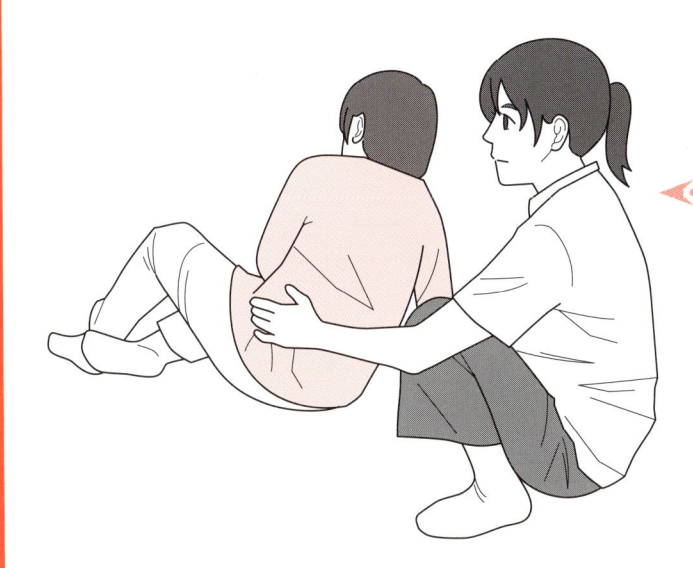

2. 対象者は健側の足を患側の下に入れる．

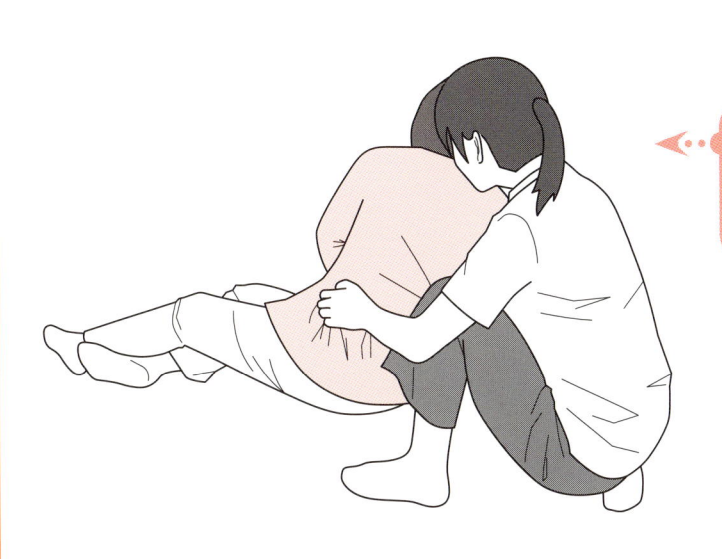

3. 対象者は健側の手に体重をかけながら健側の足で床を蹴るように力を入れる．介助者は対象者の腰が浮いたところで後方に引く．

7 座位からの立ち上がらせ方

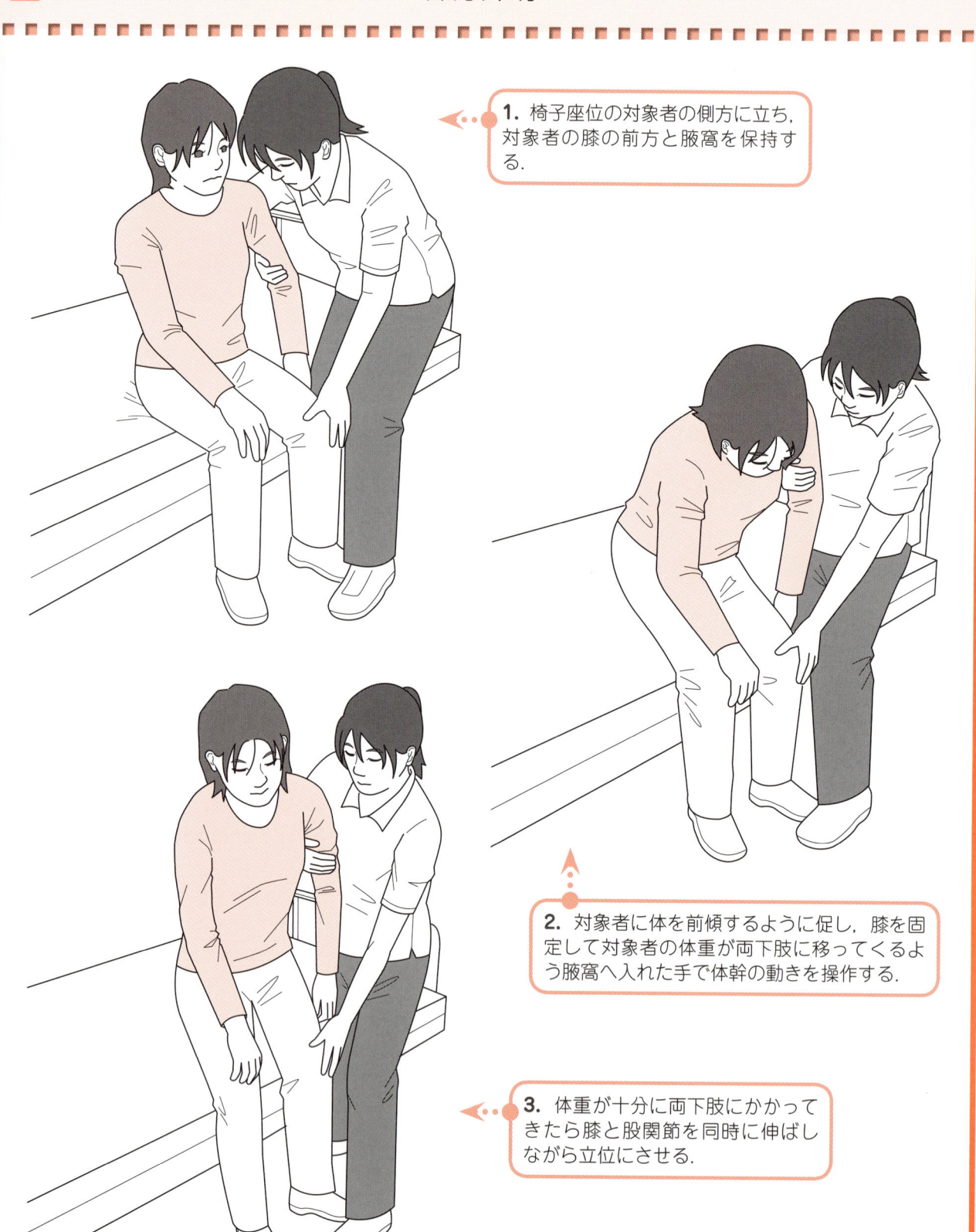

1 椅子座位からの立ち上がり—部分介助

1. 椅子座位の対象者の側方に立ち，対象者の膝の前方と腋窩を保持する．

2. 対象者に体を前傾するように促し，膝を固定して対象者の体重が両下肢に移ってくるよう腋窩へ入れた手で体幹の動きを操作する．

3. 体重が十分に両下肢にかかってきたら膝と股関節を同時に伸ばしながら立位にさせる．

> **ポイント** 片膝立ちから立ち上がるときの膝の固定のしかた（左片麻痺）
> 介助者は患側の膝を安定させるために支える

2 長座位からの立ち上がり―片麻痺・部分介助

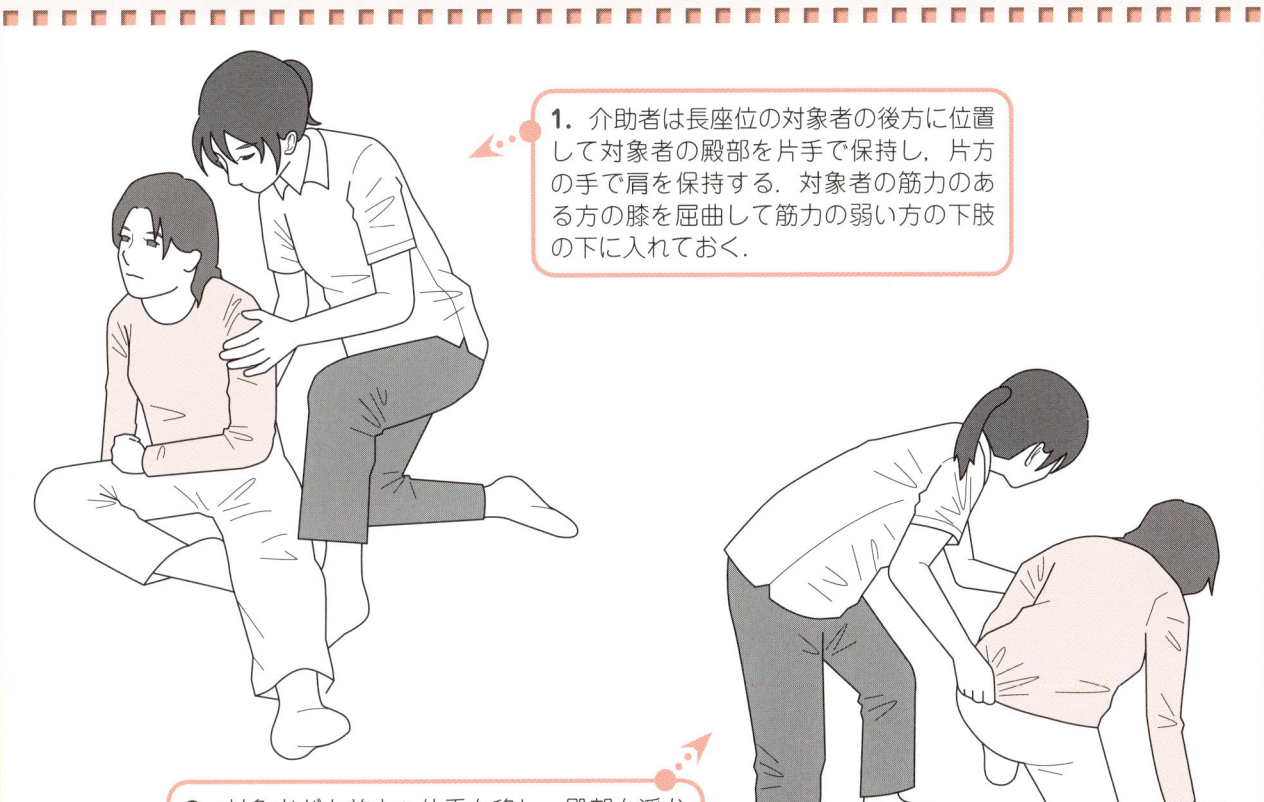

1. 介助者は長座位の対象者の後方に位置して対象者の殿部を片手で保持し，片方の手で肩を保持する．対象者の筋力のある方の膝を屈曲して筋力の弱い方の下肢の下に入れておく．

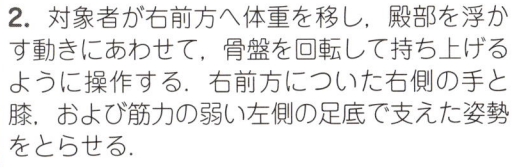

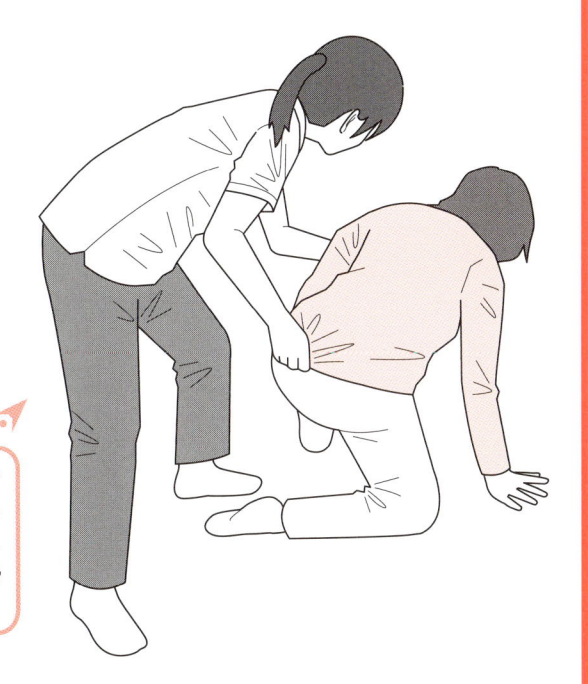

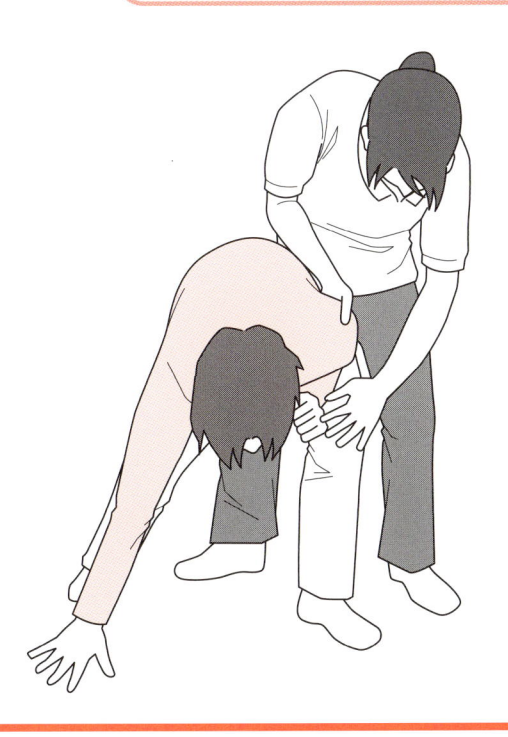

2. 対象者が右前方へ体重を移し，殿部を浮かす動きにあわせて，骨盤を回転して持ち上げるように操作する．右前方についた右側の手と膝，および筋力の弱い左側の足底で支えた姿勢をとらせる．

3. 長座位から片膝立ちになるときや，片膝立ち位で，体重を患側に移すにつれて，膝が不安定であれば介助者は手で膝を固定する．介助者は，左片麻痺患者の左膝を立ち上がり動作にあわせて，前方から固定している．

第4章　移動介助の実際

> **ポイント**
> 対象者は患側の足を前に出し，健側の足先で床を蹴る

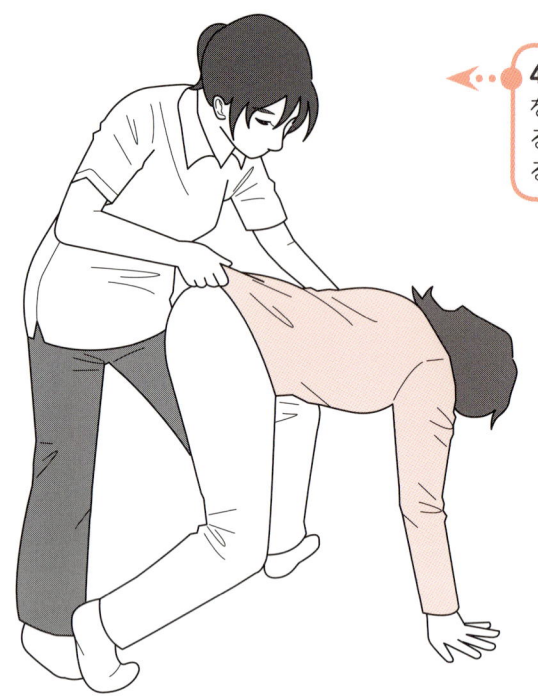

4．左側下肢に体重を移すように骨盤を前上方へ持ち上げるように介助する．その時，対象者に右足先で床を蹴るように力を入れさせる．

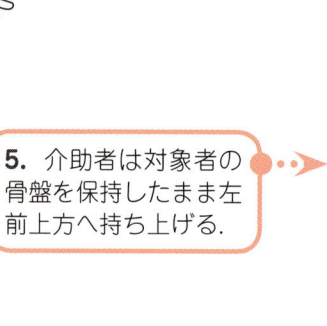

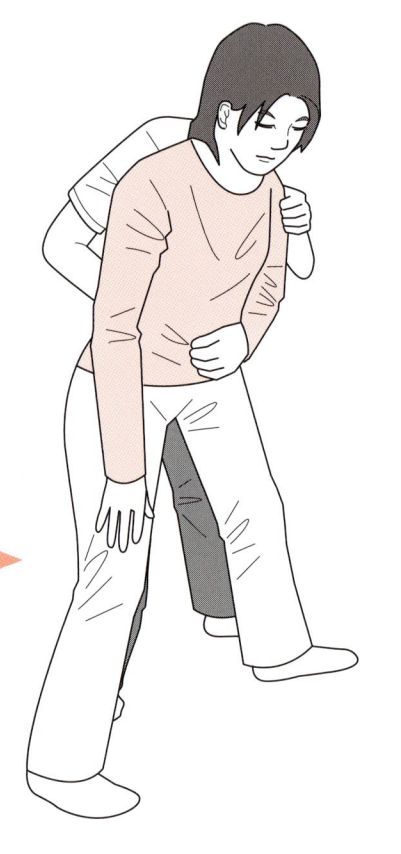

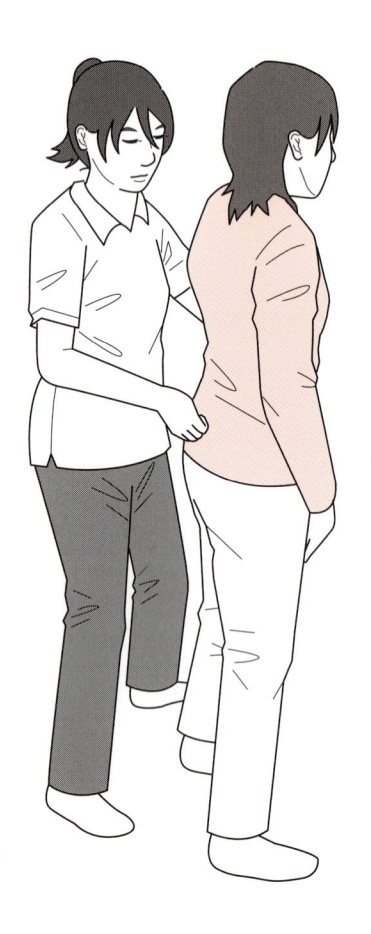

5．介助者は対象者の骨盤を保持したまま左前上方へ持ち上げる．

6．立位になったら足をそろえバランスをとらせる．

8. 立位保持のさせ方

1 立位保持に必要な身体条件（筋活動，関節の固定，感覚）

　立位は人がとる姿勢のなかでは支持面が狭く，重心が高いため，安定性は低いので，わずかなバランス移動で姿勢を崩しやすい．

　最も楽な立位姿勢は，両足を30cmくらい離し，つま先を30°開いて両下肢に均等に体重をかけた姿勢といわれている．このような立位では，顕著な筋の活動は認められず，エネルギー消費を少なくするような立ち方をしている．しかし，立位保持においては，重力に抗する働きをする筋，すなわち体幹をまっすぐにしておく脊柱起立筋，股関節を伸ばしておく大殿筋や中殿筋，膝を伸ばしておく大腿四頭筋などの働きが重要である．いずれも，重力に抗して関節を伸ばしておく働きをする筋である．これらの筋を抗重力筋という．

　少し体重が移動すると，足部を微妙に動かしてバランスをとる．また，さらに大きく動かされて倒れそうになると，首や体幹を立ち直らせてバランスをとるために，体幹の片側あるいは前面，後面の筋や股・膝関節周囲の筋が急激に強く収縮する．

　正しい立位をとらせるための身体の位置関係の目安としては，対象者の立位を横からみて，肩の先端を通る垂直線が，股関節の少し後方を通り，膝関節の前方から足底の踵とつま先の間の中間付近に落ちるような姿勢をとらせる．

立位保持の原則

　ベッドあるいは椅子からの立ち上がりを介助し，引き続いて立位の保持を介助することがごく一般的である．この立位保持には，両下肢が体重を支えるだけの働きをまったくしない場合と，一応体重を支えることはできるが重心の移動がスムーズにできなかったり，立ち上がってもバランスが悪くて支えを必要とする場合の2種類に分けることができる．

② 立位保持のさせ方

立位は保持できるがバランスの不安定な対象者では，両上肢を支えて介助する．介助者は対象者の前に立ち，対象者の両肘を屈曲させて，介助者の両手で対象者の肘を保持し，前腕部を支える．対象者の両側から2人で支える方法もある．

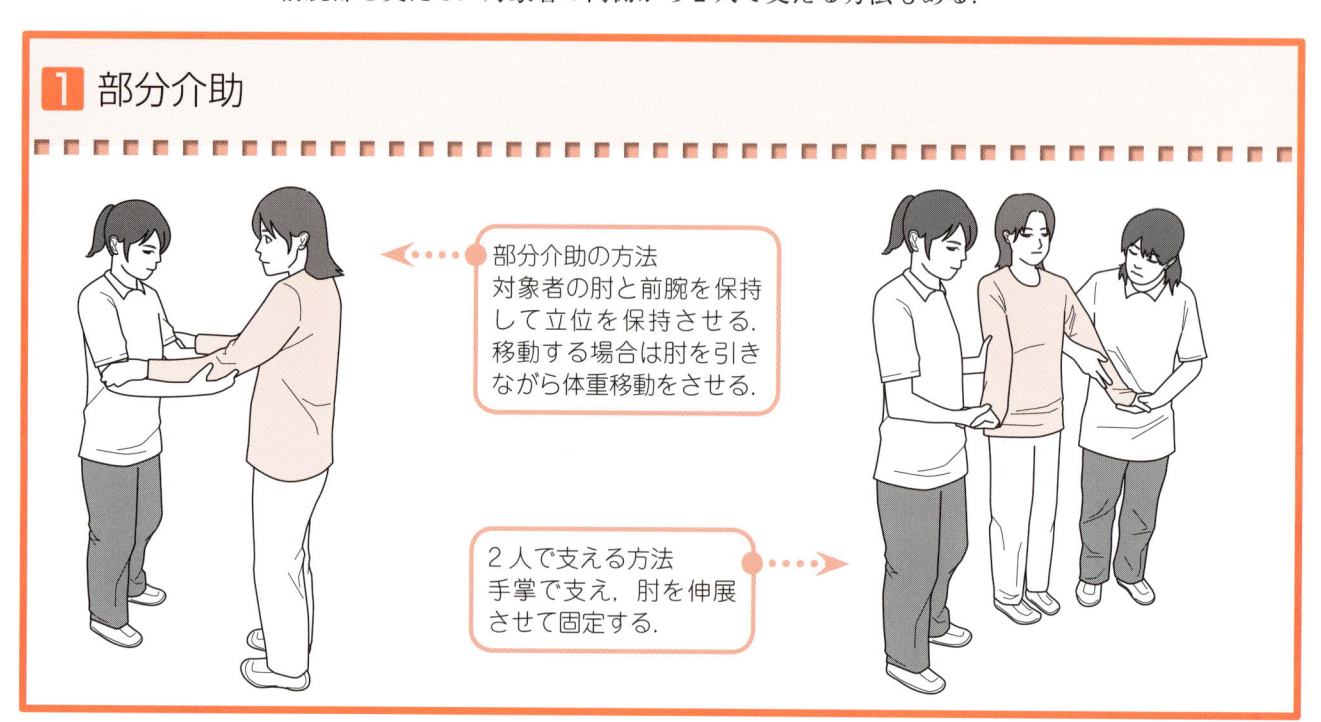

1 部分介助

部分介助の方法
対象者の肘と前腕を保持して立位を保持させる．移動する場合は肘を引きながら体重移動をさせる．

2人で支える方法
手掌で支え，肘を伸展させて固定する．

介助者の両膝で対象者の両膝を挟むようにして，対象者の膝を伸展位に保つ．片方の手を対象者の骨盤の後方へ回して前方へ押し出し，もう一方の手を対象者の背部に置いて支える．介助者と対象者の身体を密着させるようにして立位を保つ．

なおかつ不安定な場合は，対象者の両腕を介助者の肩あるいは頚部に置くとよい．介助者は，このままの姿勢で患者の向きを変えたりできる．

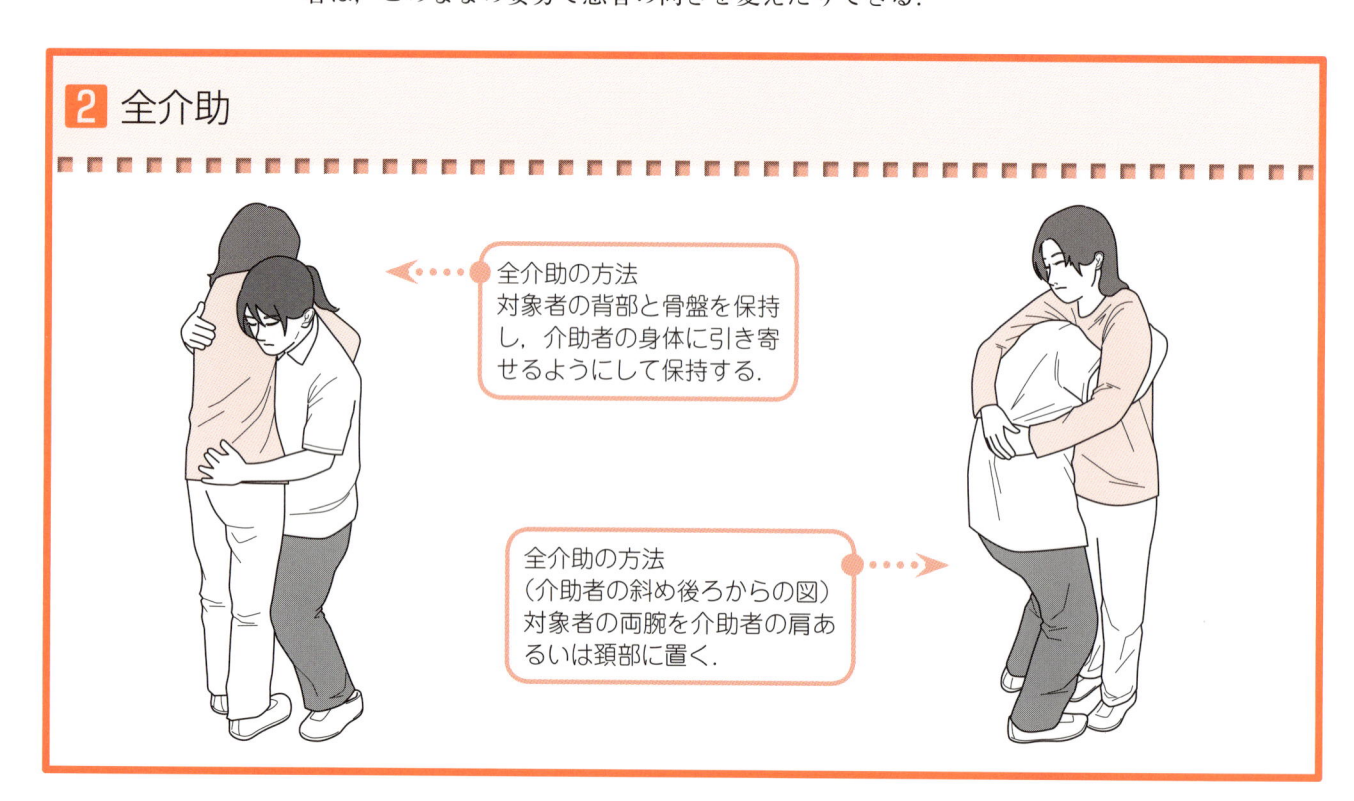

2 全介助

全介助の方法
対象者の背部と骨盤を保持し，介助者の身体に引き寄せるようにして保持する．

全介助の方法
（介助者の斜め後ろからの図）
対象者の両腕を介助者の肩あるいは頚部に置く．

9 トランスファー（移乗）

① 車椅子→ベッド

> **ポイント　姿勢の安定**
> 介助者の膝で対象者の膝を支える

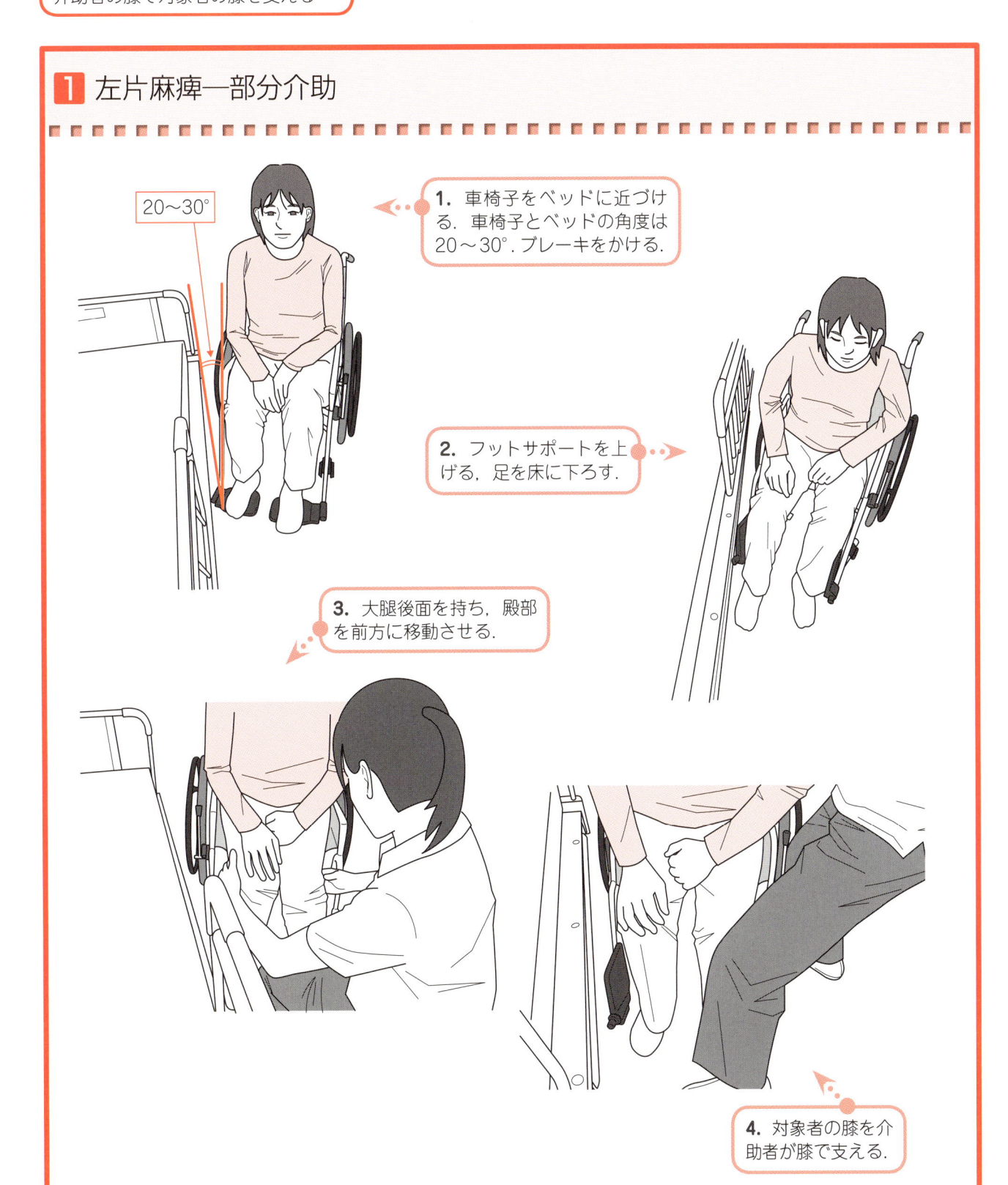

1 左片麻痺—部分介助

20〜30°

1. 車椅子をベッドに近づける．車椅子とベッドの角度は20〜30°．ブレーキをかける．
2. フットサポートを上げる．足を床に下ろす．
3. 大腿後面を持ち，殿部を前方に移動させる．
4. 対象者の膝を介助者が膝で支える．

5. 対象者のズボンを持つ．

6. 対象者の腋窩に手を入れ，もう片方の手は対象者のズボンを持つ．そして，体重を前方移動させる．

7. 対象者に手すりを握らせ，対象者の膝を支点として斜め前方に引き上げるようにして立ち上がらせる．

8. 立ち上がったら，体重をベッド側に寄せ座らせる．そのさい，完全に立ち上がらなくてもよい．

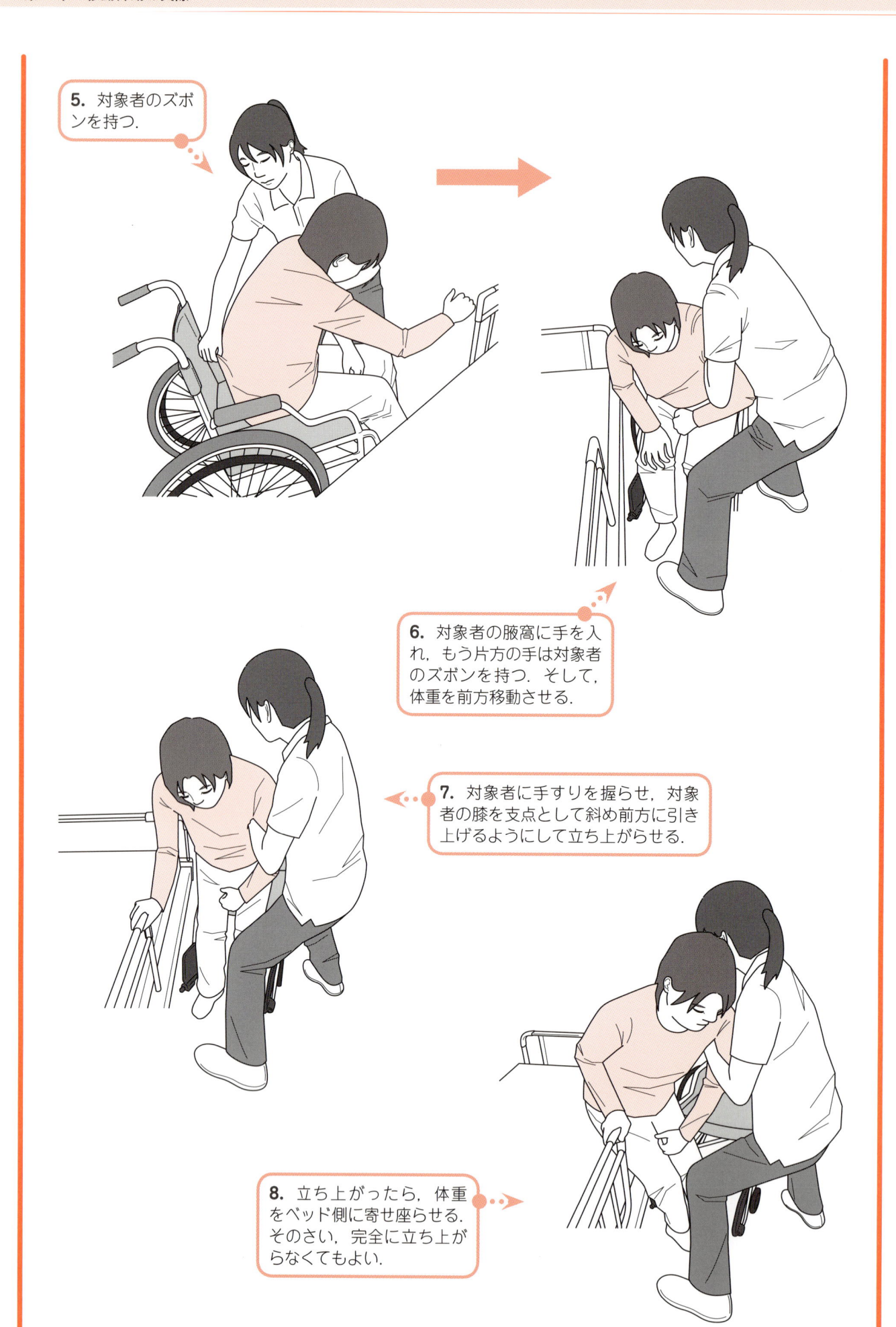

9. トランスファー（移乗）

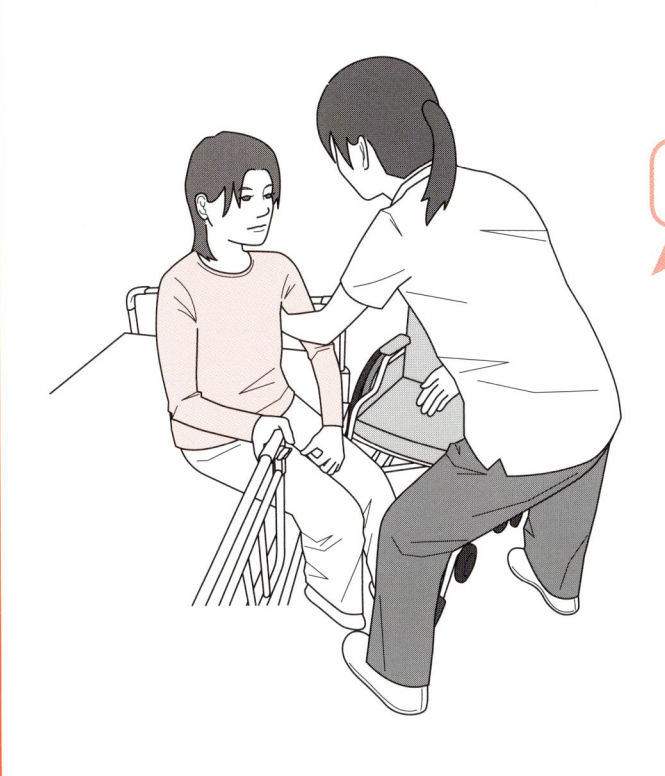

9. 手すりをしっかりと持たせ，安定を図る．

10. まっすぐ深く座らせるために，もう一度立ち上がらせる．そのさい，患側の膝を介助者が押す．

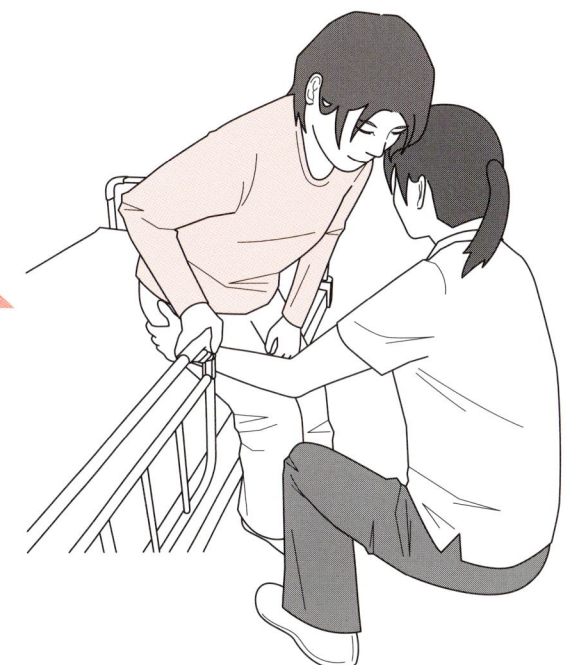

11. 深く座らせて，姿勢の安定を図る．

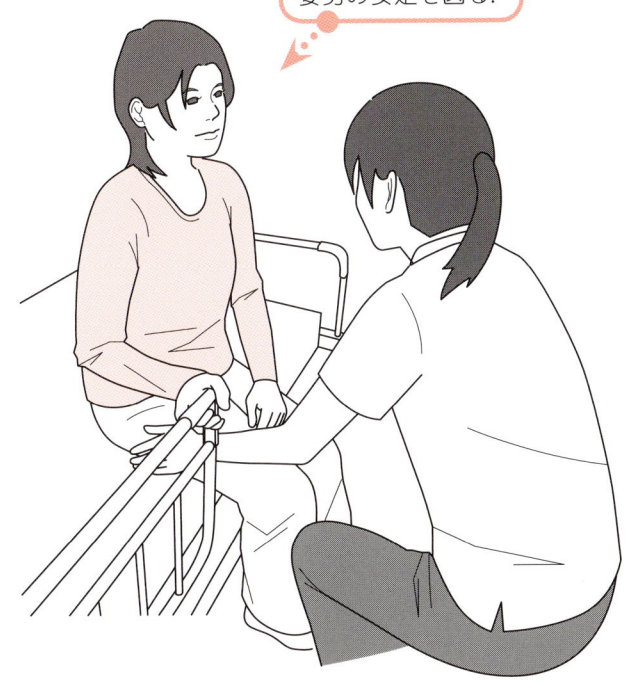

② 車椅子↔ベッド

1 ─ リフト

1）特徴

　リフトは対象者を移乗させるさい，介助者の身体的，精神的負担を軽減するために導入される機器である．近年，施設，在宅で介助者，対象者が不安なく，安全に移乗をするために使用されている．

2）リフトの種類

　①床面走行式リフト（1）：キャスターがついているので使用したい場所に移動できる．
　②据え置き式リフト（2）：家屋改修が不要で，使用する環境にフレームを据え置くだけで使用できる．
　③ベッド固定式リフト（3）：ベッド周辺で，ベッドと車椅子，ポータブルトイレ間の移乗に使用する．リフトが固定されているので吊り上げた後の移動範囲は広くない．
　④浴室用リフト（4）：脱衣室から洗い場と浴槽間を移動できる．

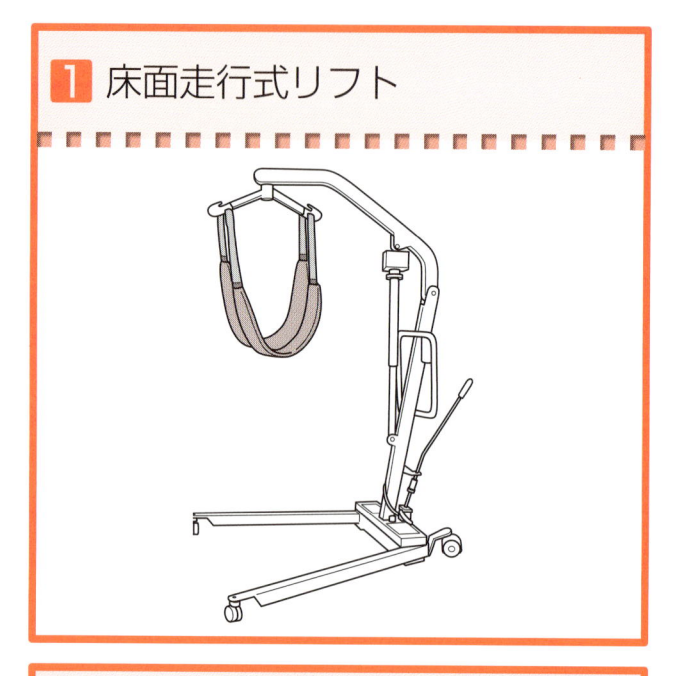

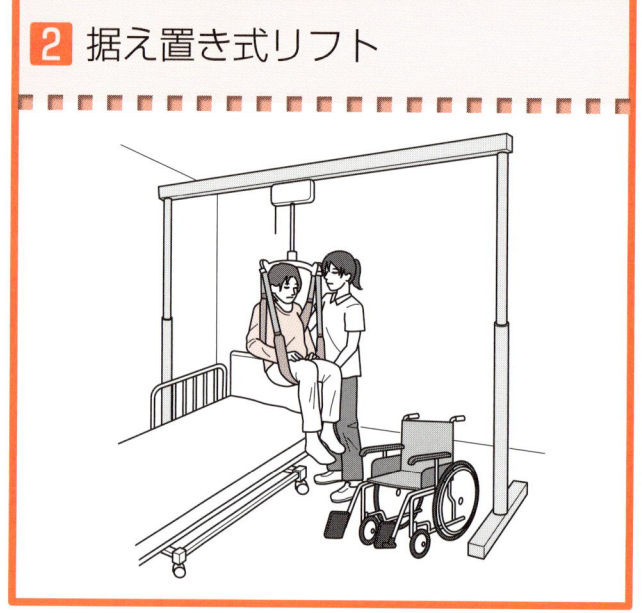

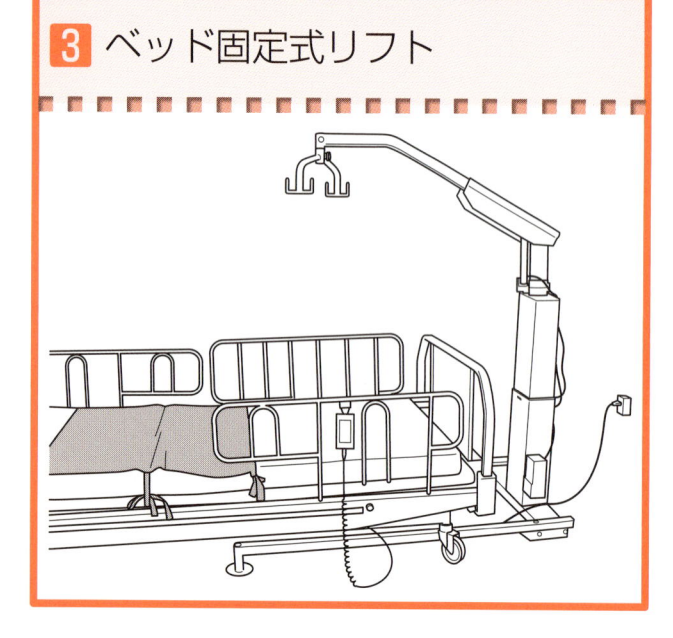

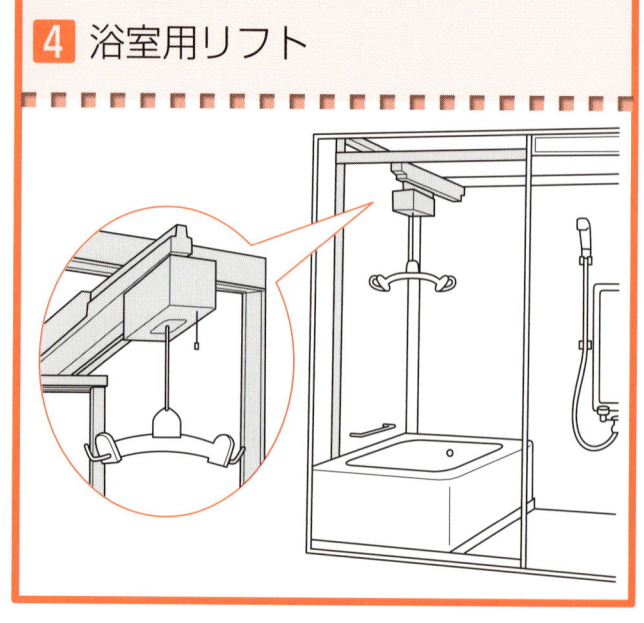

1 床面走行式リフト	2 据え置き式リフト
3 ベッド固定式リフト	4 浴室用リフト

9. トランスファー（移乗）

よく使用されるのが，①床面走行式リフトと，②据え置き式リフトであり，そのなかでも床面走行式リフトは他のリフトと比較して安価であり，取り付け工事が必要ない，自由に移動できるという特長がある．

3）床面走行式リフトの構造

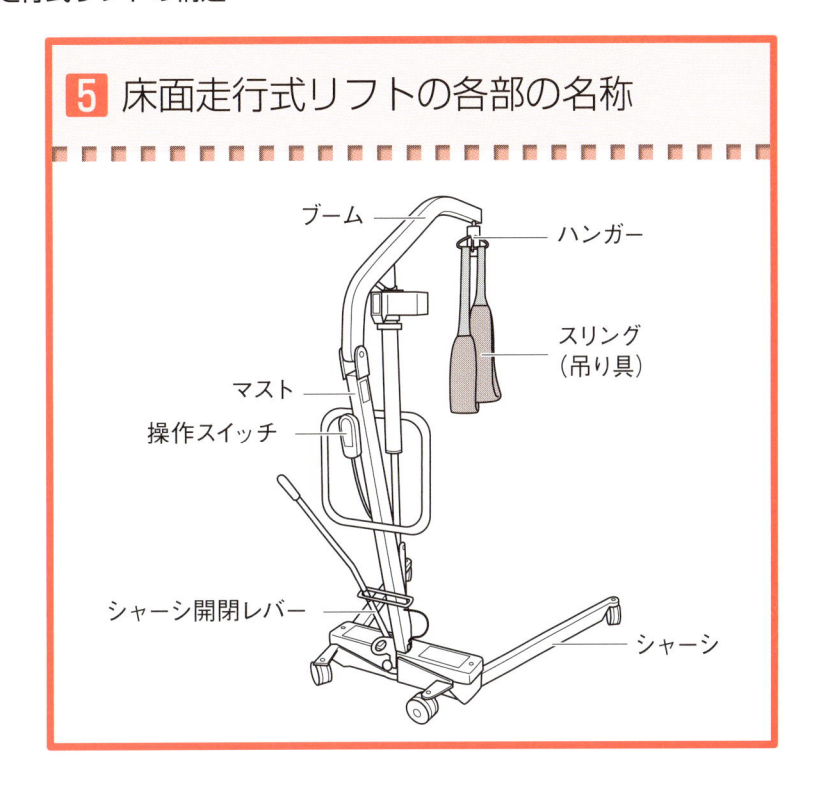

5 床面走行式リフトの各部の名称

（ブーム，ハンガー，マスト，操作スイッチ，スリング（吊り具），シャーシ開閉レバー，シャーシ）

2―スリング

1）スリング（吊り具）の種類と特徴

①脚分離型，②ベルト型，③シート型がある（**1**）．

1 スリングの種類と特徴の比較

	脚分離型	ベルト型	シート型
対象者の身体機能 　肩関節疼痛 　股関節制限	広い 要選択 要選択	制限される 困難 困難	広い 可能 可能
形状	サイズが豊富	数種類	数種類
対象者の負担度 吊り上げられた時の感覚	支持面積が広いので安心感あり	支持部位が狭いので安心感に欠ける	支持面積が広いので安心感あり
装着の容易さ 脱着時の介助労力	技術と慣れが必要	容易	大きい 装着はベッド上
注意点	左右対称に装着 サイズをあわせる	左右対称に装着 疼痛がない 肩周辺の十分な筋力と可動域が必要	左右対称に装着 長時間使用する時は褥瘡リスクあり

61

脚分離型には，①ハイバック式（6），②ローバック式（7）があり，ハイバック式の適応は身体機能面では体幹のバランスが不良で頭部の支持ができない対象者である．また，平らにしたベッドや床に敷いてある布団，床などの平らな場所から吊り上げる時に安全に使用できる．ローバック式は体幹支持能力が低下していても頭部の支持ができるレベルであれば使用可能である．

2）スリングの選択方法

（1）サイズの決め方
身長と体重：殿部が抜け落ちそうな時は，小さめのサイズを選択する．

（2）形状の選び方
ハイバック式：頭部の支持ができない場合．
ローバック式：頭部の支持ができる場合．

形状にかかわらず，頭部支持，頚の角度を維持したい時は，スリングシートとヘッドサポートを併せて使用する（8）．

3 ― 床面走行式リフトを使用しての移乗

注意点

① リフトの操作中はキャスターのロックをしてはいけない．理由は使用時，横方向に何らかの力が加わり転倒しそうな場合，キャスターのストッパーが外れていれば，リフターの重心が移動して転倒を防ぐことができるからである．

② リフトの移動は90°回転は避ける．急な回転は転倒の危険性がある．車椅子，ベッド，リフト位置は取り回しのことを考えて，スペースに余裕をもたせる．

③ 床素材では畳と絨毯は適さない．

④ 長い移動（部屋から部屋）は避ける．

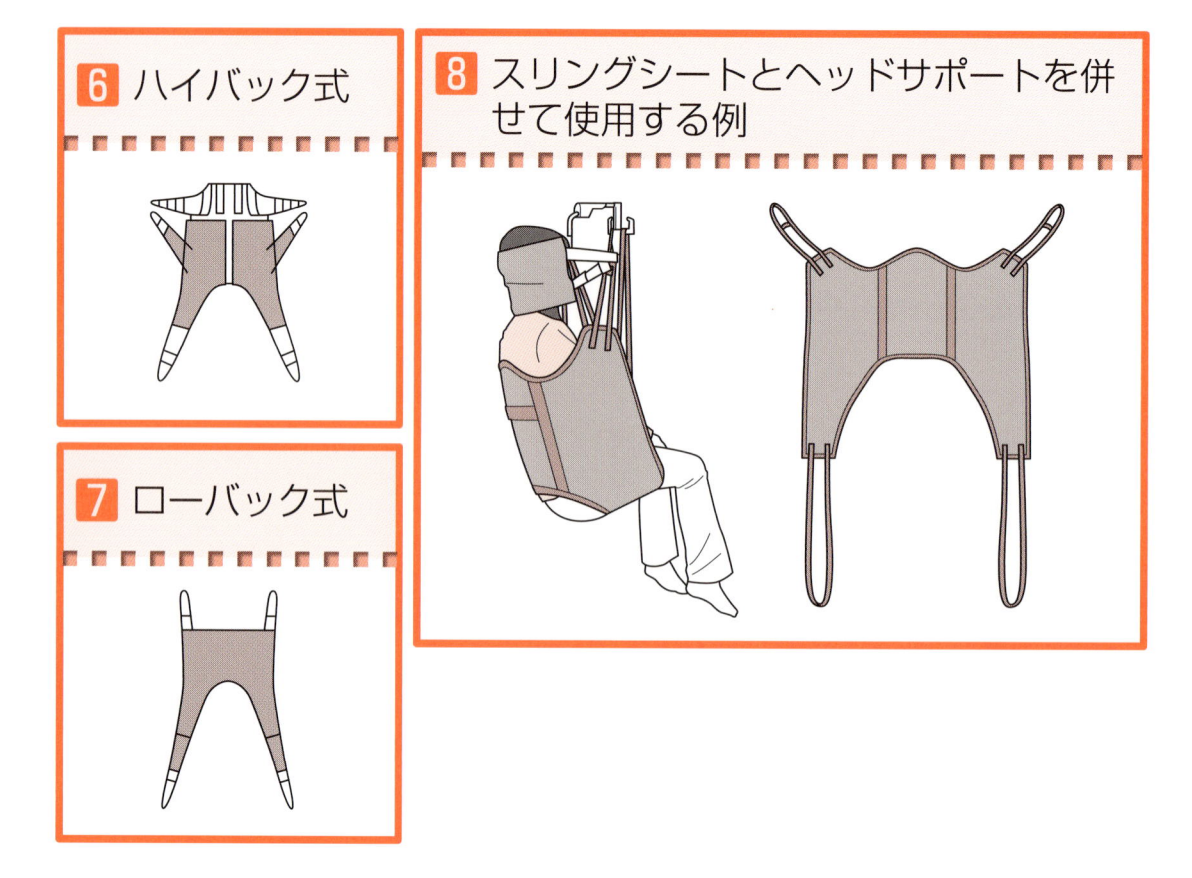

6 ハイバック式

7 ローバック式

8 スリングシートとヘッドサポートを併せて使用する例

9. トランスファー（移乗）

③ ベッド→車椅子（電動）

> **ポイント　スリングの装着**
> スリングは左右対象に殿部をおおうように装着する

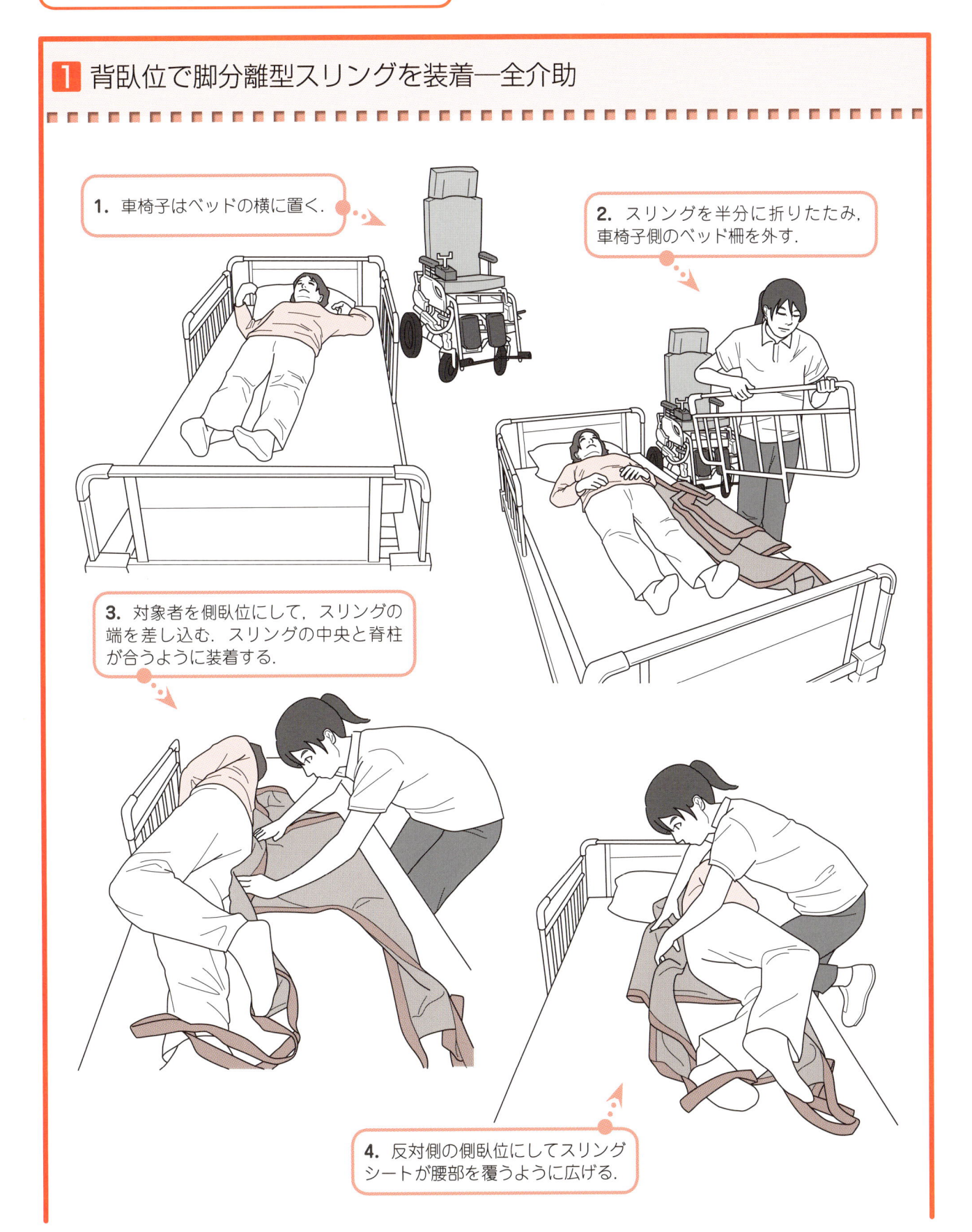

1 背臥位で脚分離型スリングを装着─全介助

1. 車椅子はベッドの横に置く．

2. スリングを半分に折りたたみ，車椅子側のベッド柵を外す．

3. 対象者を側臥位にして，スリングの端を差し込む．スリングの中央と脊柱が合うように装着する．

4. 反対側の側臥位にしてスリングシートが腰部を覆うように広げる．

63

第4章 移動介助の実際

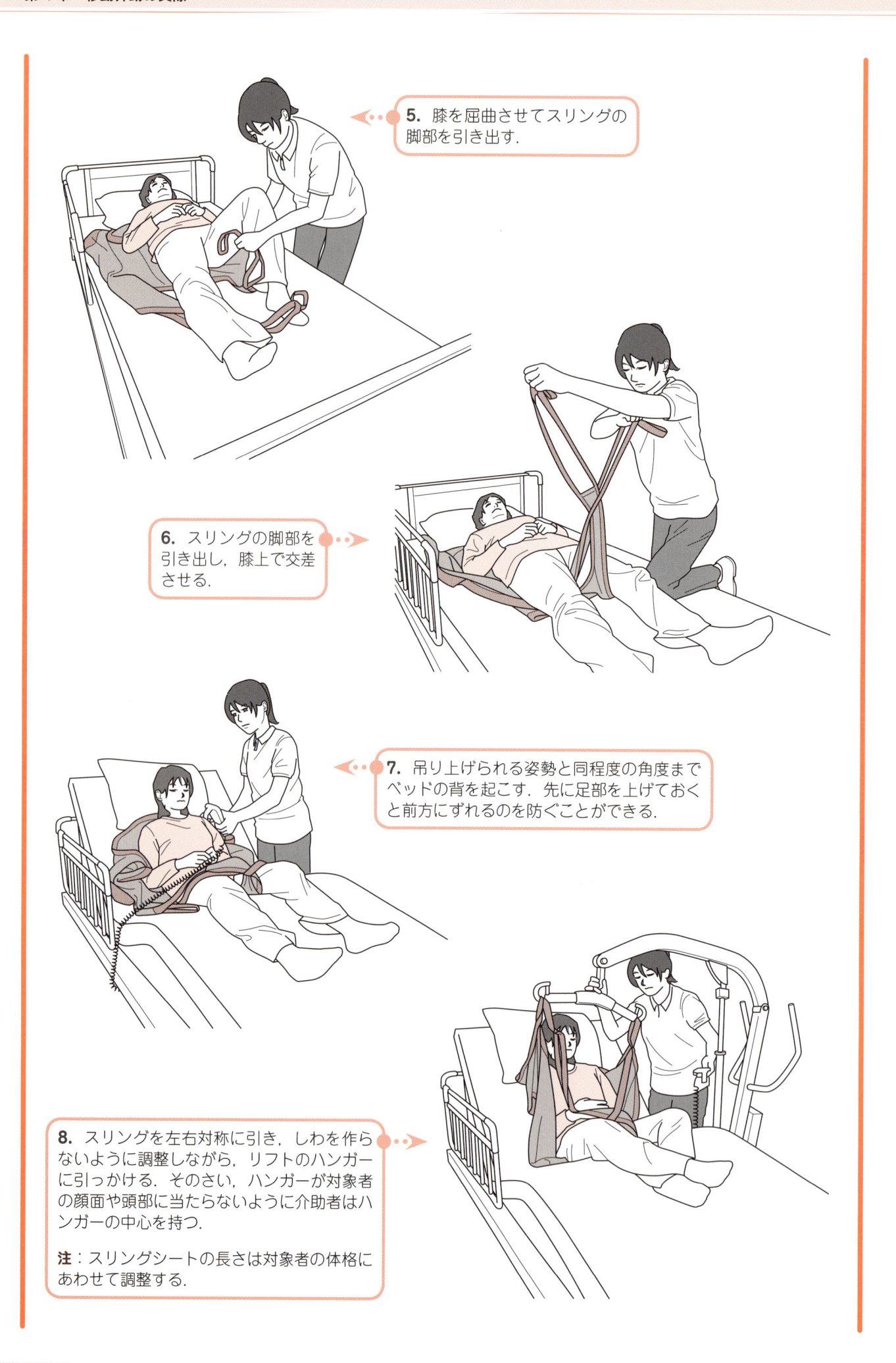

5. 膝を屈曲させてスリングの脚部を引き出す.

6. スリングの脚部を引き出し, 膝上で交差させる.

7. 吊り上げられる姿勢と同程度の角度までベッドの背を起こす. 先に足部を上げておくと前方にずれるのを防ぐことができる.

8. スリングを左右対称に引き, しわを作らないように調整しながら, リフトのハンガーに引っかける. そのさい, ハンガーが対象者の顔面や頭部に当たらないように介助者はハンガーの中心を持つ.

注：スリングシートの長さは対象者の体格にあわせて調整する.

9. トランスファー（移乗）

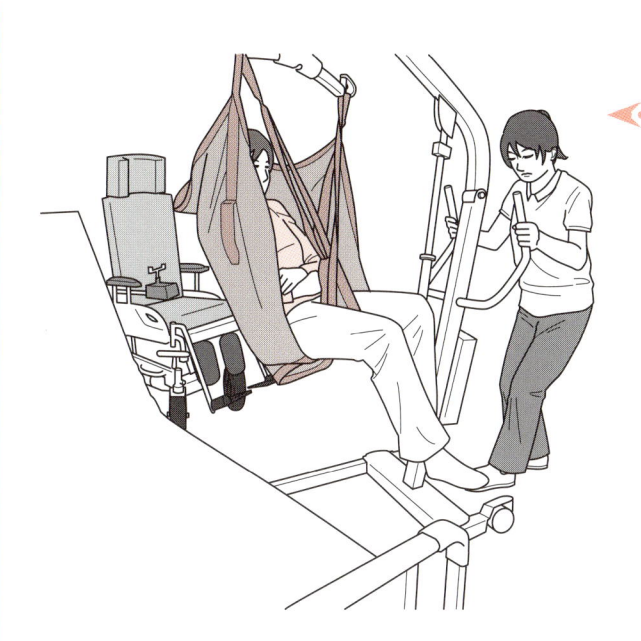

9. ハイバック式の場合はそのままで吊り上げて車椅子へ移動する．ローバック式の場合は最初，介助者が対象者の頭部を軽く支える．

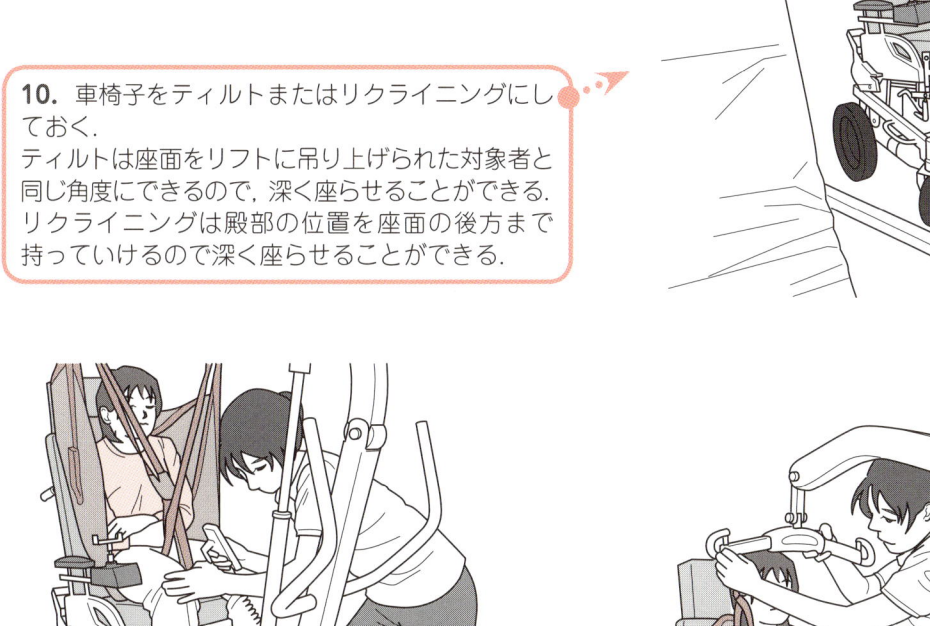

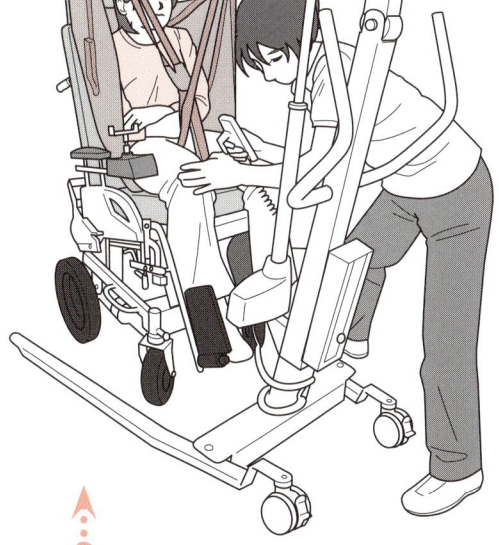

10. 車椅子をティルトまたはリクライニングにしておく．
ティルトは座面をリフトに吊り上げられた対象者と同じ角度にできるので，深く座らせることができる．
リクライニングは殿部の位置を座面の後方まで持っていけるので深く座らせることができる．

11. 介助者は対象者の殿部が車椅子の座面につく前に膝を押し，深く座らせる．

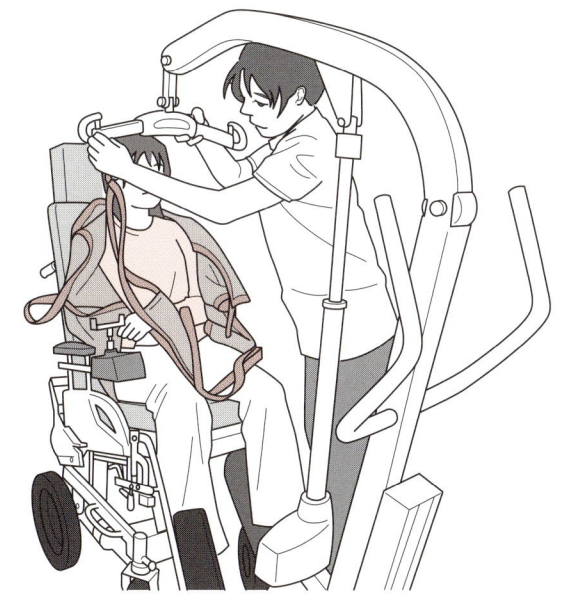

12. 座位の安定性を確認したら，介助者はハンガーが対象者の頭部，顔面に当たらないように，片手でハンガーの中心を持ってスリングシートを外す．

65

第4章　移動介助の実際

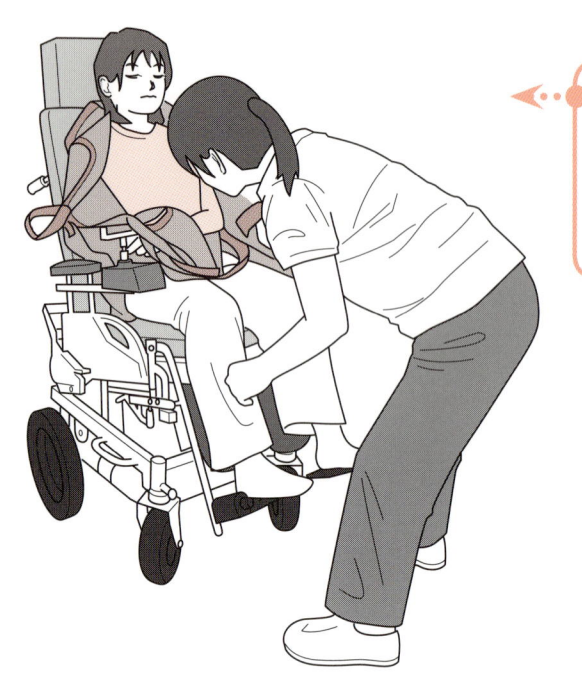

13. ハンガーからスリングシートを外したら，リフトを移動させ，介助者の作業スペースをつくる．そして，フットサポート（ステップ）を下げて，対象者の足を乗せる．介助者は片膝ずつ持ち上げて，スリングシートの脚部を外す．

14. 対象者の体幹を前屈させて，スリングシートを背中より引き出す．

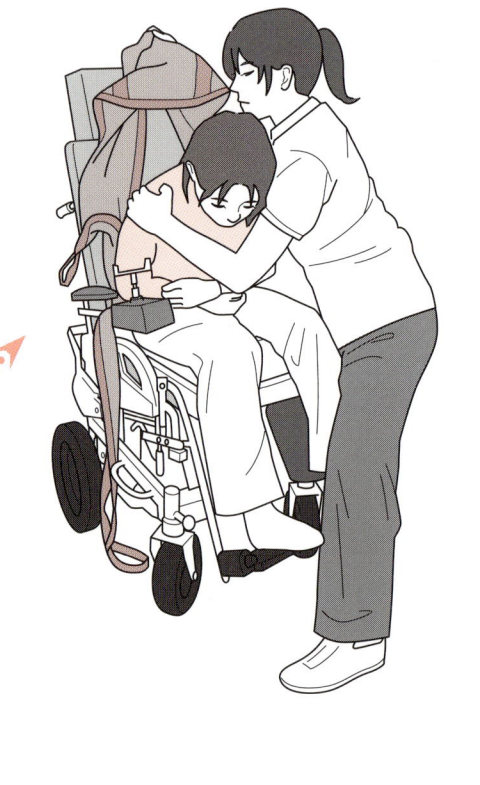

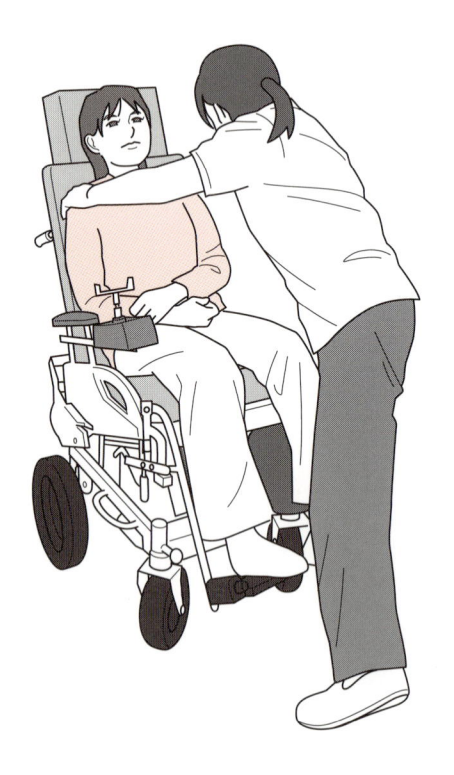

15. スリングシートを外したら，対象者を起こして座位姿勢を保持させる．

2 背臥位でベルト式スリングを使用―全介助

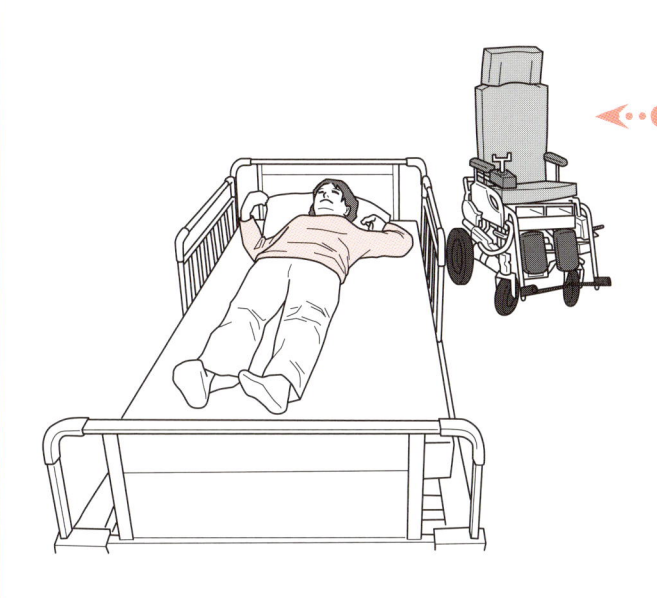

1. 車椅子はベッドの横に置く．

2. 車椅子側のベッド柵を外す．

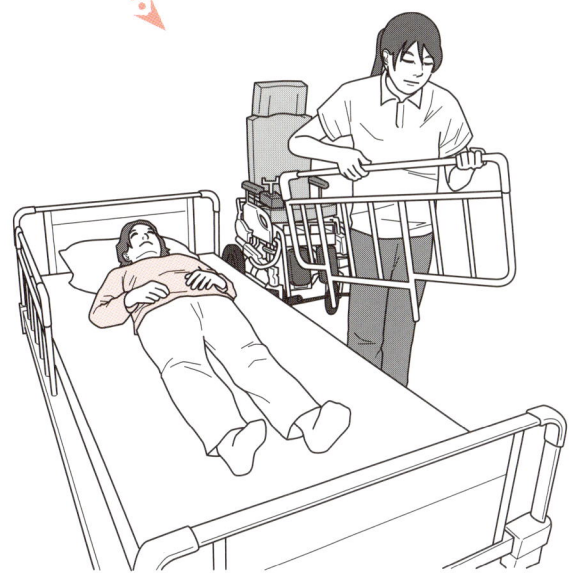

3. 吊り上げられる姿勢と同程度の角度までベッドの背を起こす．先に足部を上げておくと前方にずれるのを防ぐことができる．

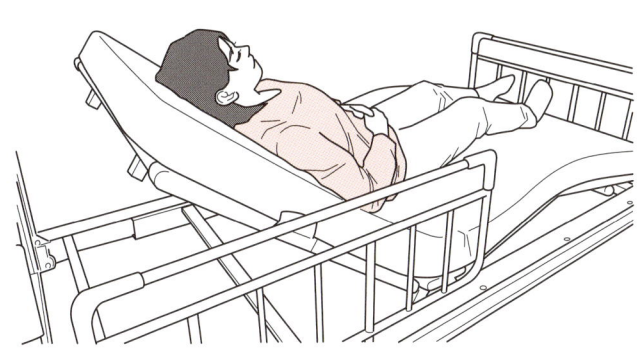

4. 対象者を前屈させて肩ベルトを入れる．

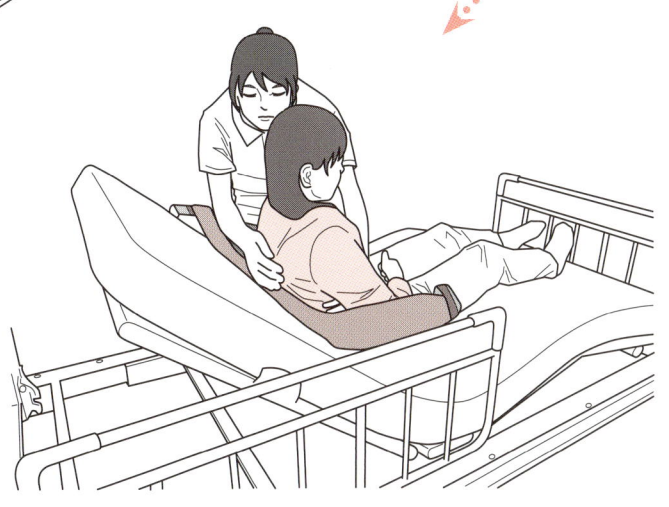

第4章 移動介助の実際

5. 膝を屈曲させて膝ベルトを入れる.

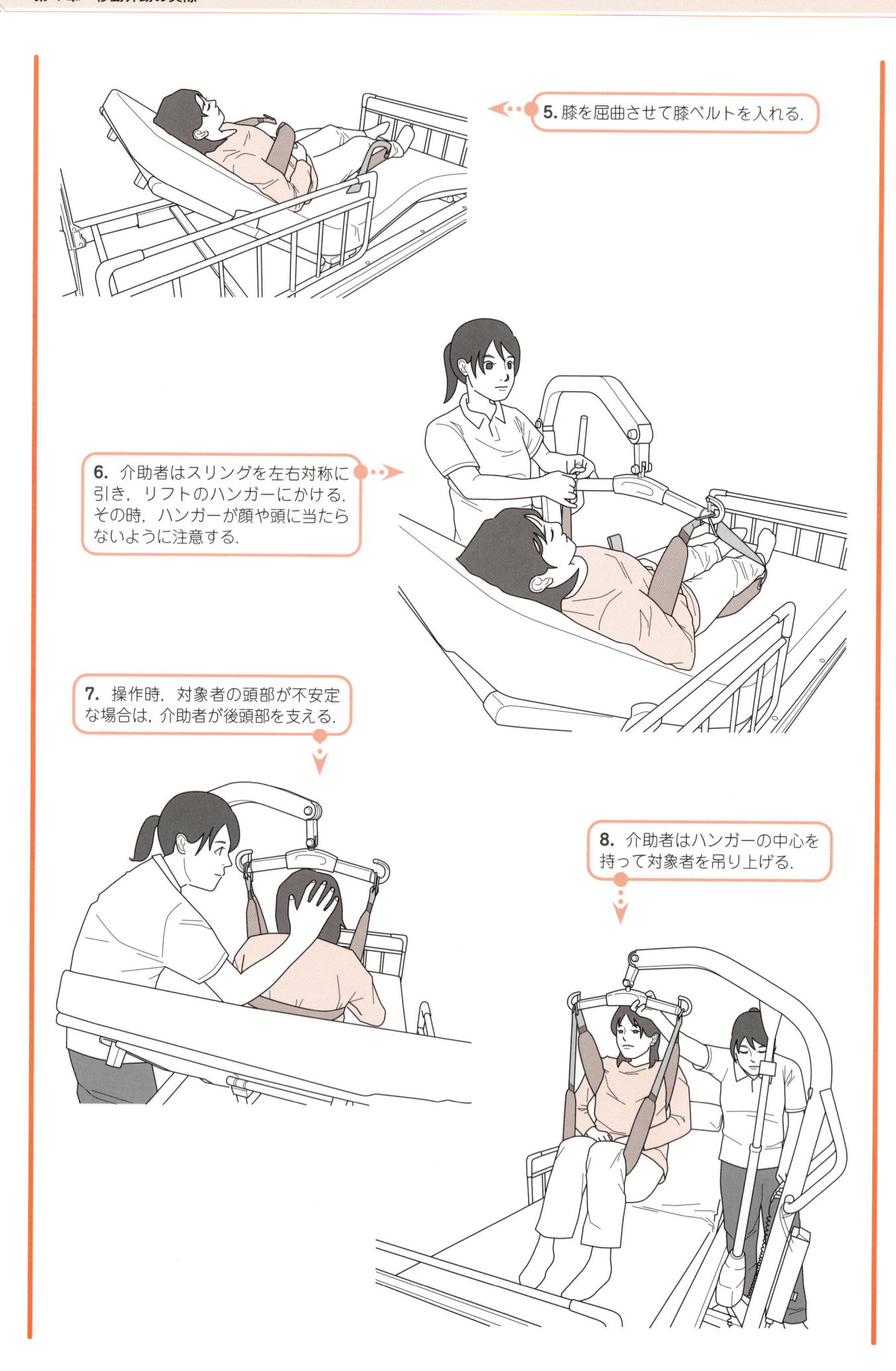

6. 介助者はスリングを左右対称に引き,リフトのハンガーにかける.その時,ハンガーが顔や頭に当たらないように注意する.

7. 操作時,対象者の頭部が不安定な場合は,介助者が後頭部を支える.

8. 介助者はハンガーの中心を持って対象者を吊り上げる.

9. トランスファー（移乗）

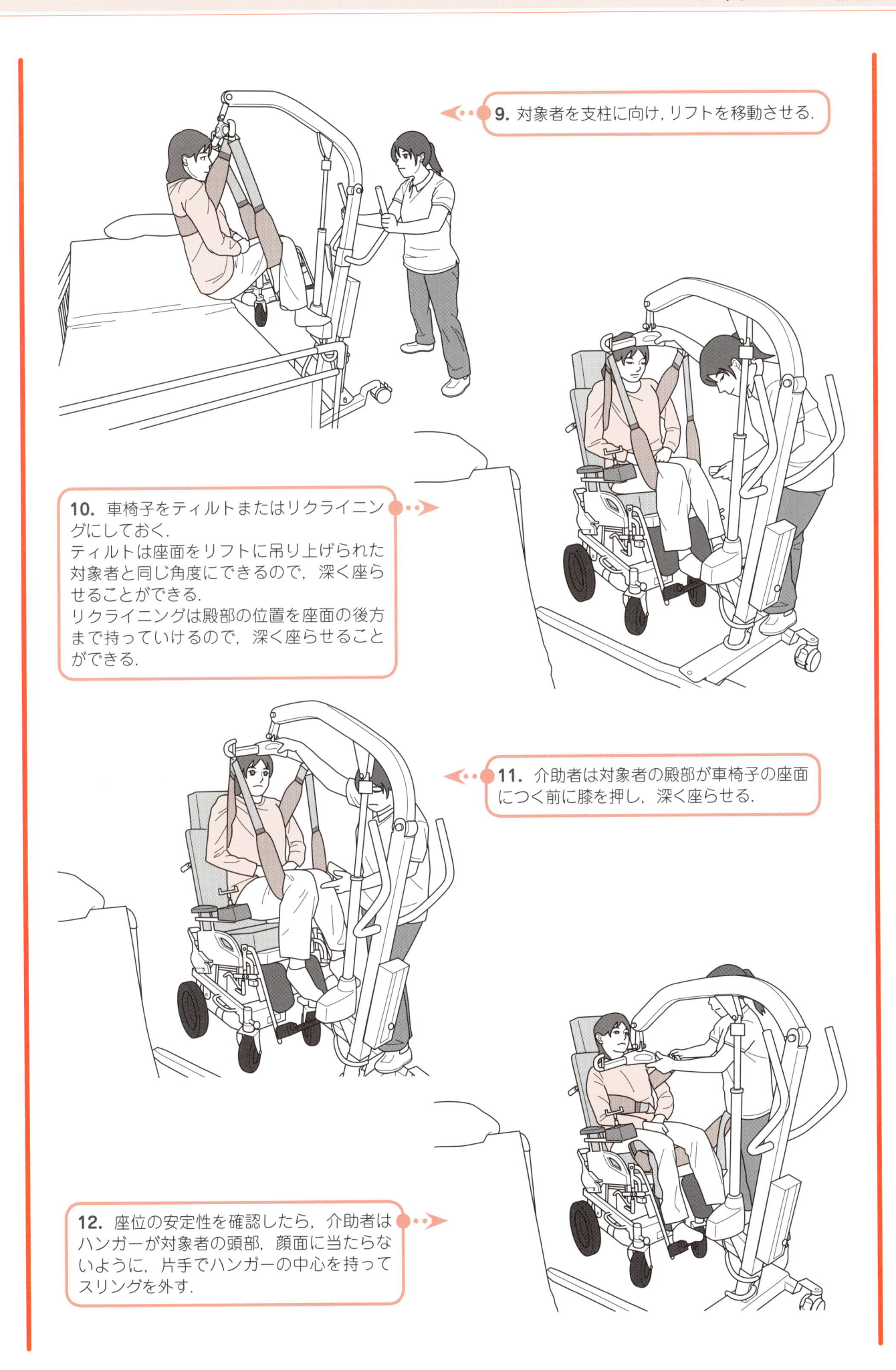

9. 対象者を支柱に向け，リフトを移動させる．

10. 車椅子をティルトまたはリクライニングにしておく．
ティルトは座面をリフトに吊り上げられた対象者と同じ角度にできるので，深く座らせることができる．
リクライニングは殿部の位置を座面の後方まで持っていけるので，深く座らせることができる．

11. 介助者は対象者の殿部が車椅子の座面につく前に膝を押し，深く座らせる．

12. 座位の安定性を確認したら，介助者はハンガーが対象者の頭部，顔面に当たらないように，片手でハンガーの中心を持ってスリングを外す．

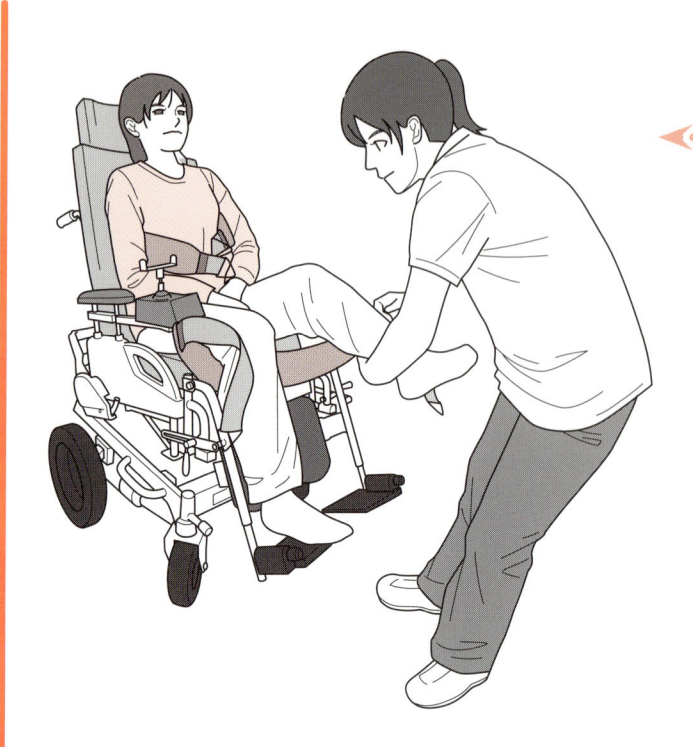

第 4 章　移動介助の実際

13. ハンガーからスリングを外したら，リフトを移動させ，介助者の作業スペースをつくる．そして，フットサポートを下げて，対象者の足を乗せる．介助者は片膝ずつ持ち上げて，膝ベルトを外す．

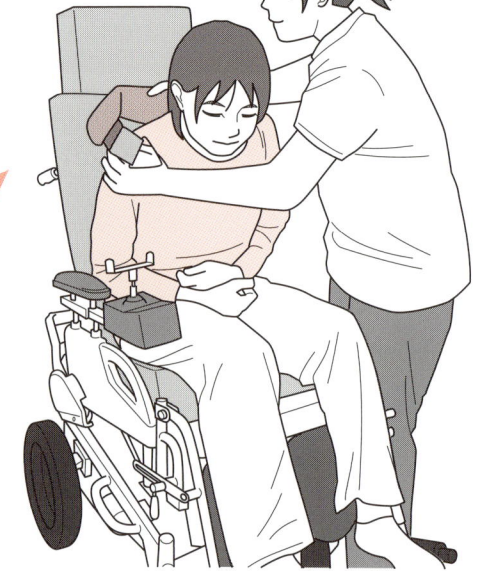

14. 対象者の体幹を前屈させて，肩ベルトを背中より引き出す．

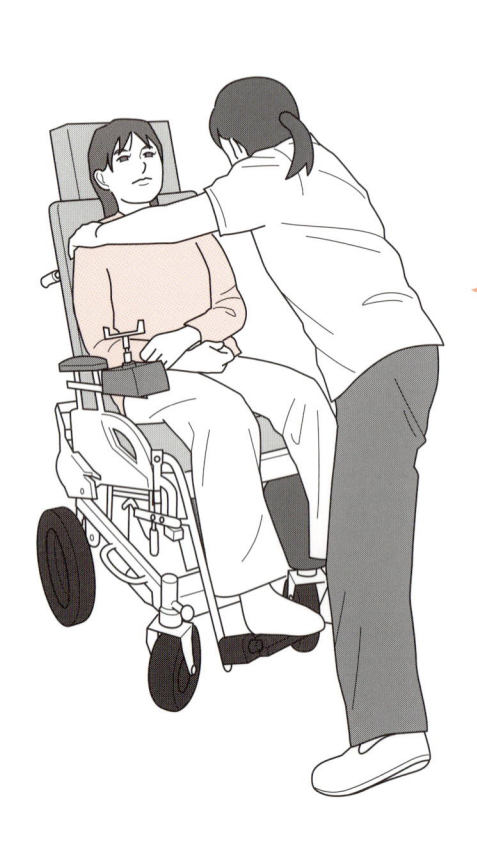

15. スリングを外したら，対象者を起こして座位姿勢を保持させる．

9. トランスファー（移乗）

④ 床→車椅子

> **ポイント**　車椅子の左右のキャスターを180°回転させておく
> 左右のキャスターを180°回転させておくのは，車椅子のホイールベース（キャスターと後輪の間隔）を長くした方が車椅子が安定し，立ち上がりのときにアームレストの前部に体重をかけても，車椅子が前に傾いたり，後部が持ち上がったりしないからである．

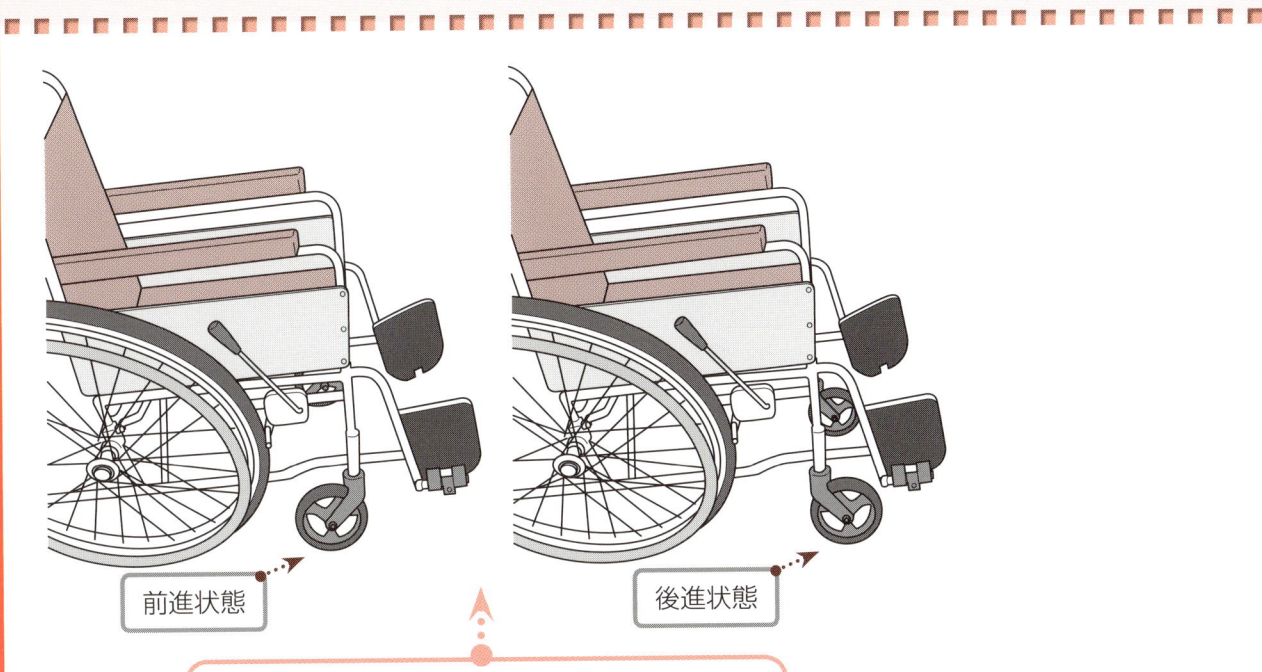

1 片麻痺―部分介助

前進状態　　　後進状態

1. 左右のフットサポートを上げておく．車椅子のキャスターの向きを前進から後進の状態にする（シートまたはアームサポートに手をかけて体重を加えても車椅子が前方に倒れてこないようにするため）．

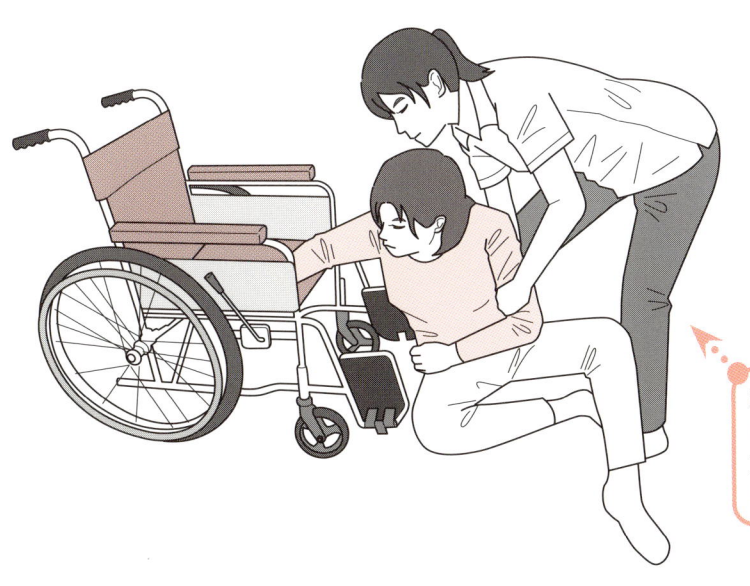

2. 対象者はシートに手を置く．介助者は対象者の側方に位置し，床側の手で対象者の腰部を支持し，もう一方の手は対象者の脇に手を入れて支える．

71

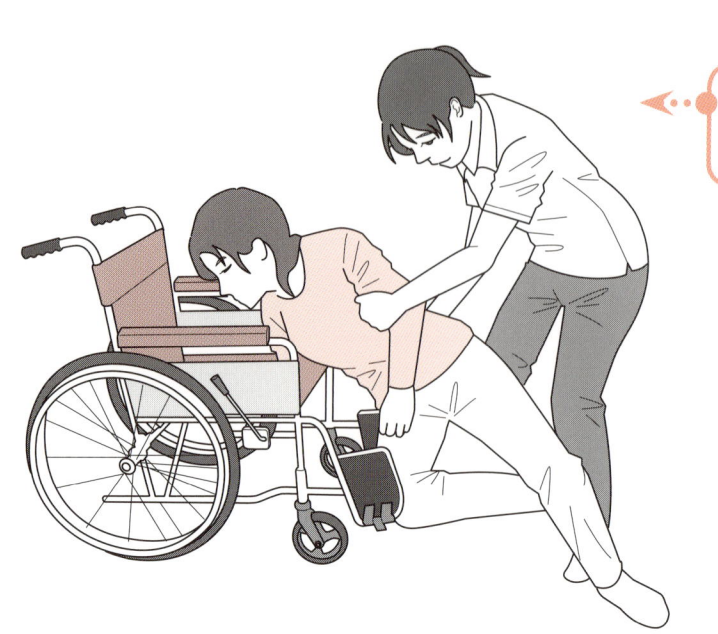

3. 対象者は体幹を前屈し，片膝立ちになる．介助者は対象者が前方に崩れないように脇を支え，腰部を持ち上げる．

4. 対象者はシートを押し，同側の膝を伸ばして立ち上がる．その時，介助者は対象者の動きにあわせて腰部を引き上げる．

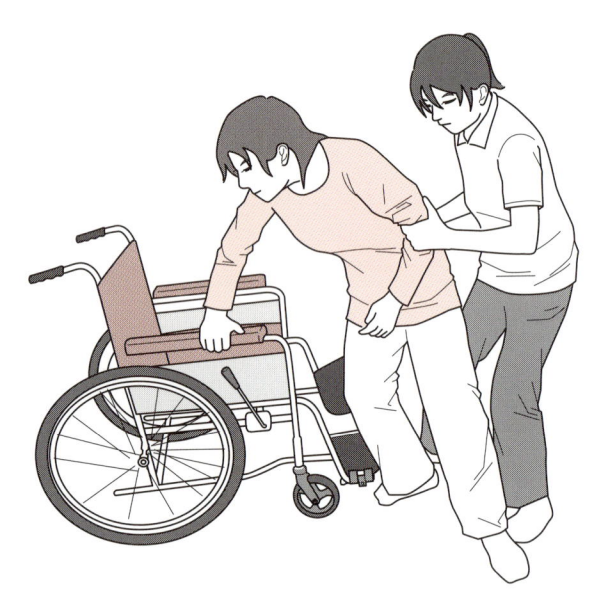

5. 対象者は膝が伸びて立位保持ができたら，手をアームサポートに持ち替える．介助者は対象者が倒れないように支える．

6. 対象者はアームサポートを握ったまま，ゆっくりと車椅子に座る．介助者は深く座れるように腰部を後方に誘導する．
最後に，介助者は対象者の車椅子座位姿勢を確認する．

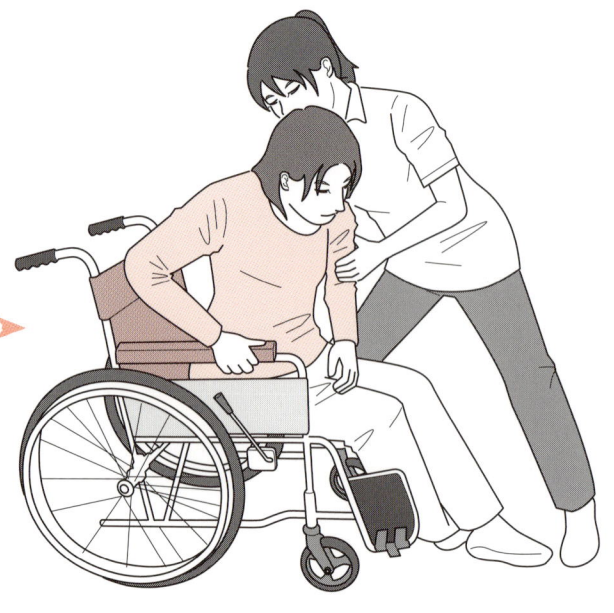

2 四肢麻痺―全介助（2人で行なう：できるだけ，リフトを使用しましょう）

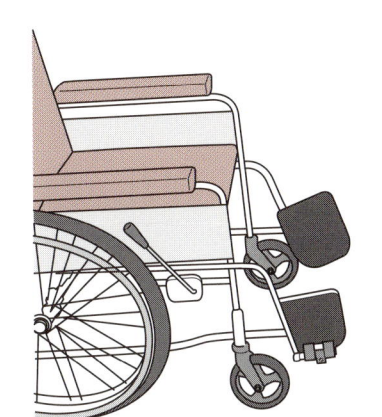

1. 対象者を車椅子に対して前方斜めに座らせる．車椅子のアームサポートが外せる，または，後方に跳ね上げられるものは，移乗する時に邪魔にならないようにとり外す，または跳ね上げておく．

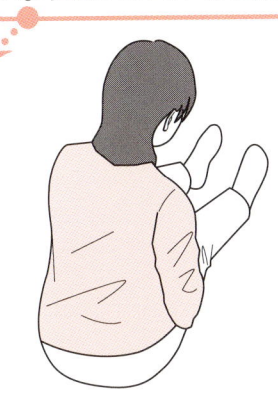

2. 後方の介助者は後方より腋窩から両上肢を差し入れ，対象者の腕を組ませその前腕を持つ．
前方の介助者は，一方の上肢を両膝関節の下に入れ，もう一方の手は殿部の下まで入れる．

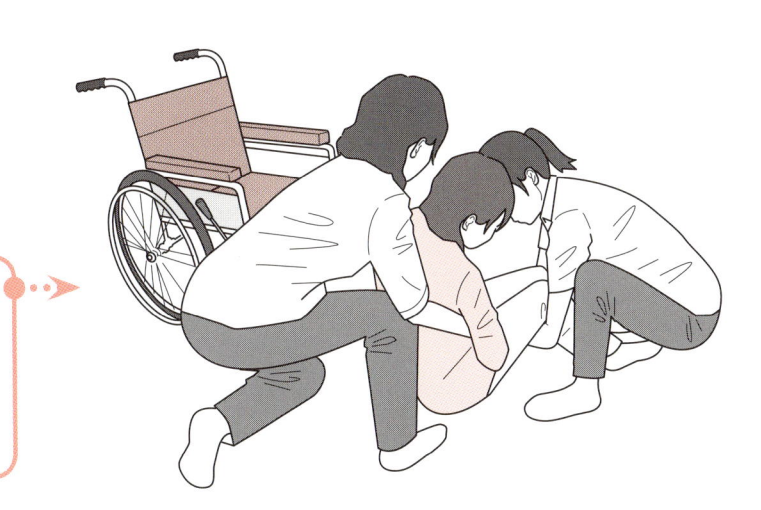

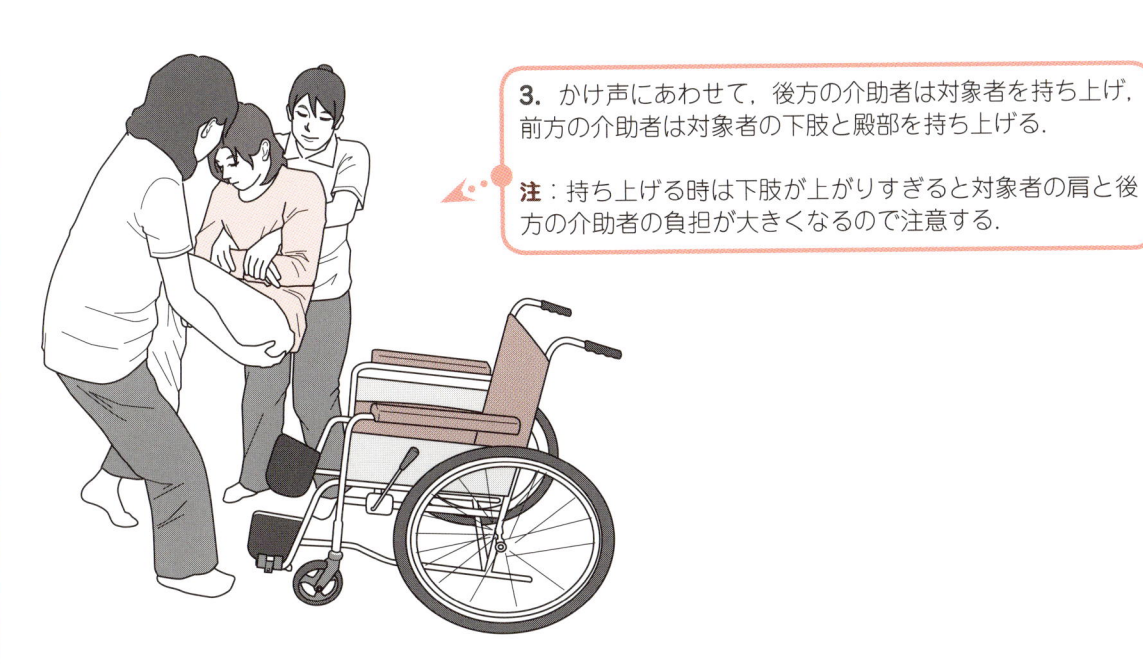

3. かけ声にあわせて，後方の介助者は対象者を持ち上げ，前方の介助者は対象者の下肢と殿部を持ち上げる．

注：持ち上げる時は下肢が上がりすぎると対象者の肩と後方の介助者の負担が大きくなるので注意する．

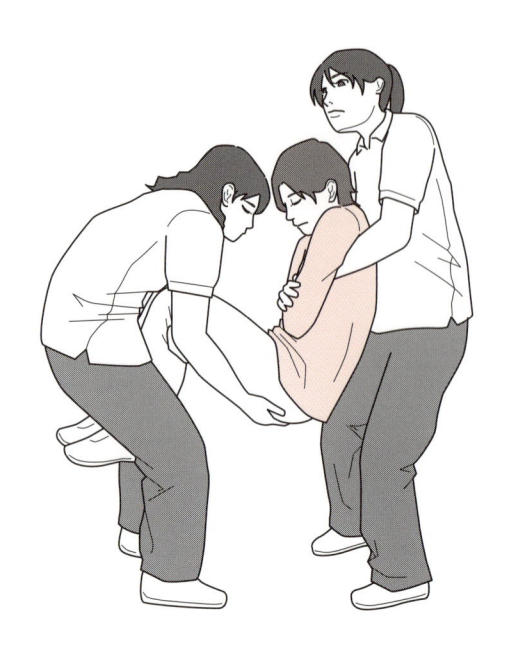

ポイント
前方の介助者の手の置き方は片側は膝下，もう一方は大腿から殿部まで支える

4. 対象者を車椅子上に移動する．そのさい，アームサポートを乗り越えるような過剰な持ち上げ方は避け，平行移動するようにシート上に移動する．

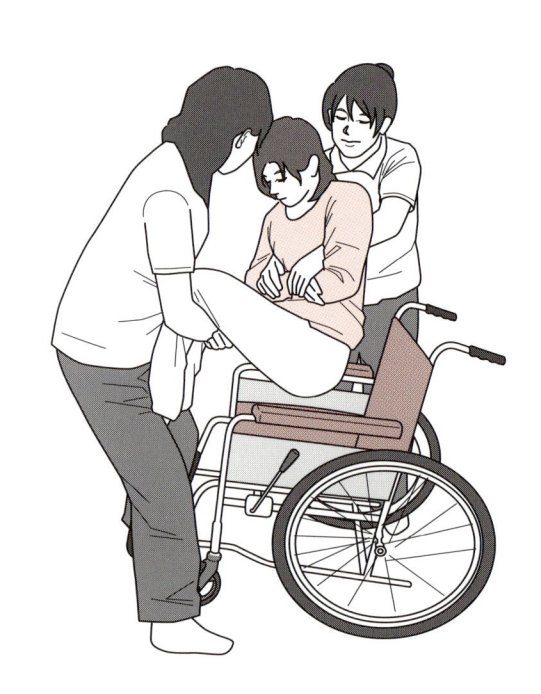

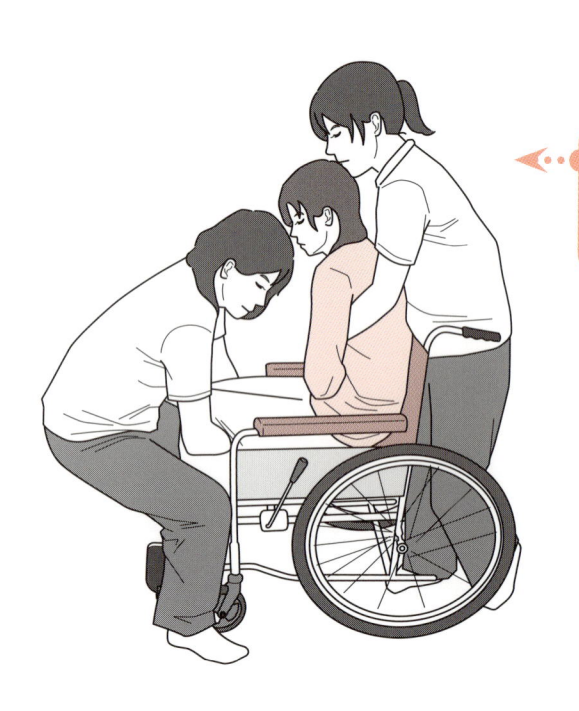

5. 対象者を奥深く座らせるように後方の介助者は後方に引き，前方の介助者は押し込むようにゆっくりと下ろす．
最後に前方の介助者は車椅子座位姿勢を確認する．

3 四肢麻痺―全介助（リフト使用）

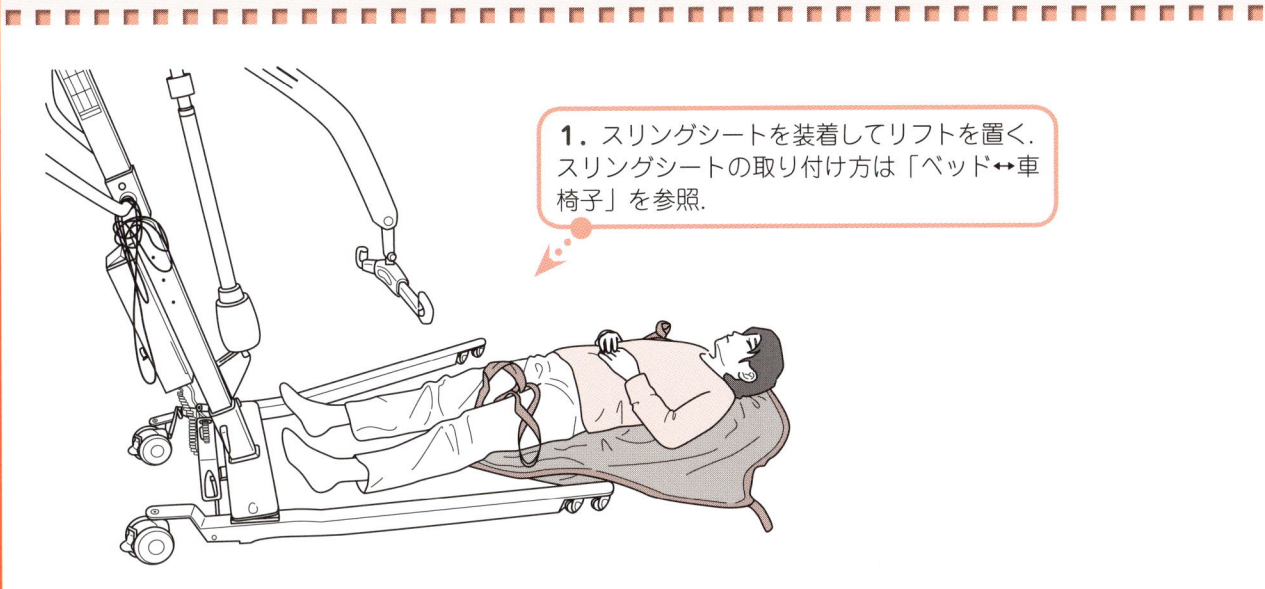

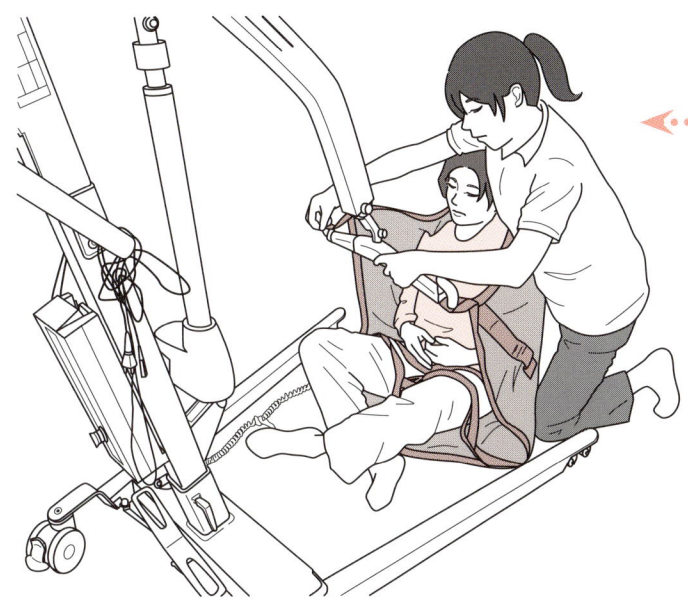

1. スリングシートを装着してリフトを置く．スリングシートの取り付け方は「ベッド↔車椅子」を参照．

2. 対象者の上体を起こして座位にし，スリングシートをハンガーに取り付ける．その時，股関節の可動域に問題のない場合はあぐらにする．

注：あぐらにすると，体が前方に滑るのを防ぐことができる．対象者とハンガーとの距離が短くなるので介助しやすい．

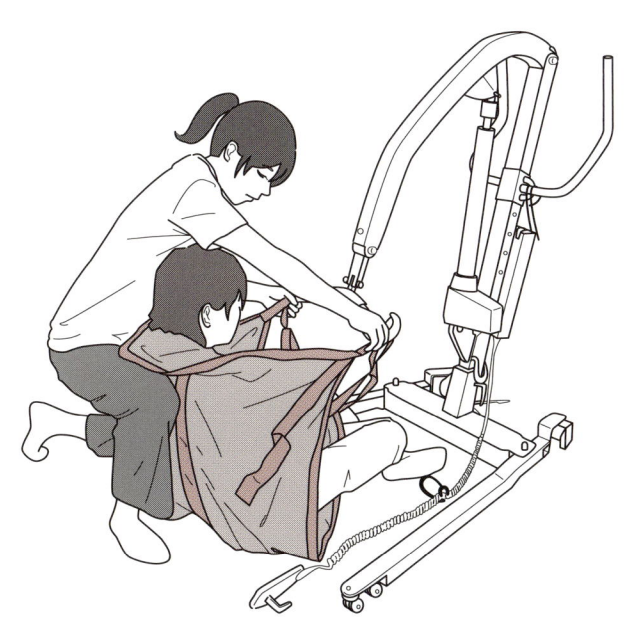

2. 後方図
介助者は後方から片膝を立て，下肢で対象者の体幹を支える．

第4章 移動介助の実際

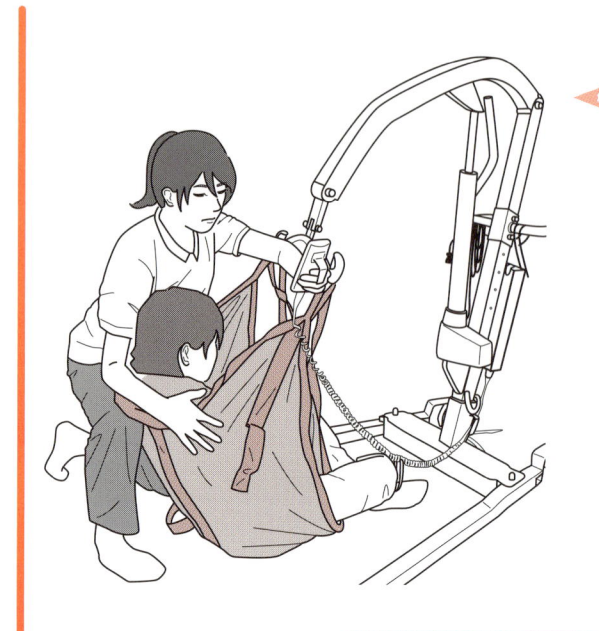

3. 介助者は片方の手で頭部と肩を,膝で体幹を支えてリフトのリモコンを操作する.

4. 対象者を吊り上げたら,車椅子をリフトに近づける.

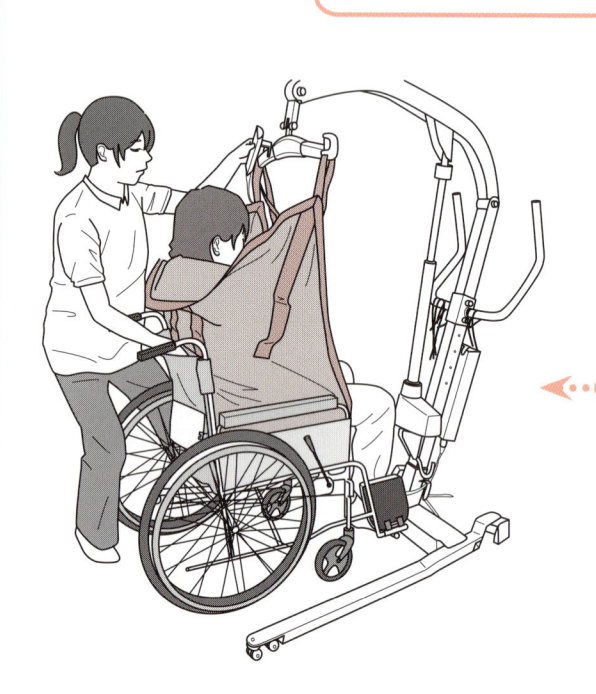

5. 介助者はスリングシートを後上方に引きながら,対象者を車椅子に座らせる.その時,車椅子のフットサポートは上げておく.
介助者は一方の手でハンガーが回転するのを止め,対象者の前方への倒れに備える.

6. より深く座らせるためには介助者は対象者の降りてくる角度にあわせて車椅子を後方に傾け座らせる.その時,車椅子のフットサポートは上げておく.
ハンガーが対象者の頭部に当たらないように注意してキャスターを下ろす.

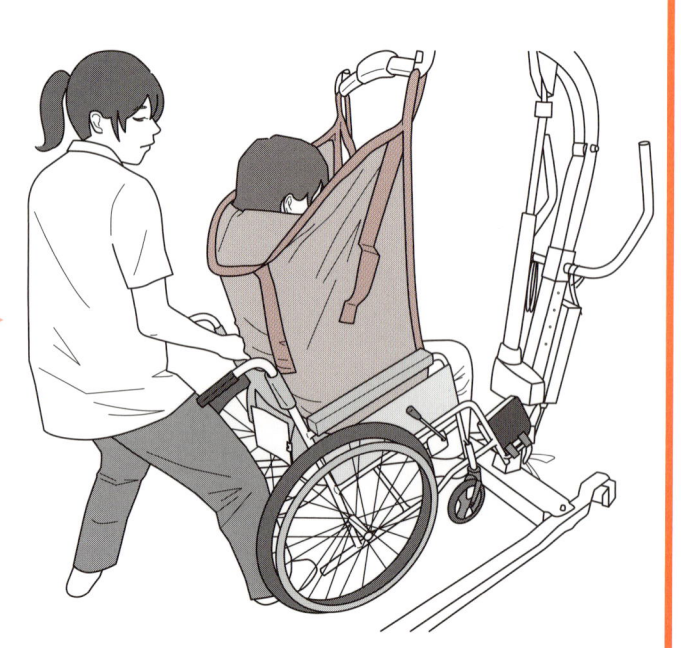

9. トランスファー（移乗）

⑤ 車椅子→床

> **ポイント**
> 後方の介助者は後より腋窩から両上肢を差し入れ，対象者は腕を組ませて前腕を持つ

① 四肢麻痺―全介助

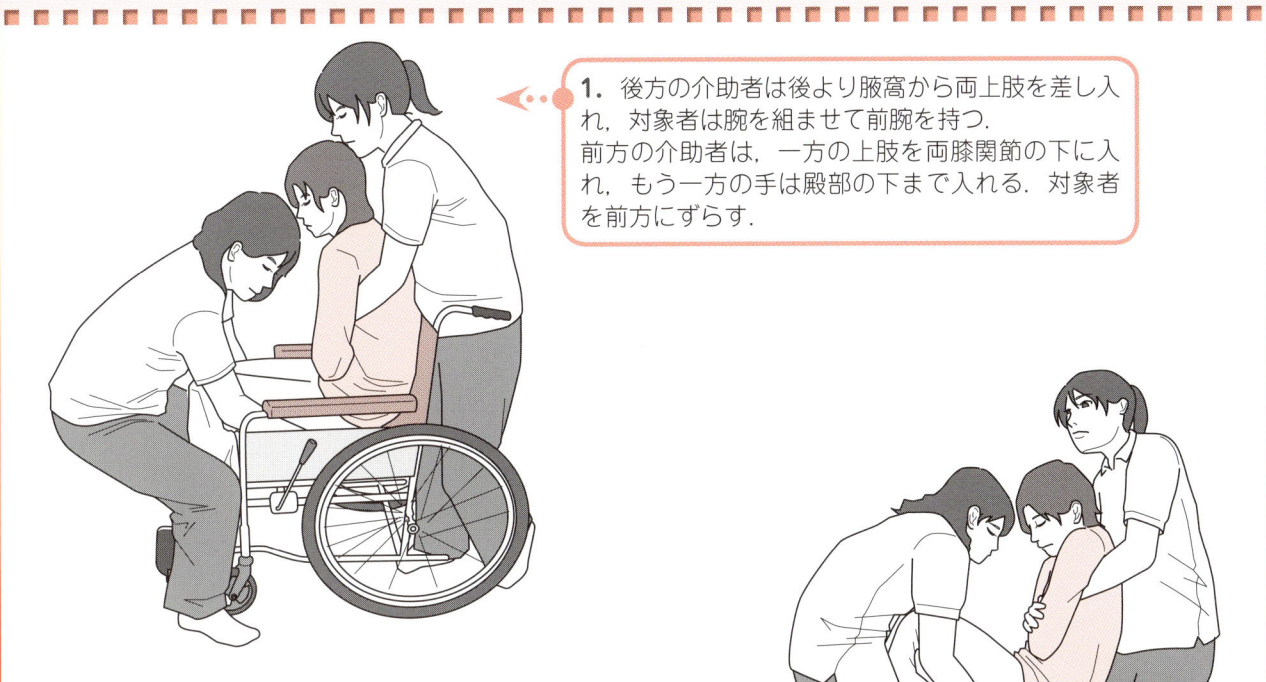

1. 後方の介助者は後より腋窩から両上肢を差し入れ，対象者は腕を組ませて前腕を持つ．
前方の介助者は，一方の上肢を両膝関節の下に入れ，もう一方の手は殿部の下まで入れる．対象者を前方にずらす．

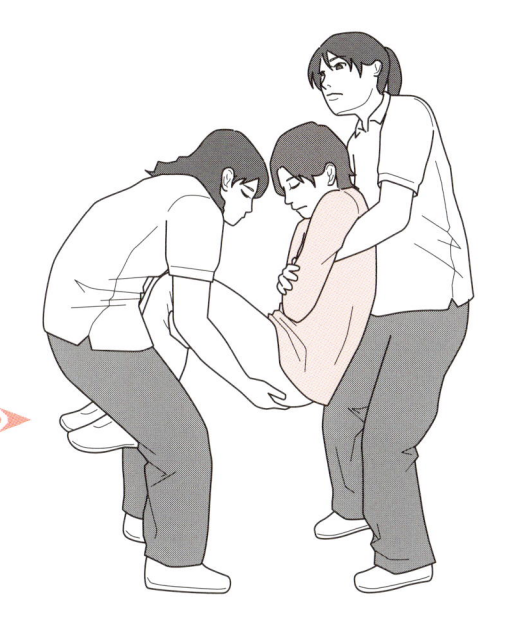

2. 対象者を車椅子上で移動する．その時，アームサポートを乗り越えるような過剰な持ち上げは避け，平行移動するように床の方向に下ろす．

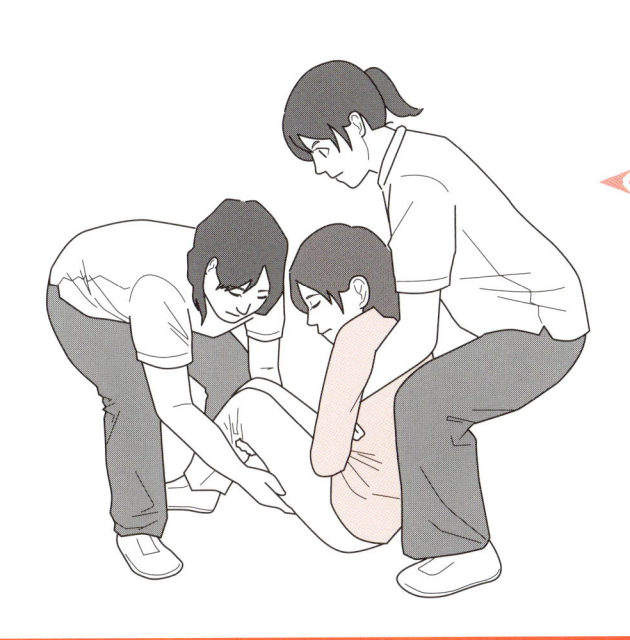

3. 対象者をゆっくりと床に下ろす．その時，後方の介助者は殿部を支えていた手を外す．

77

6 車椅子↔便器（洋式便器）

全介助はシャワーキャリー，部分介助はポータブルトイレで行なう．

1―車椅子→便器

1 左片麻痺―部分介助

1. 介助者はトイレ内に入る．対象者は殿部を前方にずらし，右のアームサポートを押して立ち上がる．

2. 介助者は右手で体を支え，左手で立ち上がりと体の向きを変える誘導をする．対象者は右手で左側の手すりを持つ．

3. 介助者は対象者の両腋窩を支え，左足で対象者の左踵を便器側に向ける．

4. 対象者が便器を背にして立位を保った状態で介助者がズボンを下ろす．

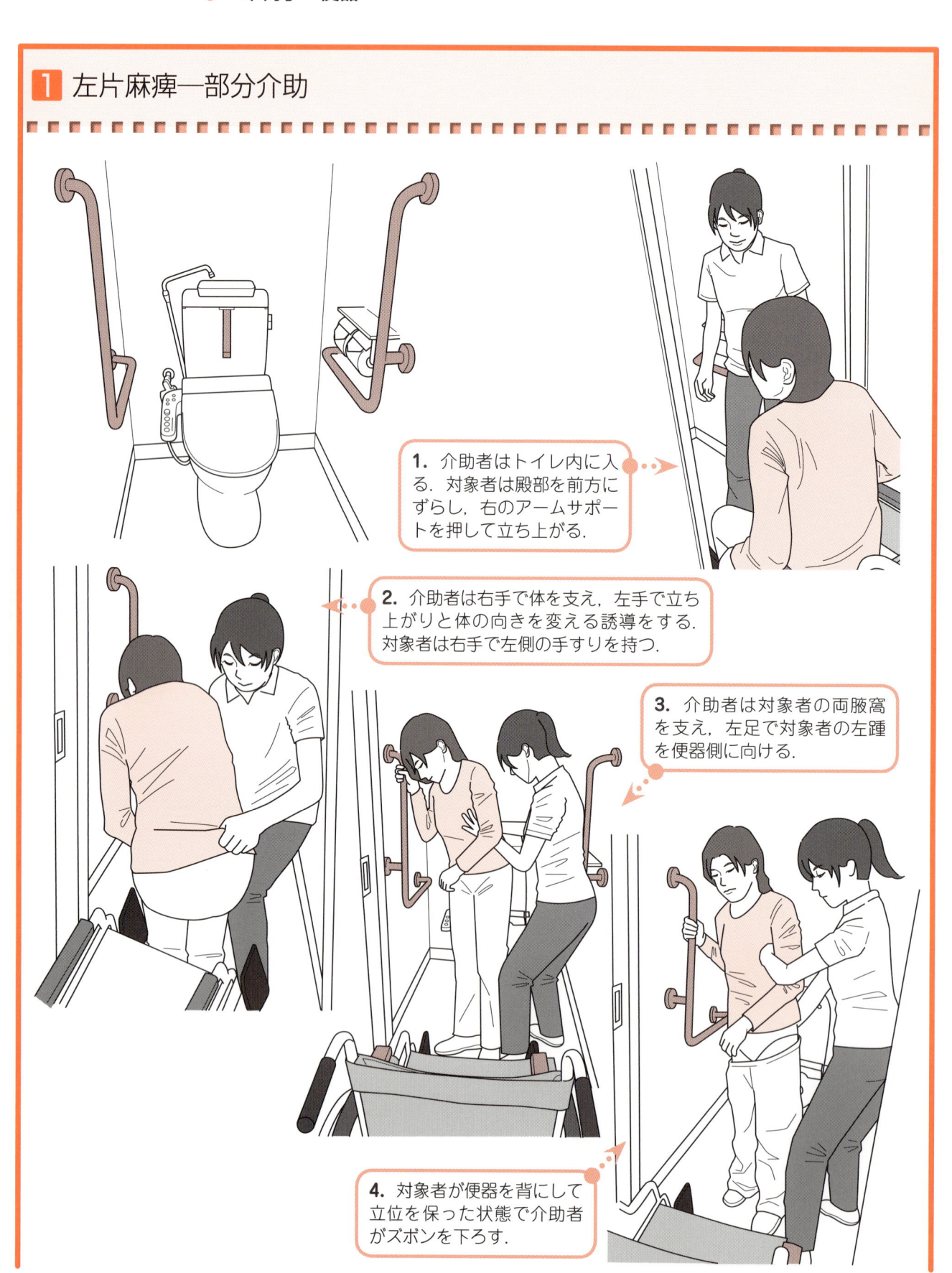

9. トランスファー（移乗）

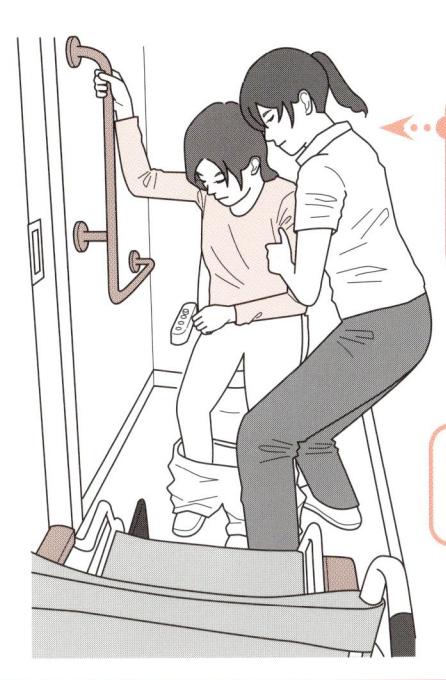

5. 介助者は左手で対象者の腋窩を支え，右手は骨盤，または体幹を支えながら，ゆっくりと便器に座らせる．

6. 対象者を足が左右対称に開いた状態で座らせる．

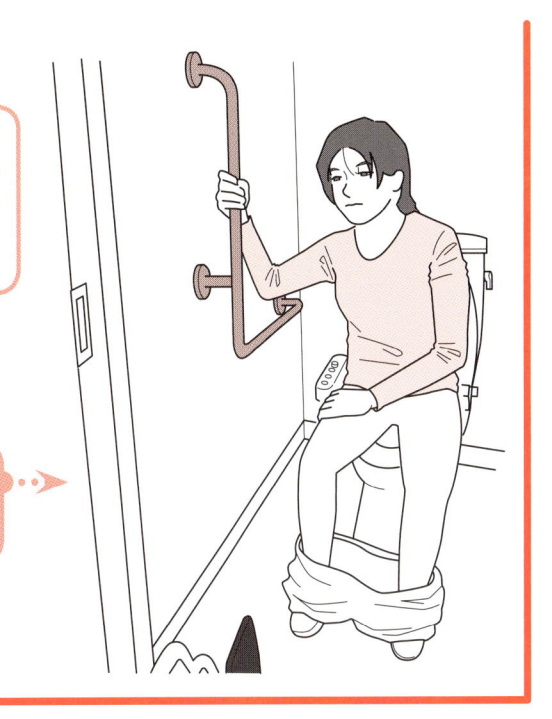

2 ─ 便器→車椅子

2 左片麻痺─部分介助

1. 介助者は左手で対象者の腋窩を支持し，対象者の膝を軽く押し，重心を斜め上に移動させながら立ち上がらせる．

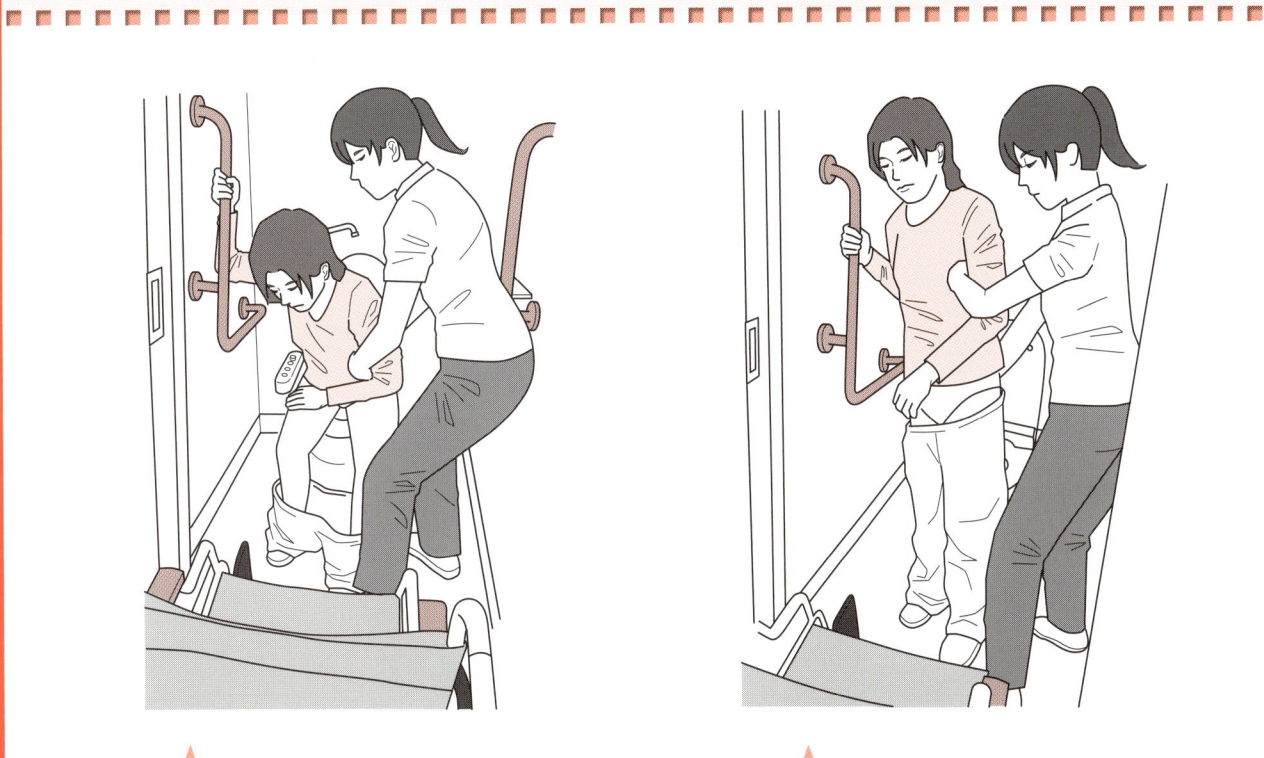

2. 介助者は対象者に安定した立位姿勢をとらせる．そこでズボンをはかせる．

第4章 移動介助の実際

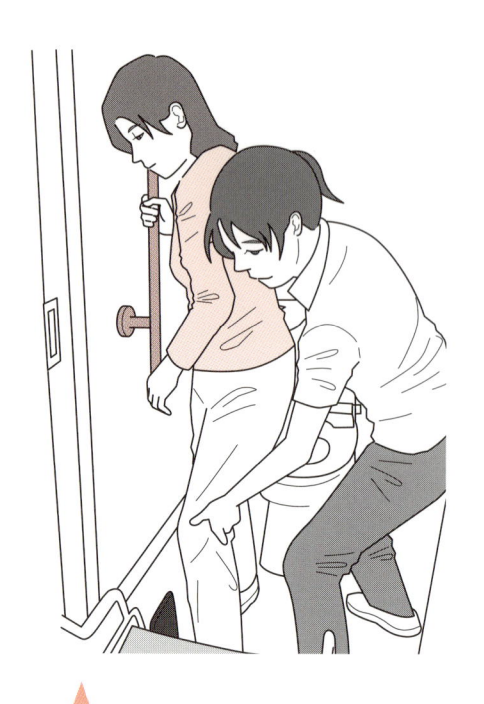

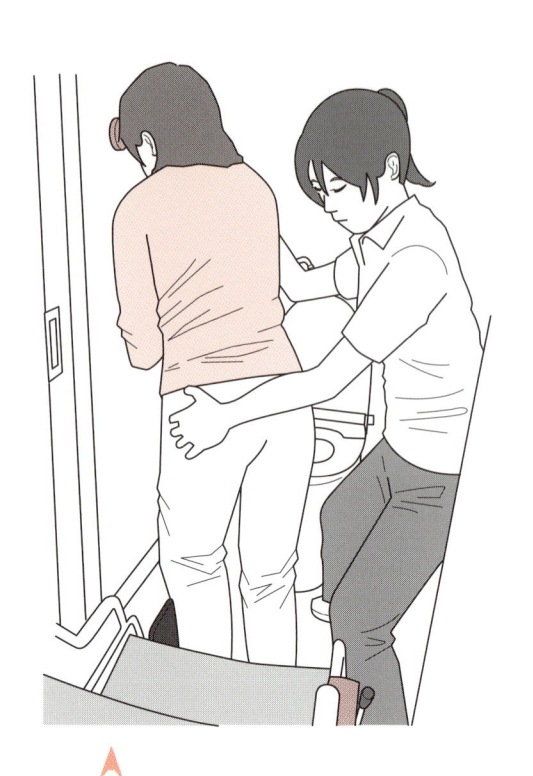

3. 介助者は対象者の左足を車椅子側に移す．

4. 介助者は両手で対象者の体幹と腰を支持し，重心を車椅子側に移動させる．

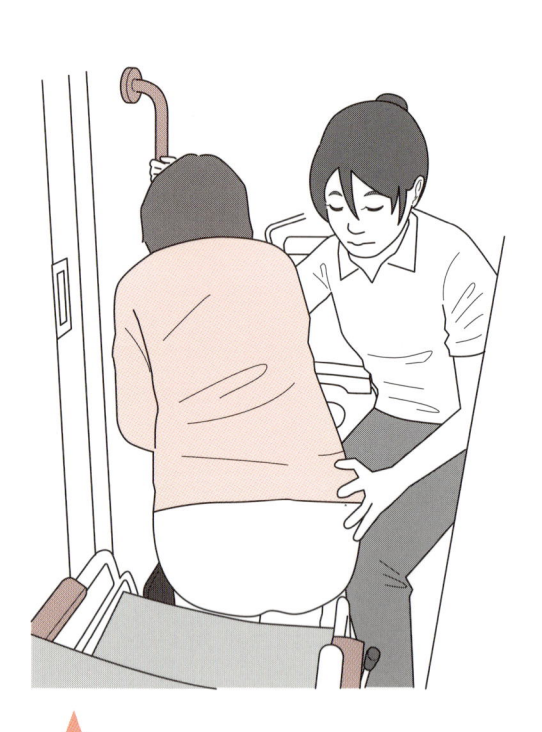

5. 介助者は両手で対象者の体幹と腰を支持し，ゆっくりと座らせる．

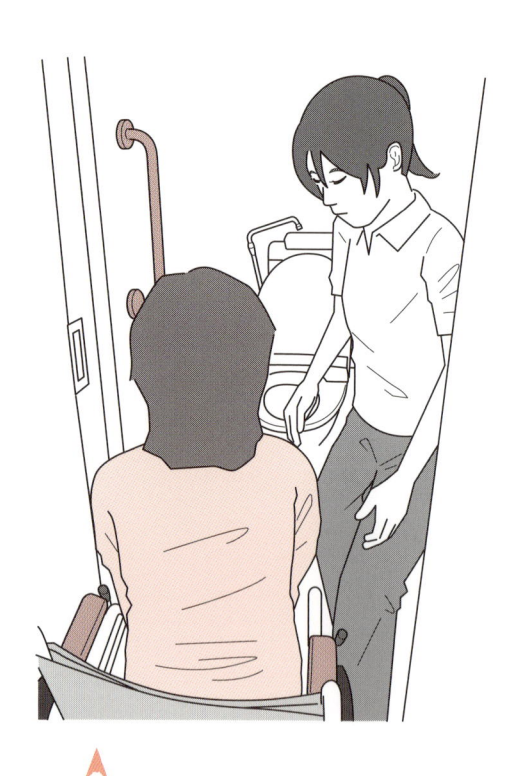

6. 対象者をきちんと座らせる．

7 車椅子↔自動車

1 ― 自動車の助手席に座らせること

助手席は危険といわれているが，今は，必ず3点式シートベルトを装着し，助手席エアバックもついており，さらにシートの形状が安定しているので決して危険とはいえない．そして，運転中にバランスを崩したさいにも，停止してすぐに対応しやすい位置である．また，介助するさいも，助手席のドアは後部ドアより開く角度が大きく，開口幅も広いので行ないやすい．

2 ― 車椅子↔自動車（福祉車両）

全介助

一般的には普通乗用車を利用するが，近年，障害者が利用しやすい工夫を施した福祉車両が普及し，利用する機会が増えてきた．本項では，福祉車両の安全な利用方法を説明する．

1）乗り込み

介助を受けて乗り込む自動車には，自動車座席に乗り込む方法と車椅子のまま乗り込む方法の2つがある．前者は乗降補助装置付車（**1**）と呼ばれ，後者は車椅子仕様車（**2**）と呼ばれている．

安全面を考えると自動車の座席に乗り込む方が望ましい．しかし，身体条件，介助者，環境などの理由で自動車の座席に移れない場合は車椅子のまま乗車する．

2）乗降補助装置付車（自動車座席に乗り込む方法）

このタイプは対象者が乗降可能，または軽介助で可能な場合，介助者が移乗方法を熟知している場合に使用する．特徴としては車椅子と自動車座席間の移乗が必要で，また，車椅子の積み降ろしが必要なことである．

乗車中の安全性は，国産車であれば，ほぼ同程度確保されている．それは3点式シートベルトが装着できること，ヘッドレストがあること，衝突時の座席の強度が確保されていることによる．また，座席シートにリクライニング機構があるので，疲れた時などに姿勢を変えることができ，快適性も確保されている．

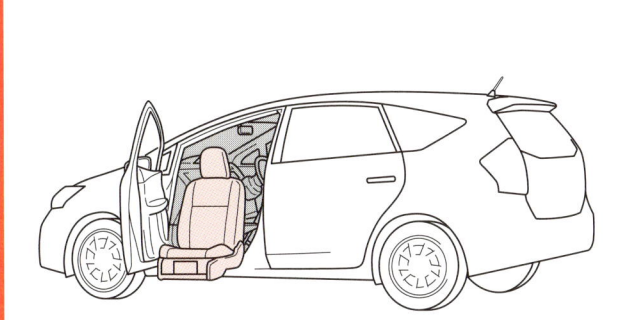

乗降補助装置は，①助手席に乗降補助装置のあるタイプと，②セカンドシートに乗降補助装置のあるタイプがある．

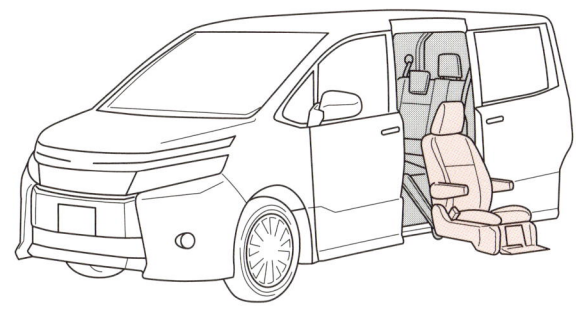

---

1 乗降補助装置付車（自動車座席に乗り込む方法）

①助手席に乗降補助装置のあるタイプ　　　②セカンドシート（2列目）に乗降補助装置のあるタイプ

2 車椅子仕様車（車椅子のまま乗り込む方法）

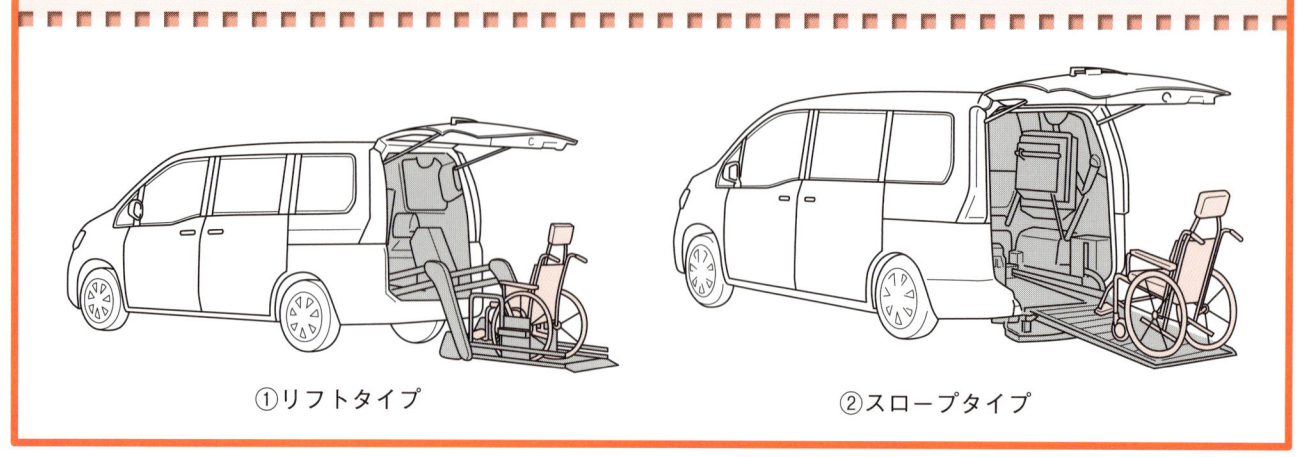

①リフトタイプ　　　　　②スロープタイプ

3）助手席に乗降補助装置のあるタイプの特徴
　（1）利点
　・運転手が車内で介助ができる．
　・運転手とコミュニケーションがとりやすい．
　・前方の視界が良好．
　（2）欠点
　・頭上と足元が狭い．頚と股・膝関節が曲がらない対象者は困難．
　・座席のリフトの耐荷重は100kg以下．高体重の対象者は使用できない．

4）セカンドシートに乗降補助装置のあるタイプの特徴
　（1）利点
　・乗降の介助が行ないやすい．
　・介助者が横に座れる．
　（2）欠点
　・運転中は目が届かない．
　・運転手とコミュニケーションがとりづらい．
　・頭上と足元が狭い．頚と股・膝関節が曲がらない対象者は困難．
　・座席のリフトの耐荷重は100kg以下．高体重の対象者は使用できない．

3 ― 車椅子→助手席・セカンドシート
①車内から座席を下ろして，フットサポートを上げておく．
②車椅子を座席に対して70°につける．ブレーキをかける．
③車椅子のフットサポートを上げる．
④介助者は対象者に座席の背シートを持たせ，立ち上がらせる．
⑤介助者は対象者を座席に座らせる．
⑥座席についている体幹ベルトを装着する．
⑦座席のフットサポートを下げて，対象者の膝を曲げて足を置く．
⑧介助者は操作の邪魔にならないように車椅子を後ろにずらす．
⑨自動車座席のコントローラで操作をして車内に移動させる．
　介助者はドアに近づく時，対象者の頭をぶつけないように頭部を下げる．
⑩シートベルトを装着する．

4―助手席・セカンドシート→車椅子

①シートベルトを外す．
②自動車座席のコントローラで操作をして車外に移動させる．
　　ドアに近づく時，対象者が頭をぶつけないように頭部を下げる．
③座席が下がったら，車椅子を70°につける．そして，ブレーキをかける．
④座席のフットサポートを上げて，対象者の足を地面に下ろす．
⑤体幹ベルトを外す．
⑥対象者を立ち上がらせる．
⑦対象者を車椅子に座らせる．
⑧車椅子のフットサポートを下げて対象者の足を置く．

5 ― 立位→助手席

ここでは，歩行ができる片麻痺の対象者の自動車乗降を説明する．

> **ポイント**
> 片足を入れた時，後方に転倒しないように注意する

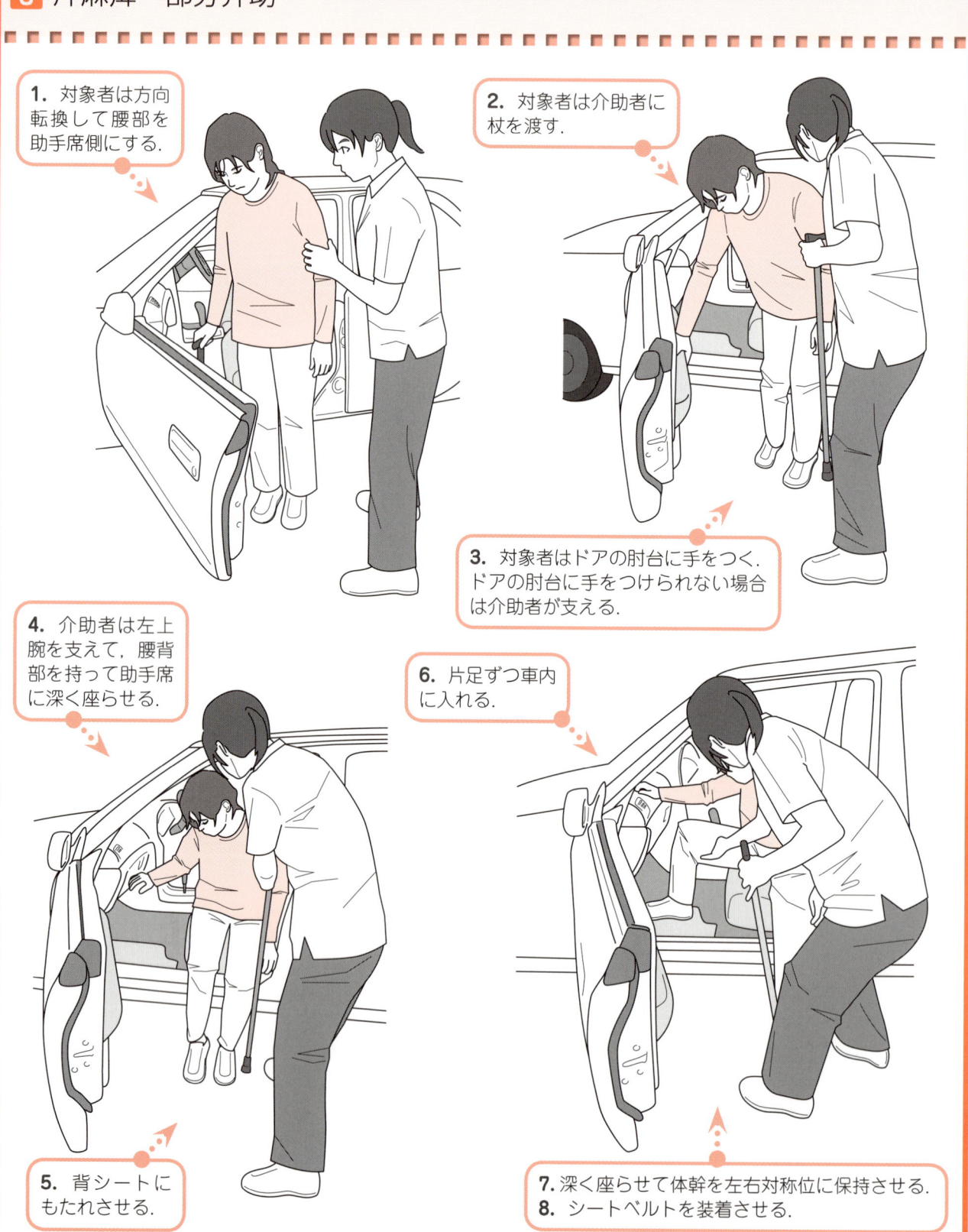

3 片麻痺―部分介助

1. 対象者は方向転換して腰部を助手席側にする．
2. 対象者は介助者に杖を渡す．
3. 対象者はドアの肘台に手をつく．ドアの肘台に手をつけられない場合は介助者が支える．
4. 介助者は左上腕を支えて，腰背部を持って助手席に深く座らせる．
5. 背シートにもたれさせる．
6. 片足ずつ車内に入れる．
7. 深く座らせて体幹を左右対称位に保持させる．
8. シートベルトを装着させる．

9. トランスファー（移乗）

6—助手席→立位

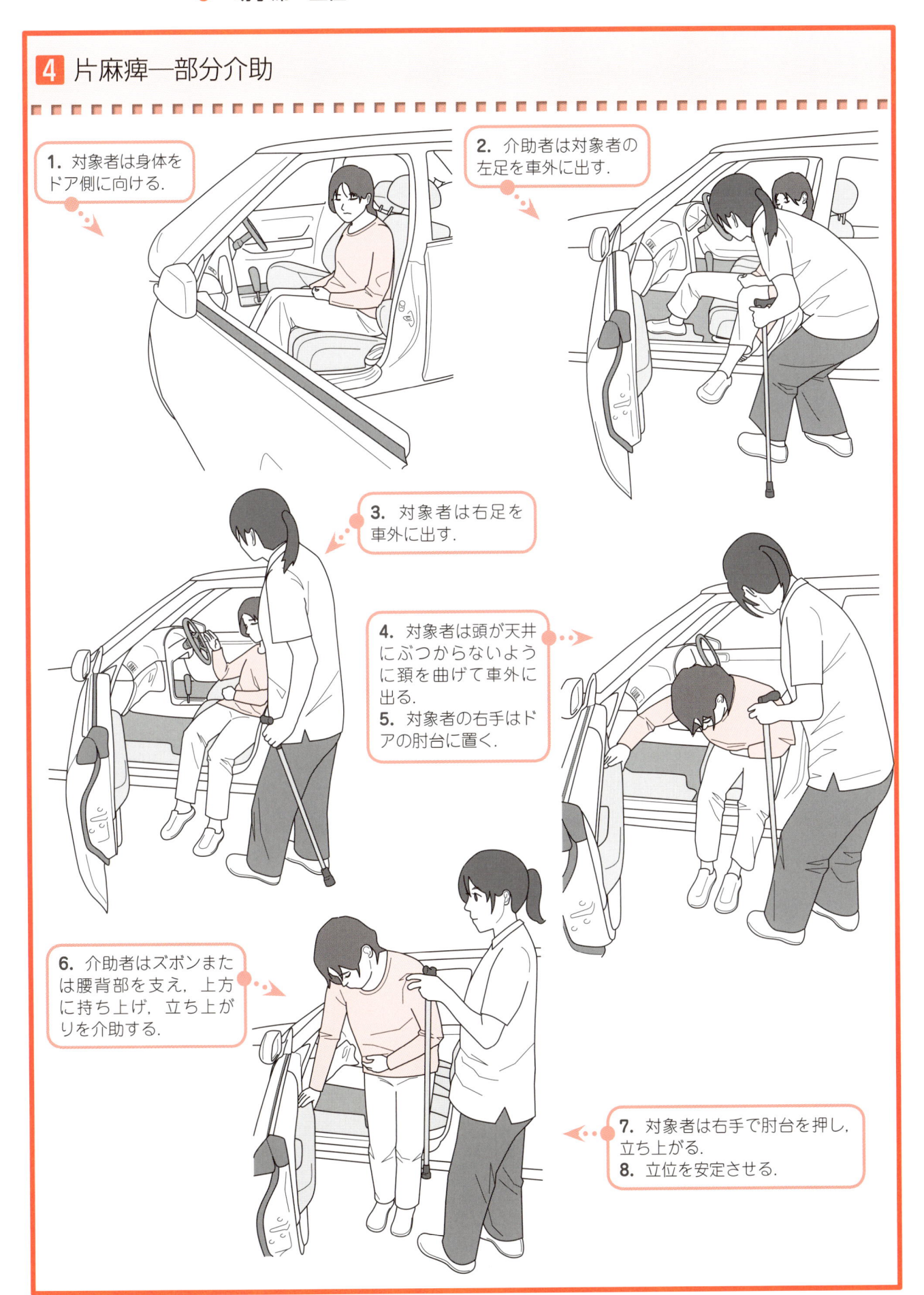

4 片麻痺―部分介助

1. 対象者は身体をドア側に向ける．

2. 介助者は対象者の左足を車外に出す．

3. 対象者は右足を車外に出す．

4. 対象者は頭が天井にぶつからないように頸を曲げて車外に出る．
5. 対象者の右手はドアの肘台に置く．

6. 介助者はズボンまたは腰背部を支え，上方に持ち上げ，立ち上がりを介助する．

7. 対象者は右手で肘台を押し，立ち上がる．
8. 立位を安定させる．

85

8 お風呂（シャワー椅子またはキャリー）

1 — 浴槽に入る（方法の解説なので，着衣のイラストを使用）

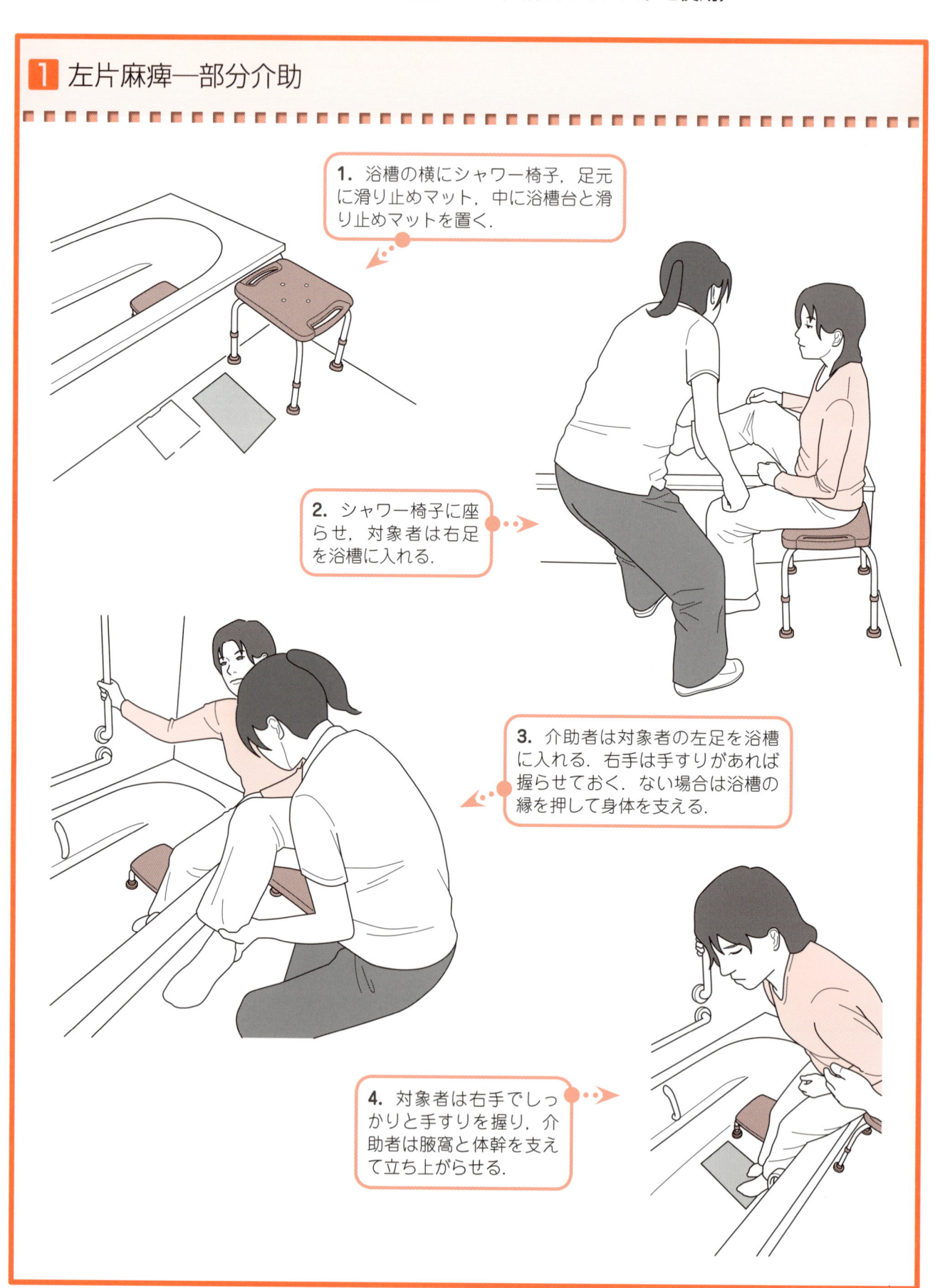

1 左片麻痺—部分介助

1. 浴槽の横にシャワー椅子，足元に滑り止めマット，中に浴槽台と滑り止めマットを置く．

2. シャワー椅子に座らせ，対象者は右足を浴槽に入れる．

3. 介助者は対象者の左足を浴槽に入れる．右手は手すりがあれば握らせておく．ない場合は浴槽の縁を押して身体を支える．

4. 対象者は右手でしっかりと手すりを握り，介助者は腋窩と体幹を支えて立ち上がらせる．

9. トランスファー（移乗）

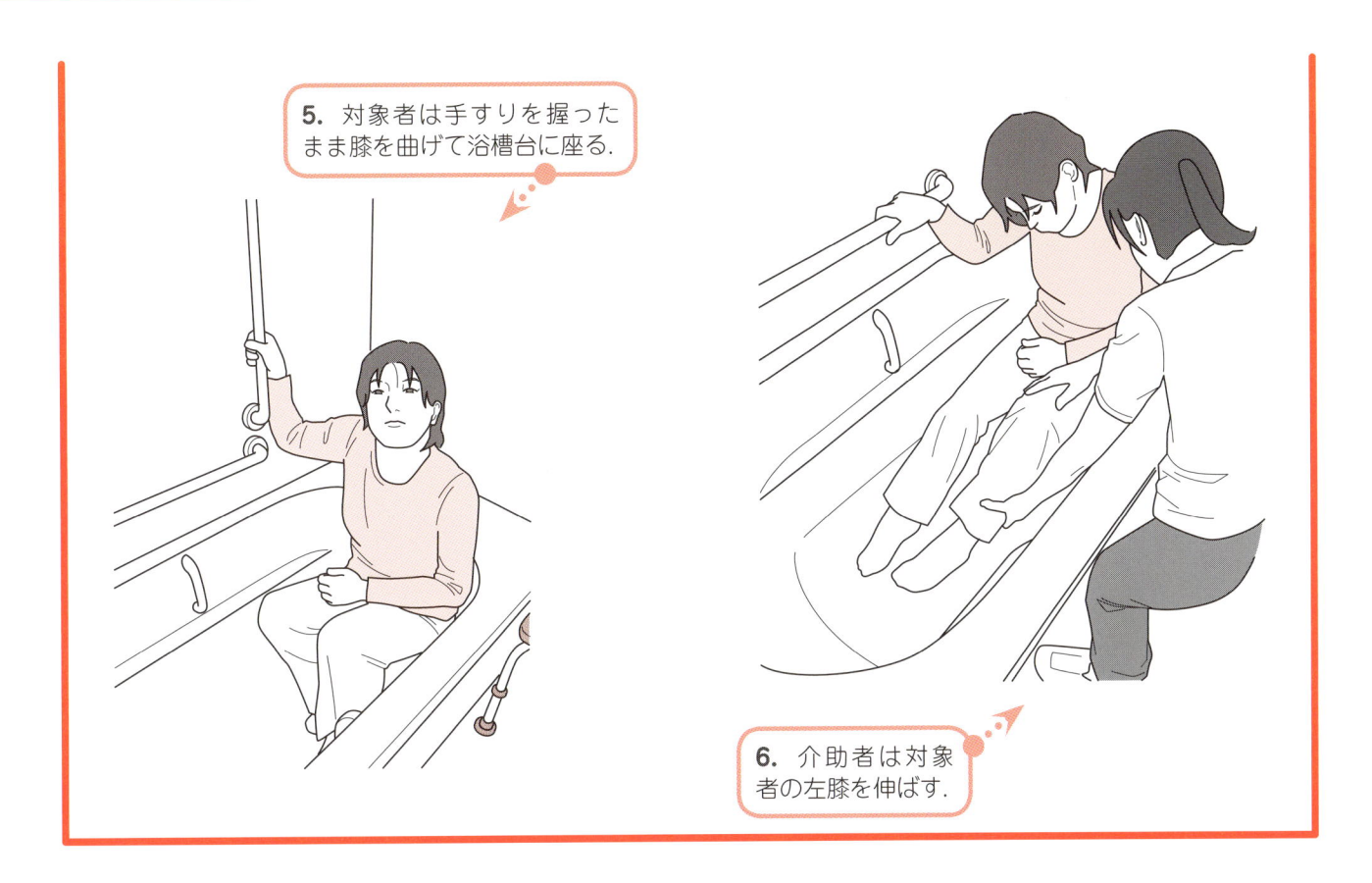

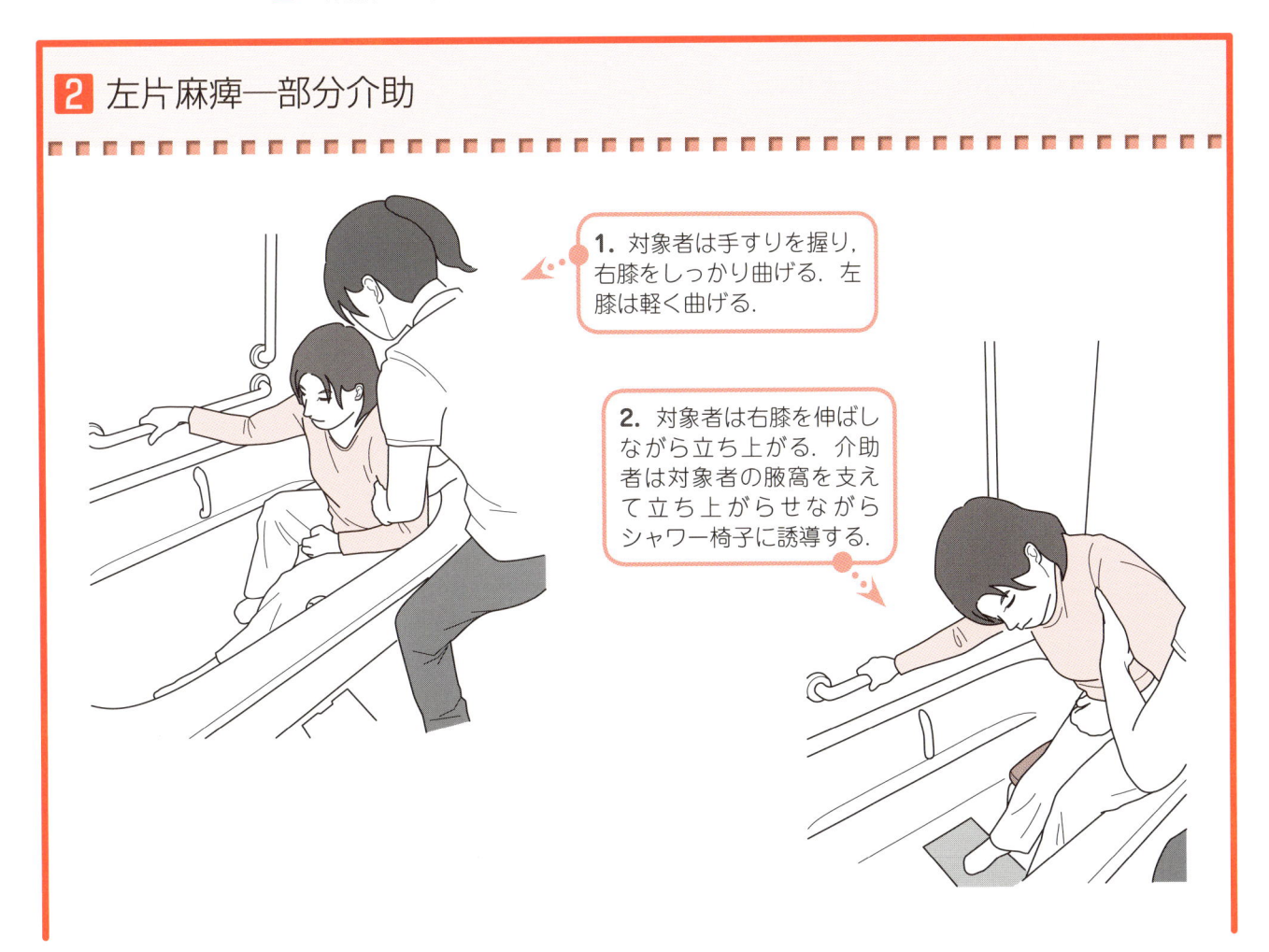

5. 対象者は手すりを握ったまま膝を曲げて浴槽台に座る．

6. 介助者は対象者の左膝を伸ばす．

2 ― 浴槽から出る

2 左片麻痺―部分介助

1. 対象者は手すりを握り，右膝をしっかり曲げる．左膝は軽く曲げる．

2. 対象者は右膝を伸ばしながら立ち上がる．介助者は対象者の腋窩を支えて立ち上がらせながらシャワー椅子に誘導する．

第4章 移動介助の実際

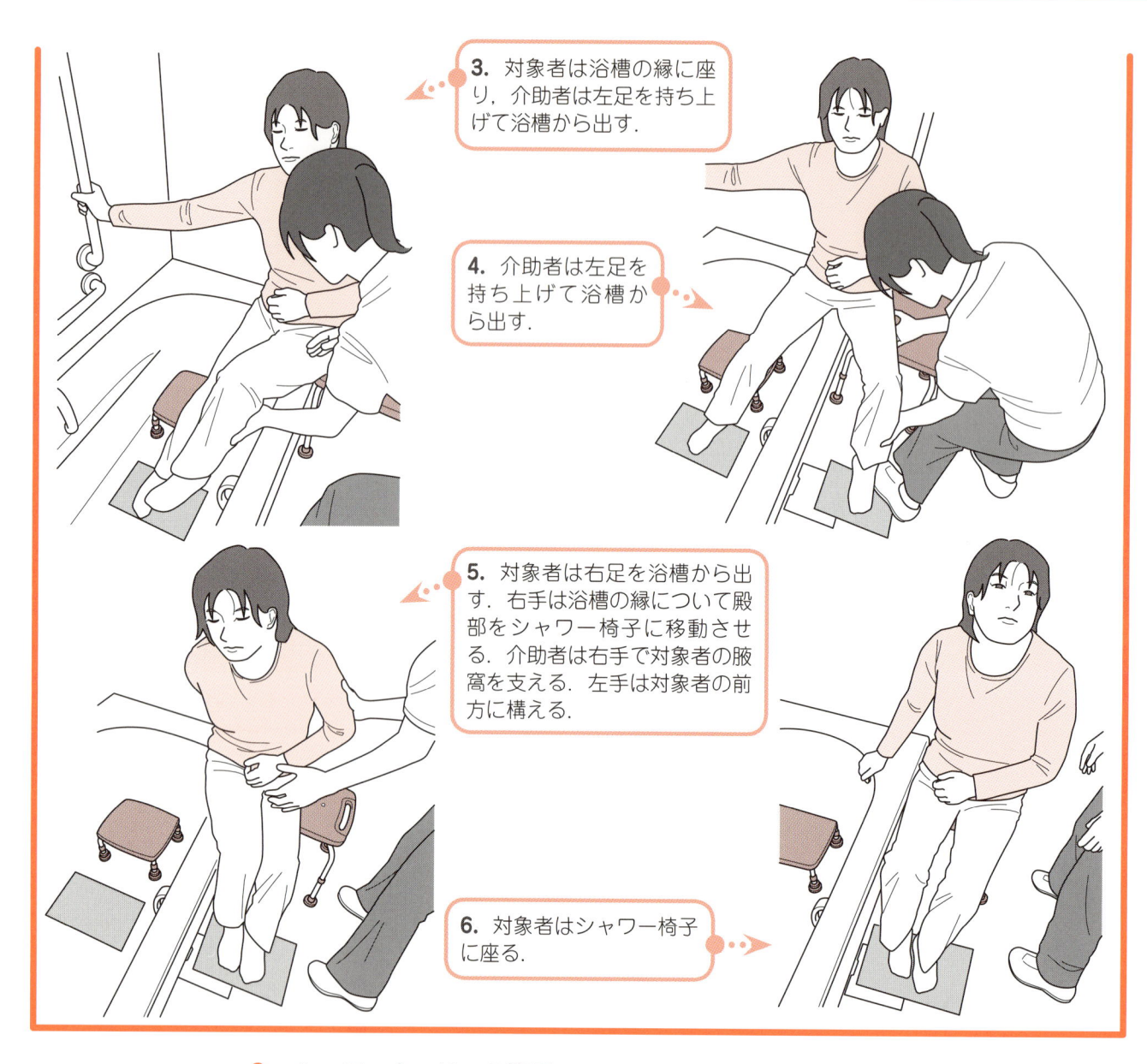

3. 対象者は浴槽の縁に座り，介助者は左足を持ち上げて浴槽から出す．

4. 介助者は左足を持ち上げて浴槽から出す．

5. 対象者は右足を浴槽から出す．右手は浴槽の縁について殿部をシャワー椅子に移動させる．介助者は右手で対象者の腋窩を支える．左手は対象者の前方に構える．

6. 対象者はシャワー椅子に座る．

3―シャワーキャリーの使用

3 四肢麻痺・その他―全介助

全介助で入浴を行う場合，シャワーキャリーを利用して入浴の介助を行なうことができる．シャワーキャリーとベッドの移乗は，安全を考慮してリフトを使用することが望ましい．

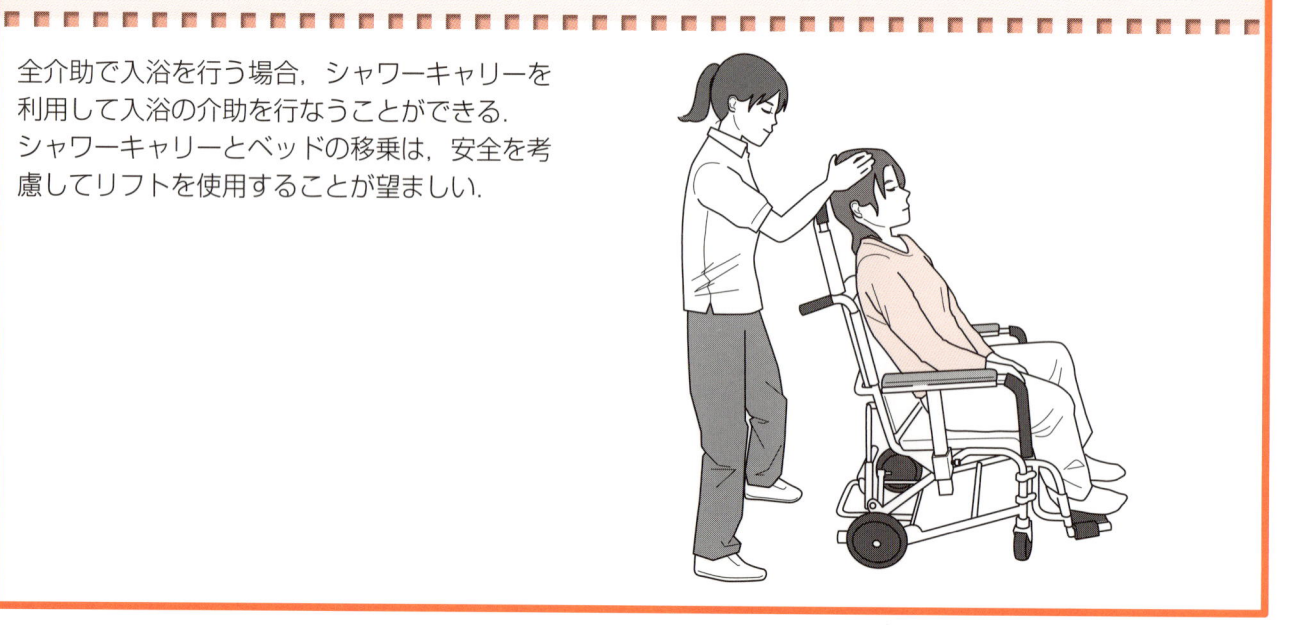

9. トランスファー（移乗）

4—シャワーキャリーからリフト

4 四肢麻痺・その他—全介助

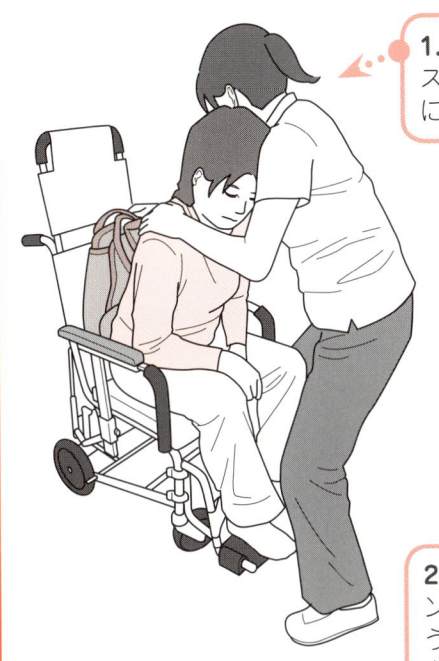

1. 対象者の体幹を前屈させてスリングシートを背中から座面にぶつかるまで差し込む．

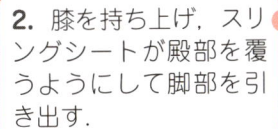

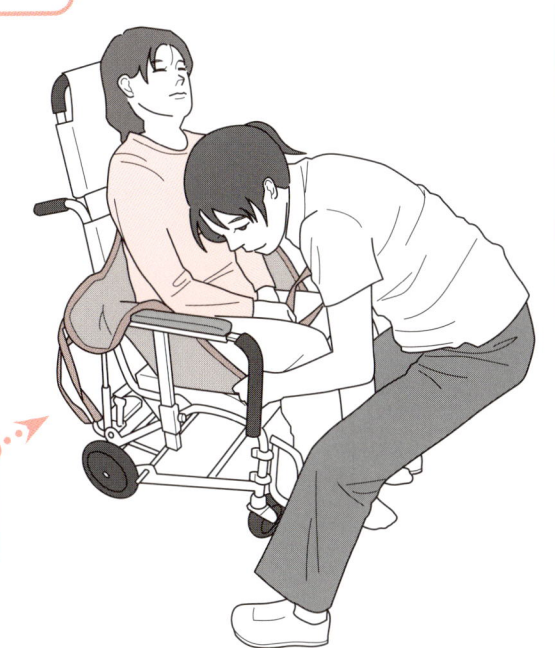

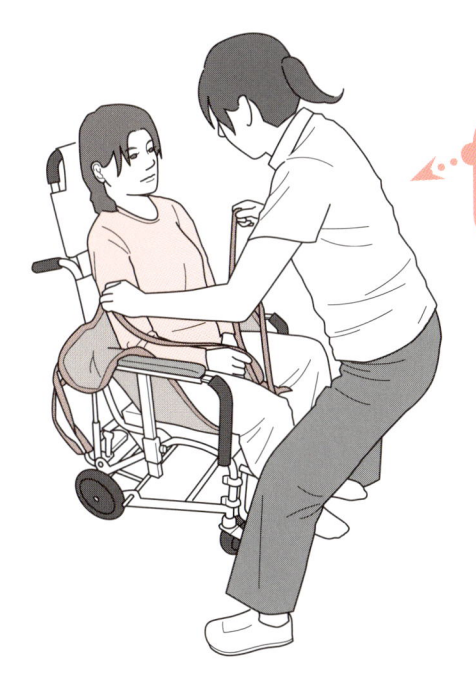

2. 膝を持ち上げ，スリングシートが殿部を覆うようにして脚部を引き出す．

3. スリングシートの脚部を前で交差させて左右の長さを同じにする．

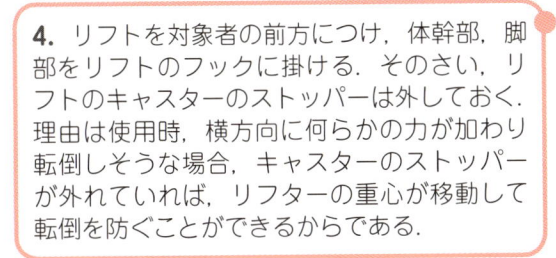

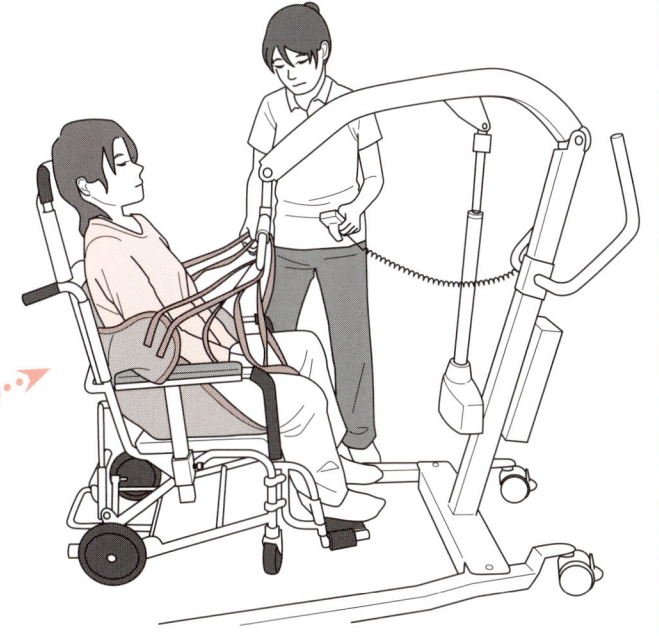

4. リフトを対象者の前方につけ，体幹部，脚部をリフトのフックに掛ける．そのさい，リフトのキャスターのストッパーは外しておく．理由は使用時，横方向に何らかの力が加わり転倒しそうな場合，キャスターのストッパーが外れていれば，リフターの重心が移動して転倒を防ぐことができるからである．

10 歩行介助

　歩行介助の目的は，①転倒の防止，②バランスの補助，③精神的負担の軽減，④歩行範囲の拡大である．対象者の機能に応じた，杖，歩行器などの補助具の選択，そして，歩行パターンの選択も重要である．しかし，介助の現場では医師，理学療法士，作業療法士が補助具と歩行パターンを選択しているので，本項では歩行について介助者に必要な知識と方法を述べる．

① 片側杖使用の場合

　片側杖は機能に応じてT字杖，ロフストランドクラッチ，松葉杖があり，歩行パターンは3点歩行（後ろ型，揃え型，前型），2点歩行がある（❶）．

❶ 歩行パターンと特徴

動作	順序	スピード	安定性
3点歩行	杖→麻痺側の足→非麻痺側の足	遅い	高い
2点歩行	杖と同時に麻痺側の足→非麻痺側の足	早い	低い

ポイント

①介助者の位置と支え方

　バランスを崩した時，姿勢を保持でき，姿勢を元に戻すことを考慮し，介助者は，対象者の麻痺側の斜め後方に立って片手で腰のベルトの部分を持ち，もう一方の手で軽く上腕を支える．介助者が握る，支える位置は対象者の立位バランス能力，歩行バランスに応じて変えてもよい．

　歩行時は無理に引っ張らず，相手のリズムにあわせて一緒に歩くことが重要である．

②対象者の足の出し方

　初期では歩幅は小さくして，非麻痺側の足は杖より前に出さないようにする．歩行が安定したら，徐々に歩幅を大きくし，歩行のピッチを上げる．

③介助者の足の出し方

　介助者は対象者の動きにあわせる．対象者が右足を出したら，介助者も右足を，次に対象者が左足を出したら，介助者も左足を出す．両者の歩幅やピッチをあわせることが重要である．

④声かけ

　必要に応じて声かけをする．左片麻痺の3点歩行の場合は「杖を前に出してください」「左足を出してください」「右足を出してください」といったように丁寧に指示をする．慣れてきたら「杖」「左」「右」，さらに「1」「2」「3」といったようにリズミカルに声をかける．

⑤見守り

　介助付で安定した歩行ができるようになっても，支持がなくなると歩行が不安定になる対象者もいる．介助者は麻痺側後方で見守る．

⑥方向転換

　日常生活では方向転換が必要な場面が多い．方法は麻痺側回りと非麻痺側回りの2つがあるが，介助の場面では安全性が高い非麻痺側回りとなる．理由は非麻痺側を動かして，安定した広い支持面を確保してから麻痺側を動かすようにするためである．左片麻痺の場合，①杖を右斜め前方に出す．②右足のつま先をその場で右方向に向ける．③左足を右斜

② 両側杖使用の場合

両側杖は機能に応じてT字杖，ロフストランドクラッチ，松葉杖があり，歩行パターンは4点歩行（両上肢優先型，四肢交互型），2点歩行，小振り歩行，大振り歩行がある．

1 ― 両側杖使用の歩行パターン

1）4点歩行（両上肢優先型）

右杖を先に出す方法では，①右杖を前に出す，②左杖を前に出す，③右下肢を前に出す，④左下肢を前に出す，という順序である．この方法は最初に両側の杖に荷重をかけておいて，下肢を出す方法で，速度は上がりにくいが安定しており，体幹，両下肢の障害の重度な対象者に適している．

2）4点歩行（四肢交互型）　**1**

右杖を先に出す方法では，①右杖を前に出す，②左下肢を前に出す，③左杖を前に出す，④右下肢を前に出す，という順序である．つまり，両杖と両下肢を交互に動かす方法で，前述の両上肢優先型より速度は向上するがバランス能力とリズミカルな動きが必要となる．

3）2点歩行　**2**

順序は，①一側の杖と反対側の下肢を同時に前に出す．②反対側の杖と残った下肢を同時に前に出す．パターンとしては正常歩行に近い方法で，前述の四肢交互型よりバランス能力が必要である．2動作なのでより速く歩くことができる．

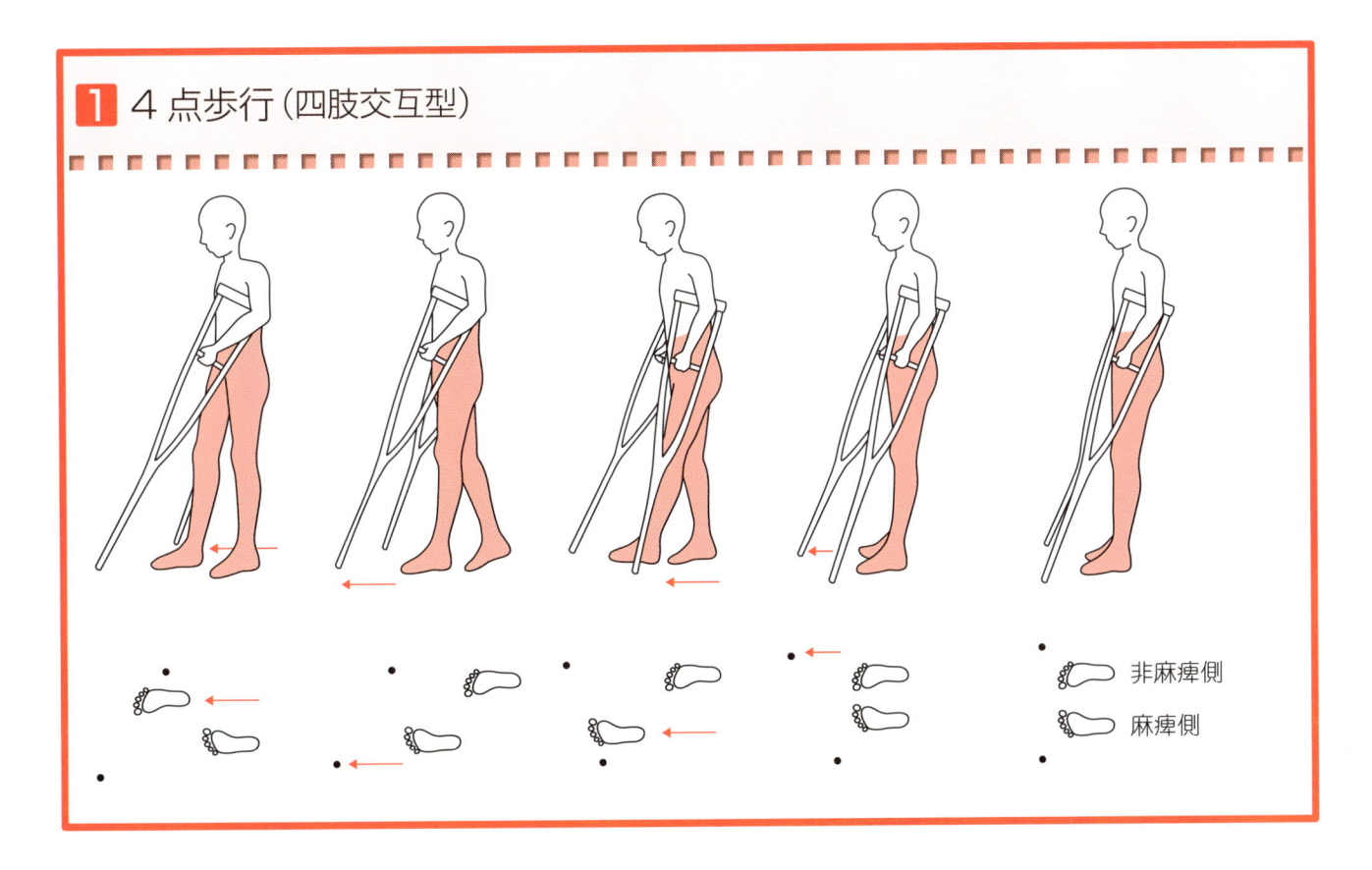

---

1 4点歩行（四肢交互型）

非麻痺側
麻痺側

2 2点歩行

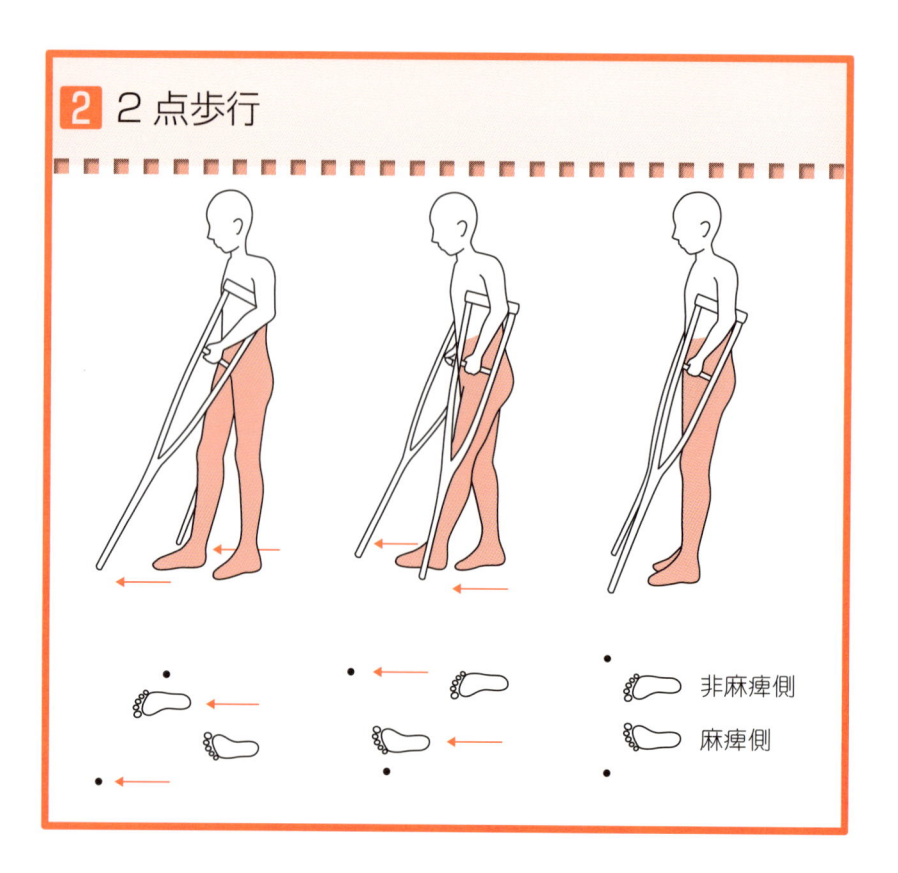

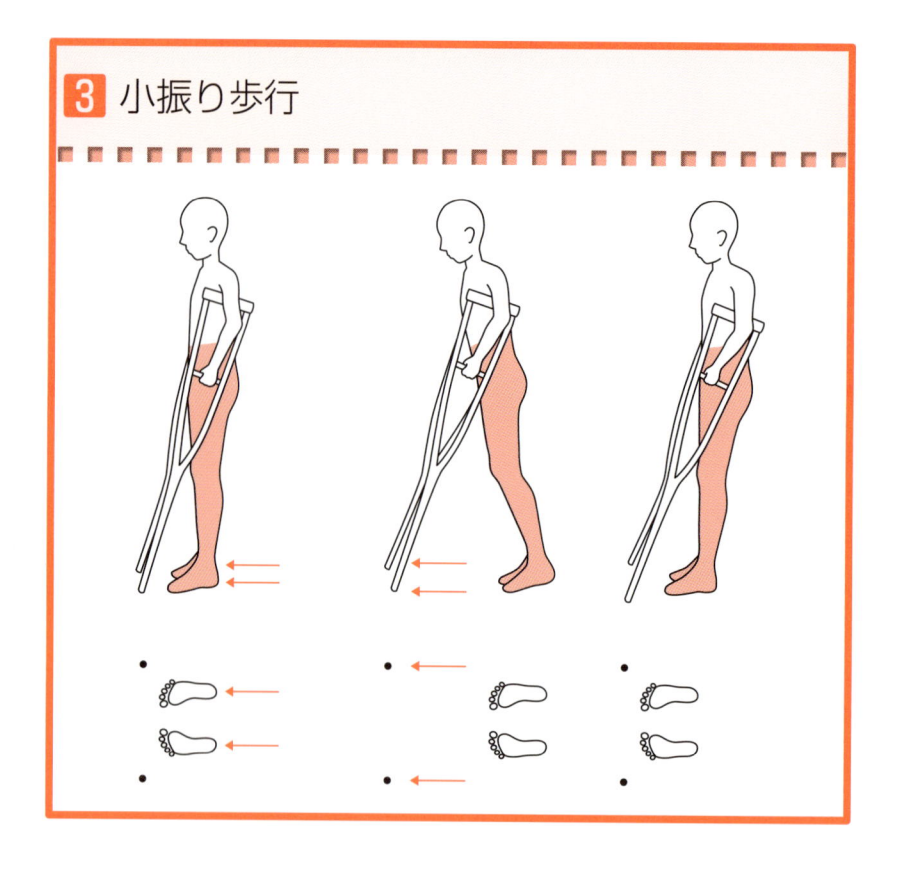

3 小振り歩行

非麻痺側
麻痺側

4 大振り歩行

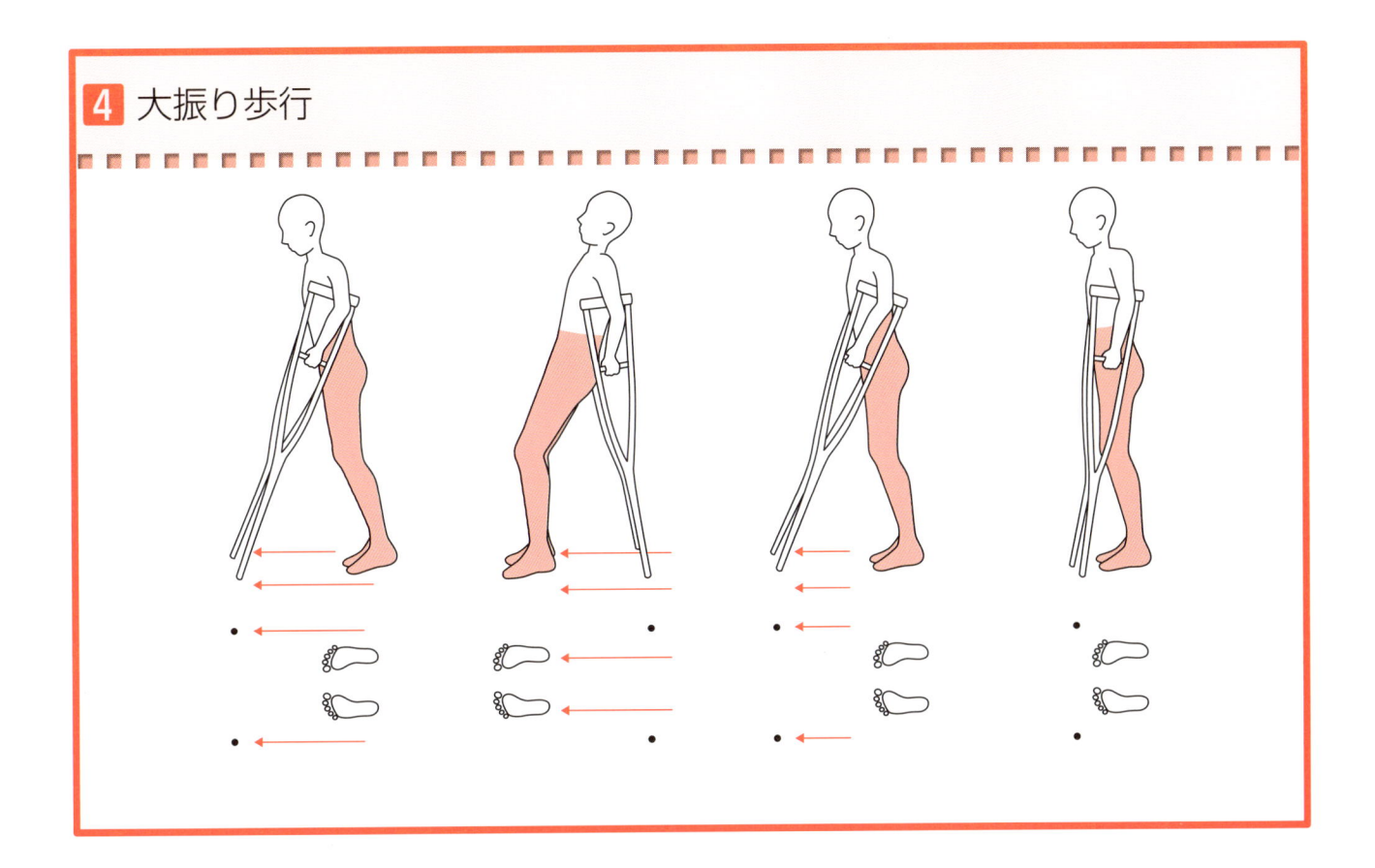

4）小振り歩行（3）
　順序は，①両側の杖を同時に前に出す．②両下肢を同時に杖の手前に小さく振り出す．この2動作により前に進んでゆく．

5）大振り歩行（4）
　順序は，①両側の杖を同時に前に出す．②両下肢を同時に，杖を越して大きく振り出す．そしてまた両側の杖を同時に前に出して進んでゆく．小振り歩行より両下肢を前方に出すので，歩行速度は上がる．

3 歩行器使用の場合

　両側の杖では立位姿勢の保持や歩行が不安定な場合に歩行器・歩行車を用いる．
　JISの分類では，歩行器は左右のフレームの下端にゴムがついており，握り以外に支持部のない歩行補助具である．歩行車は左右のフレームとこれを連結する中央部のパイプがあり，手あるいは腕などで身体を支え，操作する歩行補助具である．シルバーカーは立場上，歩行車であるが，わが国ではかごを備えたフレームの下に車輪が付き，かごの下が腰かけに利用できる歩行補助具とされている．

1 ― 歩行器の種類

1 歩行器

名称	固定型（持ち上げ型）	交互型
形状		
特徴	・両手で歩行器を持ち上げ前方へ置き，身体を支えて前進するので，上肢の筋力が必要である．座位からの立ち上がりにも使用できる．	・左右のフレームを交互に前方に動かし，それにあわせて体重を交互に移動させて前進させる．

2 歩行車

名称	前輪型	四輪型	椅子付き歩行車	フレーム付き歩行車
形状				
特徴	・固定型歩行器に前輪を付けたもので，後脚を少し持ち上げて前へ滑らせて使用する．	・固定型歩行器に四輪を付けたもので，前へ滑らせて使用する．	・左右のハンドルを持って移動する．休息用の腰かけや小物入れが付いているので外出に便利である． ・独歩，杖，歩行器で歩けるが，外出など持続した歩行が困難な対象者に適応となる．	・フレームの上部に肘をついて身体を支えながら前進する．取り扱いが簡単で早期から歩行訓練用として使用できる． ・立位バランスが悪く，全身の筋力が低下している対象者に適応となる．

3 シルバーカー

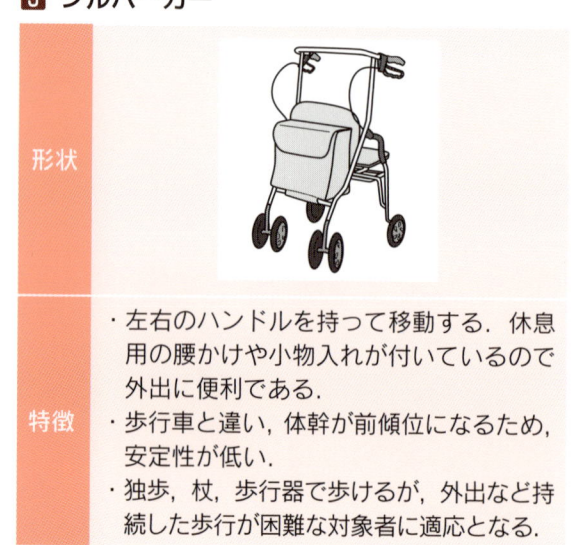

名称	シルバーカー
形状	
特徴	・左右のハンドルを持って移動する．休息用の腰かけや小物入れが付いているので外出に便利である． ・歩行車と違い，体幹が前傾位になるため，安定性が低い． ・独歩，杖，歩行器で歩けるが，外出など持続した歩行が困難な対象者に適応となる．

2 — 歩行器・歩行車の歩行パターン

1）固定型歩行器，四輪型歩行車，前輪型歩行車

3点歩行を用いる．歩行器を前に出し，それから両下肢を交互に前に出して，進んでゆく方法である．

歩行器を前に進めて，荷重を大きくかけてから両下肢を前に出してゆくので，両下肢の障害の重い場合に適している．

2）交互型歩行器

①4点歩行を用いる．まず一側の歩行器の前後脚を前に出し，それから反対側の下肢を前に出す．次いで同側の歩行器の前後脚杖を前に出し，最後に反対側の下肢を前に出して進んでゆく．両側杖使用の4点歩行とパターンは似ており，左右の上肢と下肢を交互に動かしてゆく方法で，前述の3点歩行よりバランス能力とリズミカルな動きを要する．

②2点歩行を用いる．最初に一側の歩行器の前後脚と反対側の下肢を同時に前に出し，次に反対側の歩行器の前後脚と残った下肢を同時に前に出して進んでゆく．パターンとしては正常歩行に近い方法で両側杖使用の2点歩行とパターンは似ており，4点歩行よりバランス能力が必要である．そして，2動作なのでより速度を出すことができる．

3―固定型歩行器での段差昇降

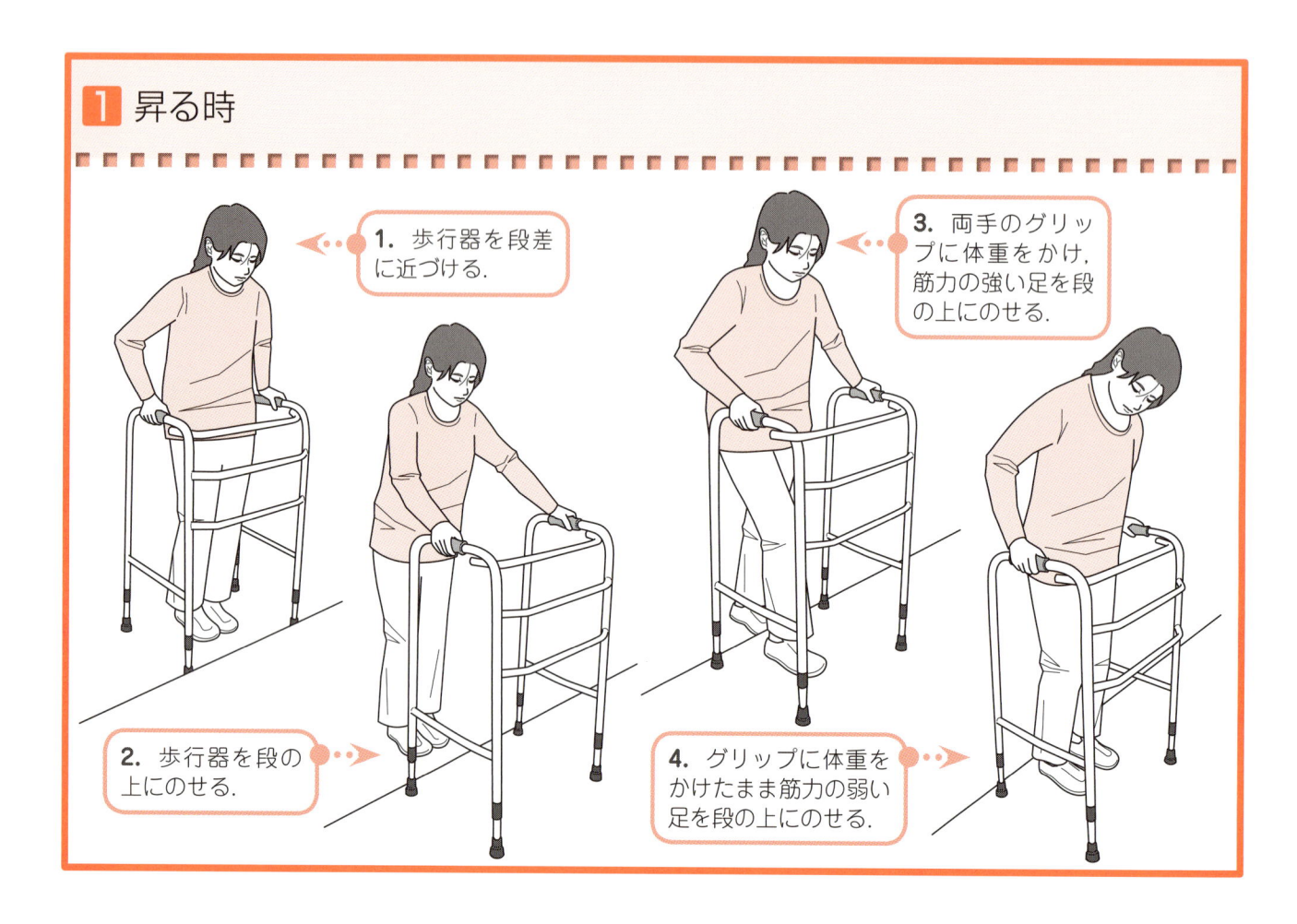

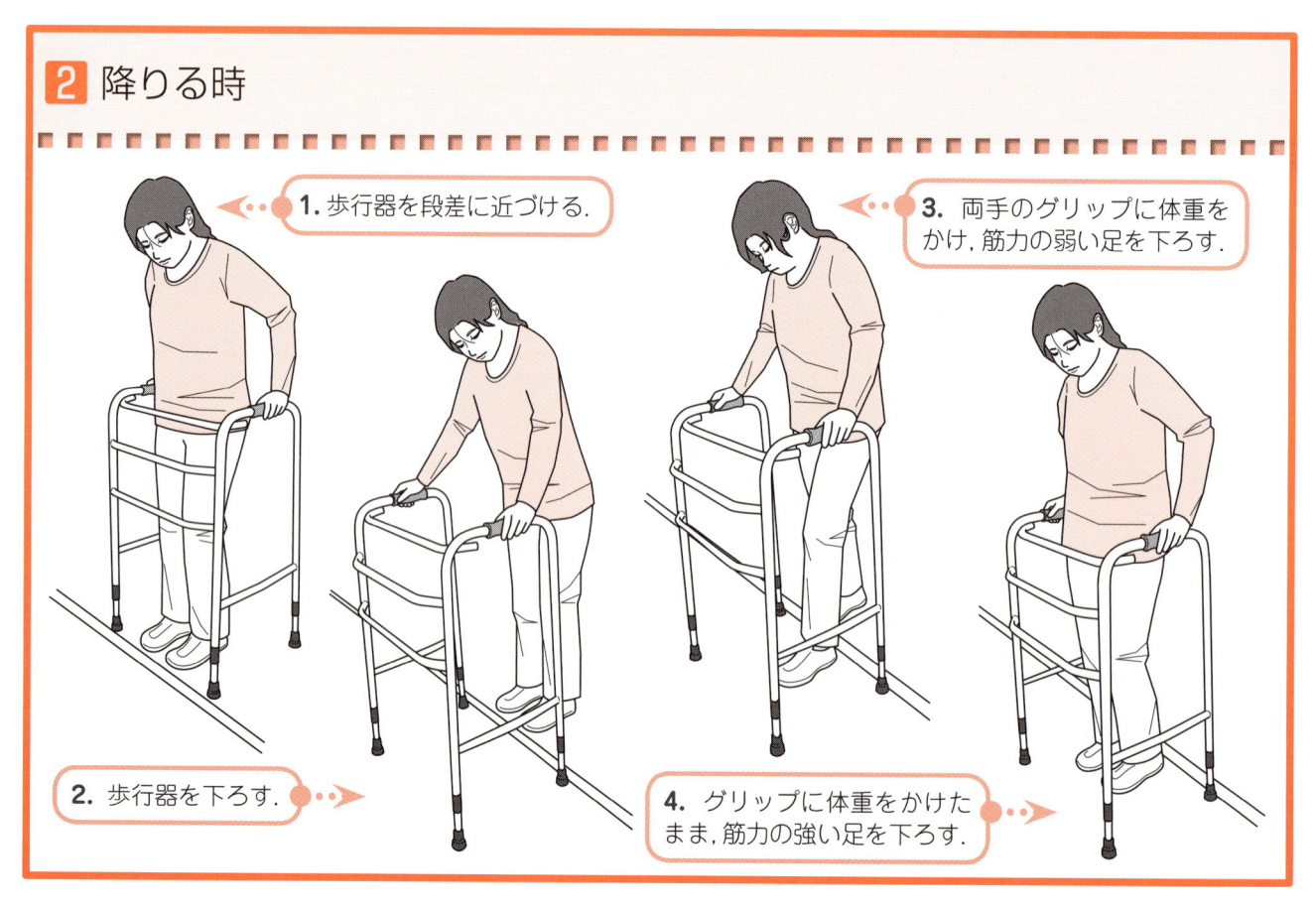

1 昇る時

1. 歩行器を段差に近づける.
2. 歩行器を段の上にのせる.
3. 両手のグリップに体重をかけ,筋力の強い足を段の上にのせる.
4. グリップに体重をかけたまま筋力の弱い足を段の上にのせる.

2 降りる時

1. 歩行器を段差に近づける.
2. 歩行器を下ろす.
3. 両手のグリップに体重をかけ,筋力の弱い足を下ろす.
4. グリップに体重をかけたまま,筋力の強い足を下ろす.

10. 歩行介助

4―ブレーキ付き歩行車での段差昇降

ポイント
段差昇降中はブレーキを握り速度調整をする.

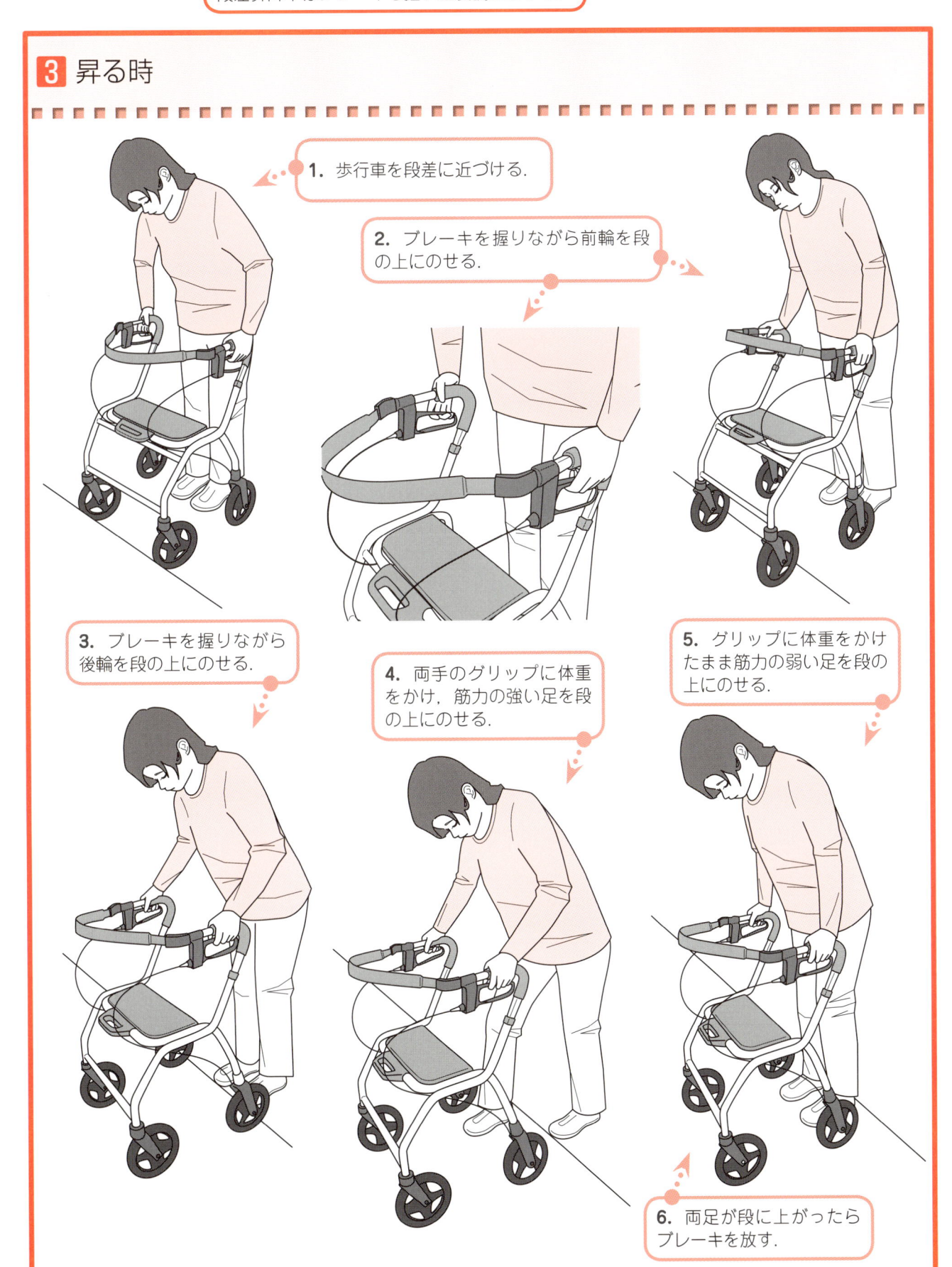

3 昇る時

1. 歩行車を段差に近づける.
2. ブレーキを握りながら前輪を段の上にのせる.
3. ブレーキを握りながら後輪を段の上にのせる.
4. 両手のグリップに体重をかけ,筋力の強い足を段の上にのせる.
5. グリップに体重をかけたまま筋力の弱い足を段の上にのせる.
6. 両足が段に上がったらブレーキを放す.

4 降りる時

1. 歩行車を段差に近づける．
2. ブレーキを握りながら，ゆっくりと前輪を下ろす．
3. さらに近づき，後輪を下ろす．
4. 両手のグリップに体重をかけ，筋力の弱い足を下ろす．
5. グリップに体重をかけたまま，筋力の強い足を下ろす．
6. 両足が下りたらブレーキを放す．

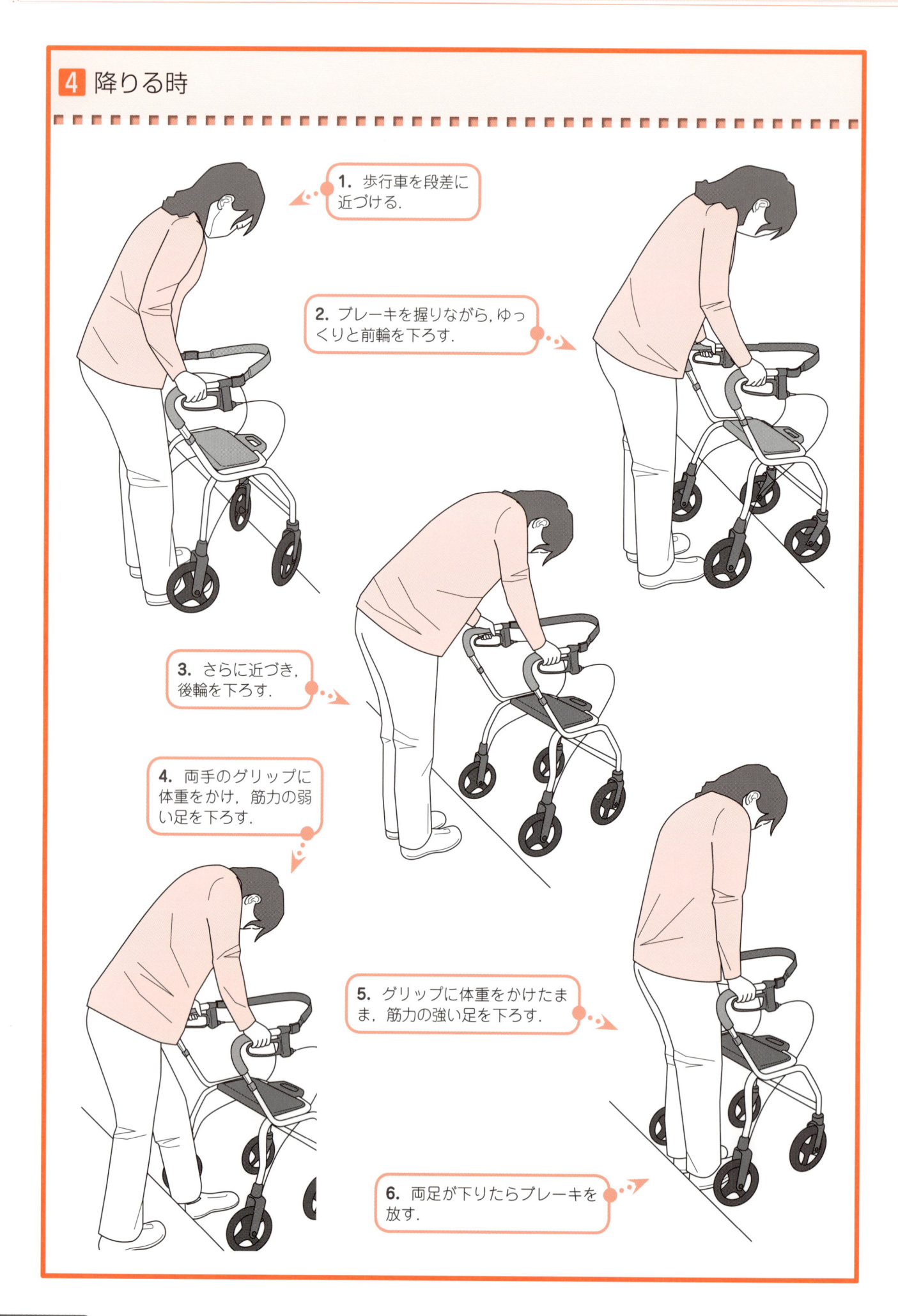

10. 歩行介助

④ 杖・歩行器を使用しない場合

　杖をしっかり握ることのできない立位バランスが不十分な高齢者や，杖の使用を理解できない状態の場合，歩行介助は杖や歩行器を使用しないことが多い．

　杖・歩行器を使用しない場合の歩行介助には前方から行なうもの，側方から行なうもの，見守りのみのものがある．

1―前方から行なう歩行介助の方法（**1**）

- 介助者は，対象者に向き合って前に立ち，対象者の左右の手を握る．
- 介助者は左右の手で軽く引き，対象者の重心の前方移動を促し，左右の下肢を前に出させる．

2―手の握り方

> **ポイント**
> 基本は握手であり，介助者が握るのではなく対象者から握ってもらう．
> 重心の移動を促す場合は，介助者が対象者の手首を握ることもある．

---

1 前方から行なう歩行介助

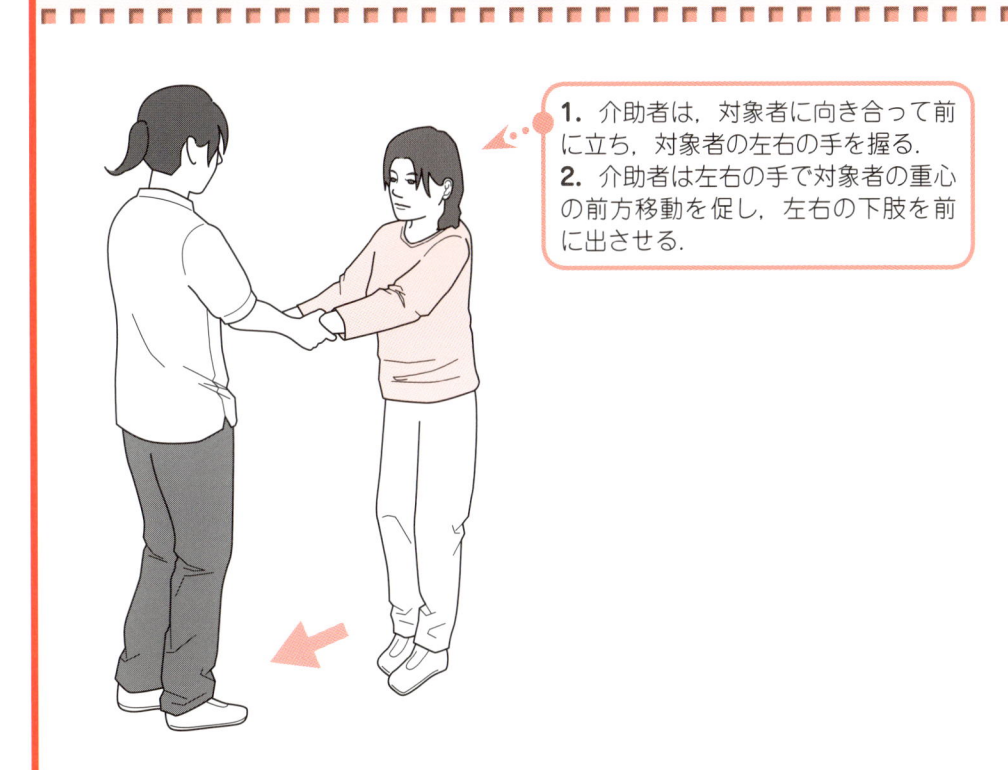

1. 介助者は，対象者に向き合って前に立ち，対象者の左右の手を握る．
2. 介助者は左右の手で対象者の重心の前方移動を促し，左右の下肢を前に出させる．

3 ― 側方から行なう歩行介助の方法（2）

介助者は，対象者の側方に立つ．対象者側の肘関節を軽く曲げて支持する．もう一方の手は対象者に握ってもらう．対象者の重心を前方に促し，足を出しやすくする．

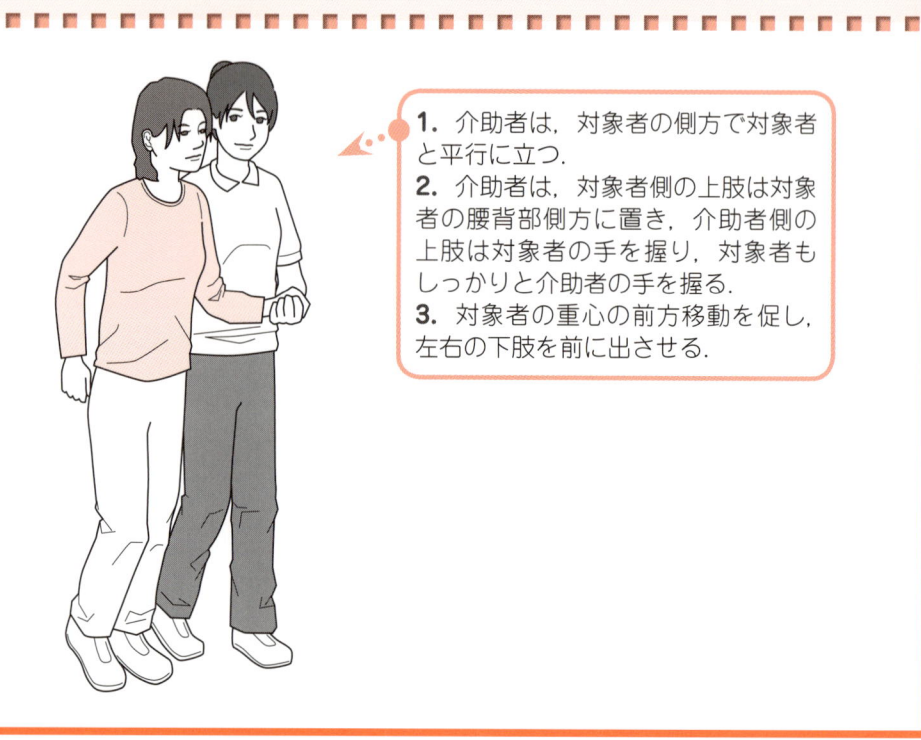

> **2 側方から行なう歩行介助**
>
> 1. 介助者は，対象者の側方で対象者と平行に立つ．
> 2. 介助者は，対象者側の上肢は対象者の腰背部側方に置き，介助者側の上肢は対象者の手を握り，対象者もしっかりと介助者の手を握る．
> 3. 対象者の重心の前方移動を促し，左右の下肢を前に出させる．

11 階段昇降の介助

　階段昇降は身体の重心の前方移動に，上下の移動が加わるため，下肢筋力や高い立位バランス能力が要求される．バランスが不十分な時は，安全を考慮してエレベーターを使用していただきたい．しかし，エレベーターがない時のために安全な介助方法を習得しておく必要がある．

① 階段昇降でのポイント

ポイント1　介助するポイント

介助するポイントは腰背部と腋窩である．

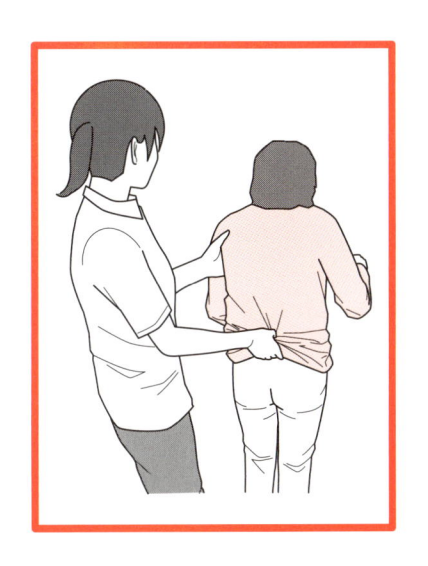

ポイント2　対象者が下肢を出す順

　階段を昇る時は，最初に筋力が強い下肢で，次に逆の下肢である．降りる時は最初に筋力が弱い下肢で，次に逆の下肢である．

ポイント3　介助者の下肢を出すタイミング

　介助者は対象者が下肢を上げる（下ろす）前に片足を一段上げ（下ろし）ておく．対象者が両下肢を上げ（下ろし）た後，立位バランスが安定していることを確認したら，介助者はもう一方の下肢を一段上げる（下ろす）．

ポイント4　階段面での動き方

・階段の踏面から踵が外に出ている場合，バランスを崩しやすいので，足部を階段の踏面の奥まで入れるようにする．

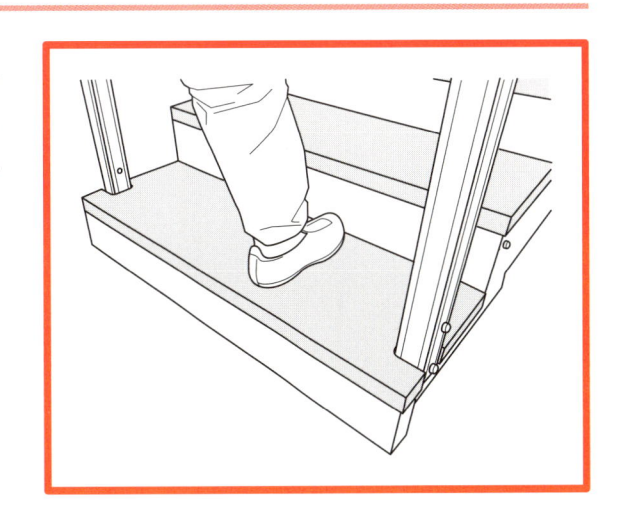

・後から下ろす下肢のつま先は踏み面より少し出しておくと，下ろしやすくなる．

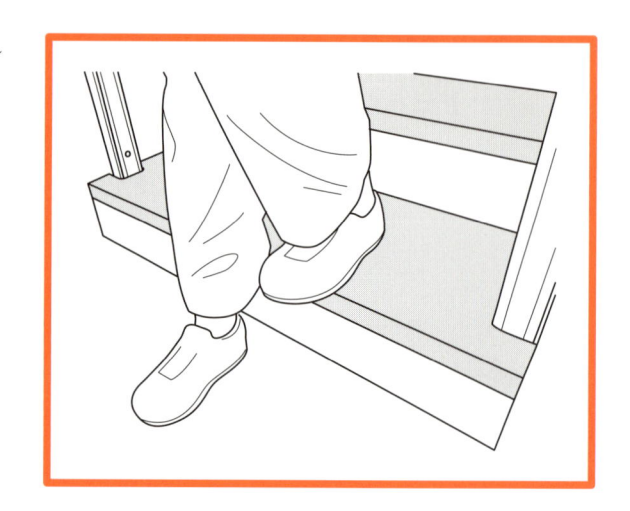

・下肢を上げる時，後から上げる下肢のつま先が段鼻部分に引っかかりやすいので注意する．

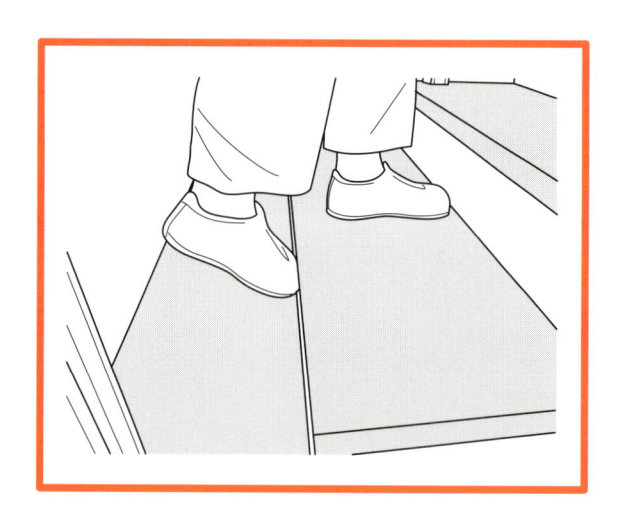

2 手すりを使用する場合

1 杖側に手すりがある場合の昇り

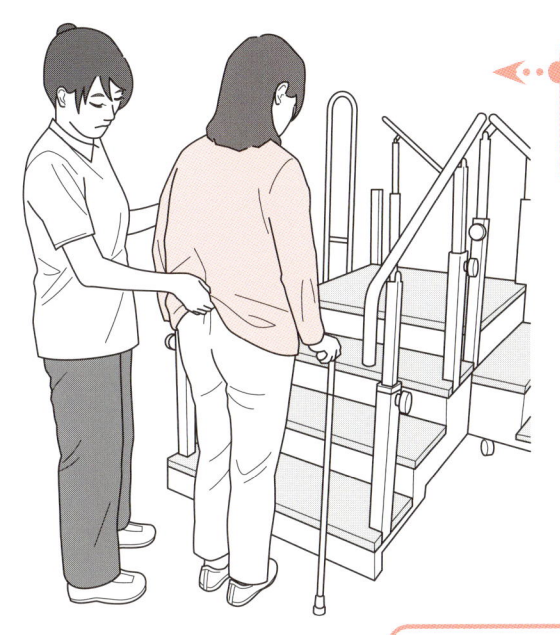

1. 対象者は杖側の手すりの前に立つ．介助者は対象者の後側方に立ち，ズボン（またはベルト）を腰背部でしっかりと支える．

2. 介助者は対象者から杖を受け取り，対象者は杖を持っていた上肢で手すりを握る．

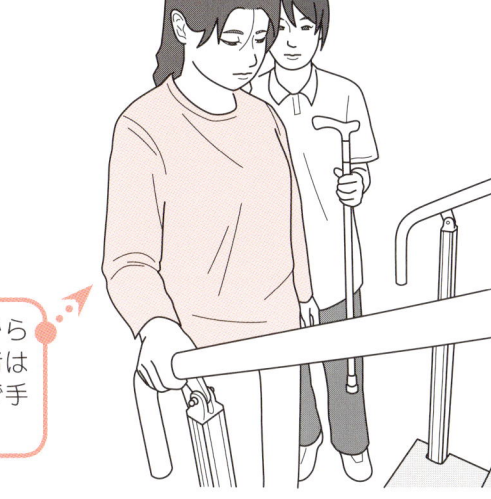

3. 介助者は一方の下肢を前もって一段上に上げておく．

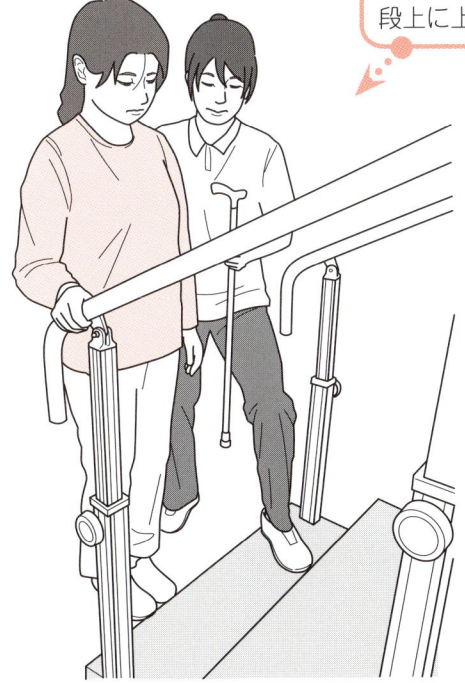

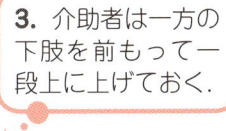

4. 対象者は，手すりのさらに上を握り，筋力の強い側の下肢を一段上に上げる．

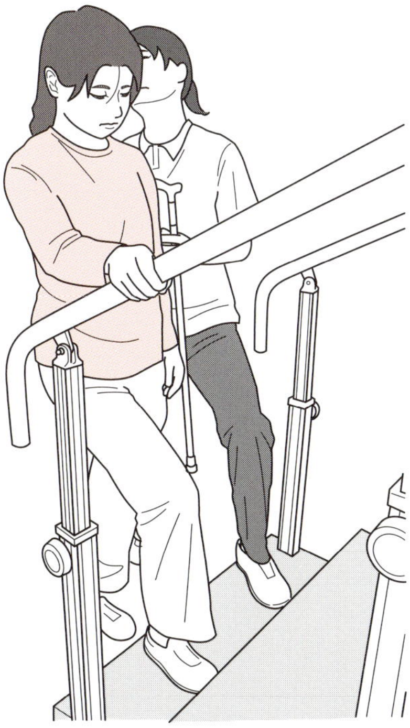

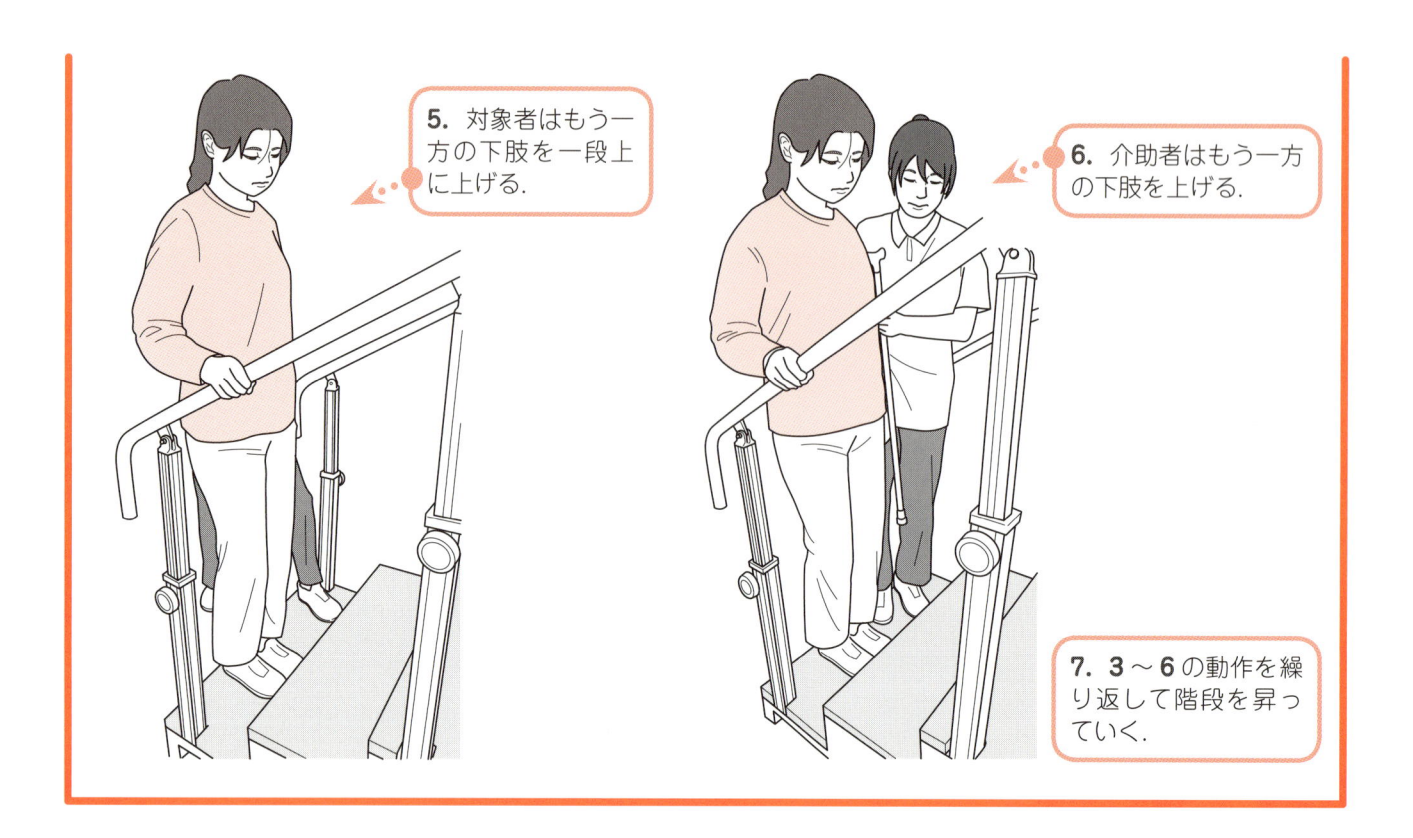

第4章　移動介助の実際

5. 対象者はもう一方の下肢を一段上に上げる．

6. 介助者はもう一方の下肢を上げる．

7. 3〜6の動作を繰り返して階段を昇っていく．

2 杖側に手すりがある場合の降り

1. 対象者は杖側の手すりの前に立つ．介助者は対象者の側方に立ち，ズボン（またはベルト）を腰背部でしっかりと支える．

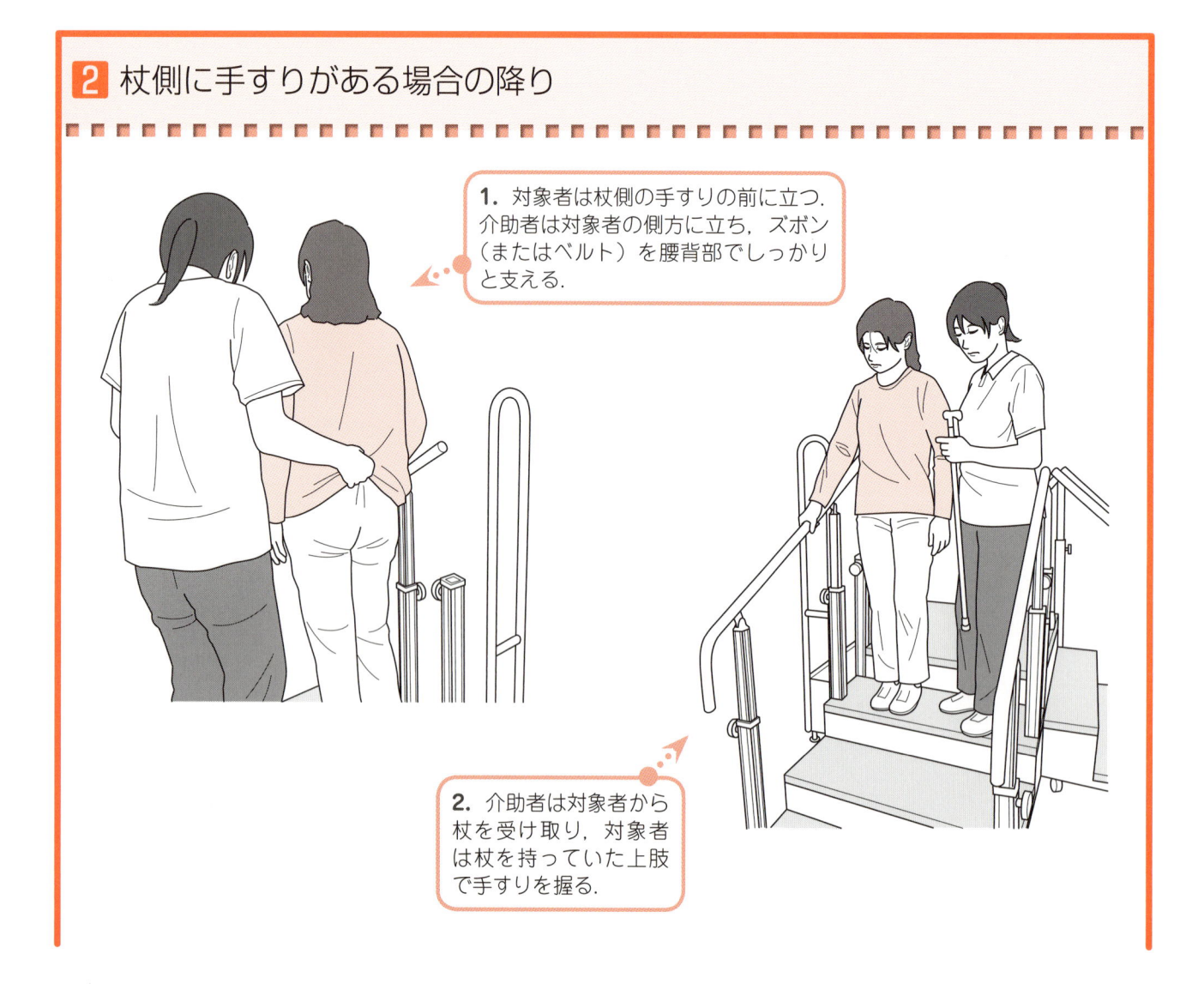

2. 介助者は対象者から杖を受け取り，対象者は杖を持っていた上肢で手すりを握る．

104

11．階段昇降の介助

3．介助者は一方の下肢を前もって一段下に下ろしておく．

4．対象者は，手すりのさらに下を握り，筋力の弱い側の下肢を一段下に下ろす．

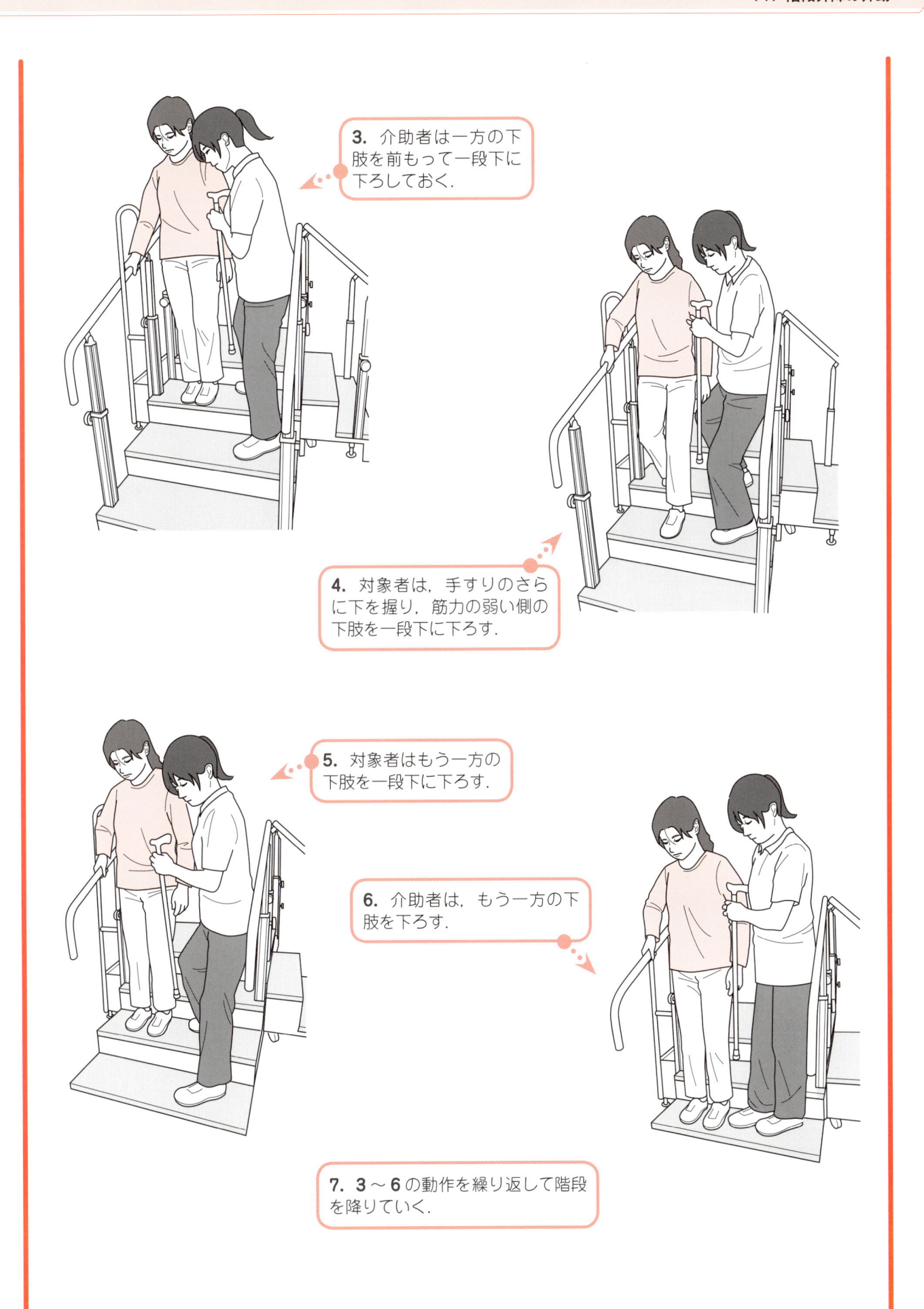

5．対象者はもう一方の下肢を一段下に下ろす．

6．介助者は，もう一方の下肢を下ろす．

7．3〜6の動作を繰り返して階段を降りていく．

105

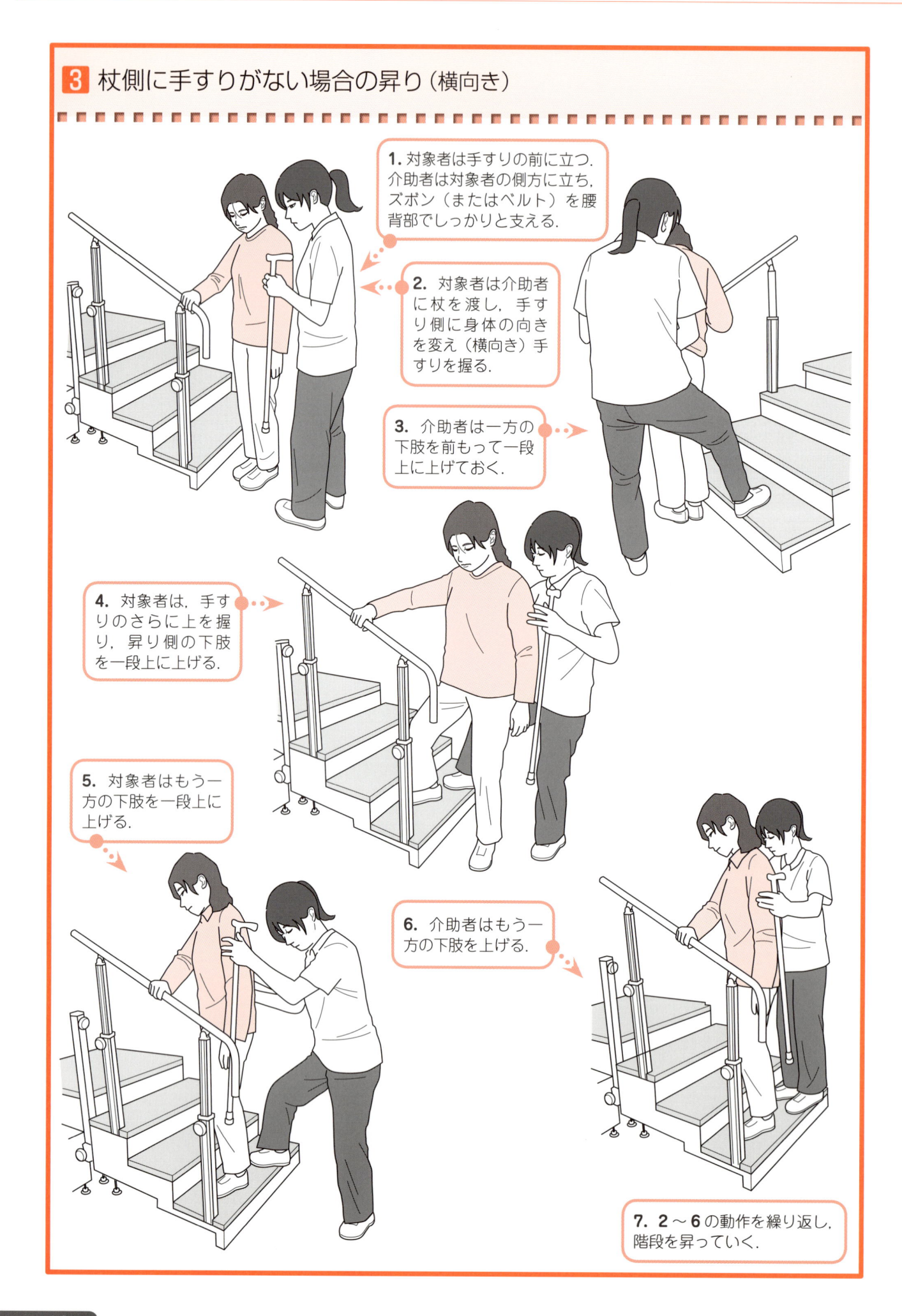

3 杖側に手すりがない場合の昇り（横向き）

1. 対象者は手すりの前に立つ．介助者は対象者の側方に立ち，ズボン（またはベルト）を腰背部でしっかりと支える．

2. 対象者は介助者に杖を渡し，手すり側に身体の向きを変え（横向き）手すりを握る．

3. 介助者は一方の下肢を前もって一段上に上げておく．

4. 対象者は，手すりのさらに上を握り，昇り側の下肢を一段上に上げる．

5. 対象者はもう一方の下肢を一段上に上げる．

6. 介助者はもう一方の下肢を上げる．

7. 2～6の動作を繰り返し，階段を昇っていく．

11. 階段昇降の介助

4 杖側に手すりがない場合の降り（後ろ向き）

1. 対象者は後ろ向きになって，介助者に杖を渡し，手すりを握る．

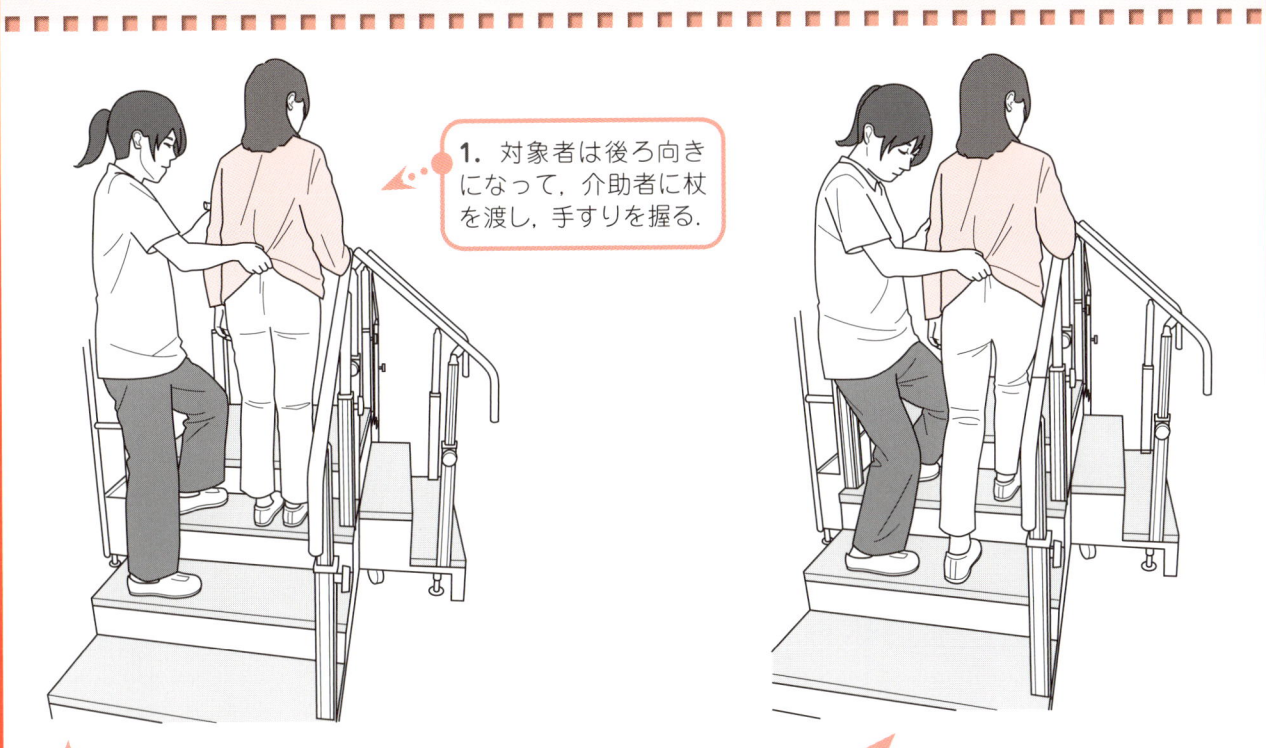

2. 介助者は一方の下肢を前もって，一段下に下ろしておく．対象者の後側方に立ち，ズボン（またはベルト）を腰背部でしっかりと支える．

3. 対象者は後ろ向きのまま手すりのない側の下肢を一段下に下ろす．

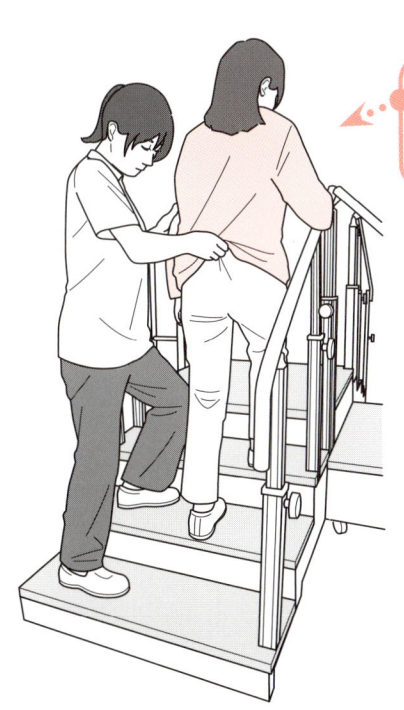

4. 介助者は両下肢をさらに一段ずつ下に下ろす．

5. 対象者はもう一方の下肢を一段下に下ろす．

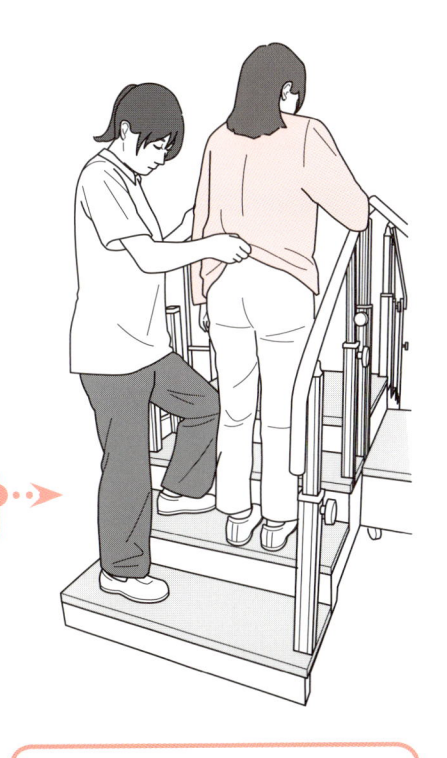

6. 3〜5の動作を繰り返し，ゆっくりと降りる．

3 片側杖を使用する場合

1 片側杖使用の昇り

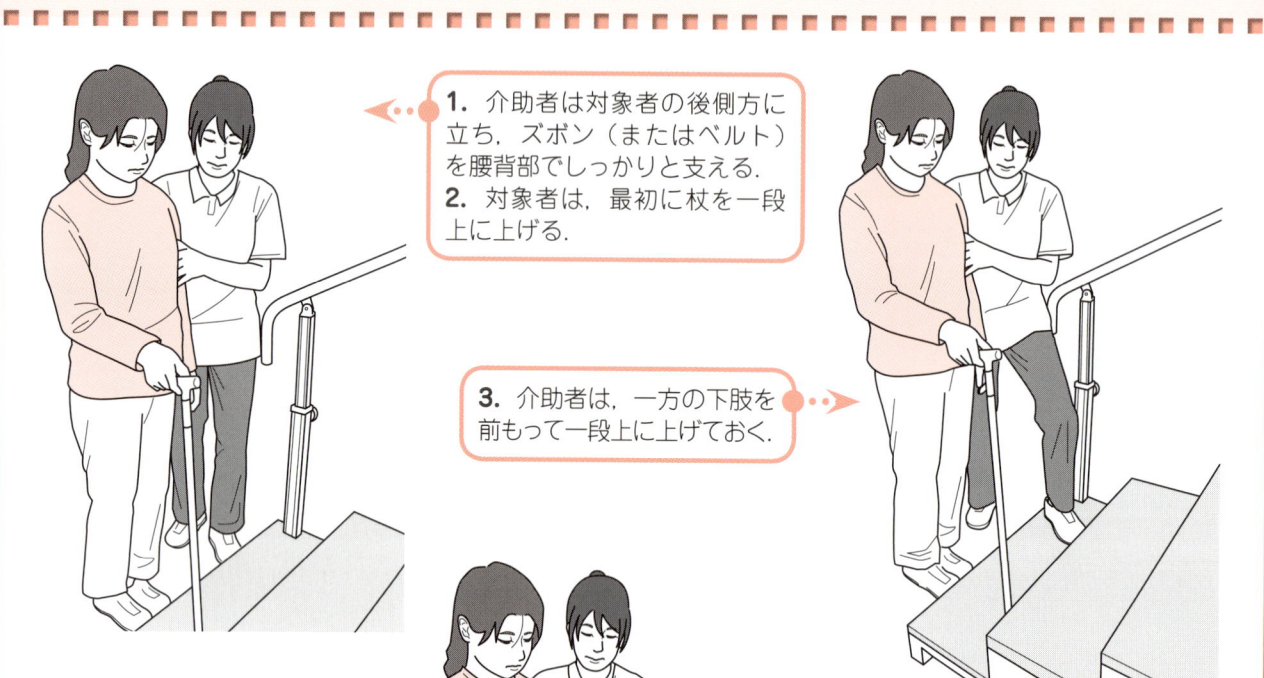

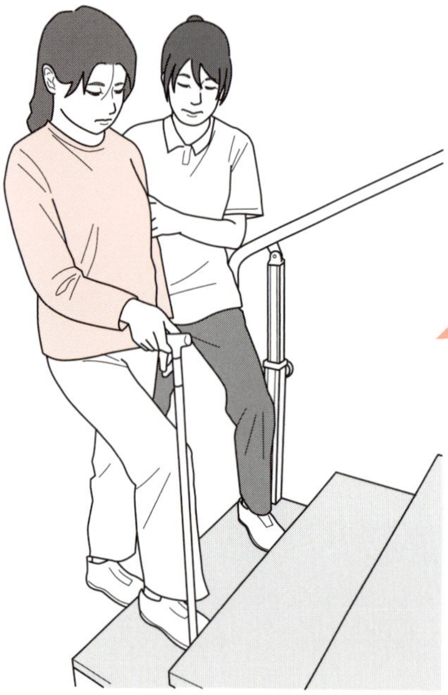

1. 介助者は対象者の後側方に立ち，ズボン（またはベルト）を腰背部でしっかりと支える．
2. 対象者は，最初に杖を一段上に上げる．

3. 介助者は，一方の下肢を前もって一段上に上げておく．

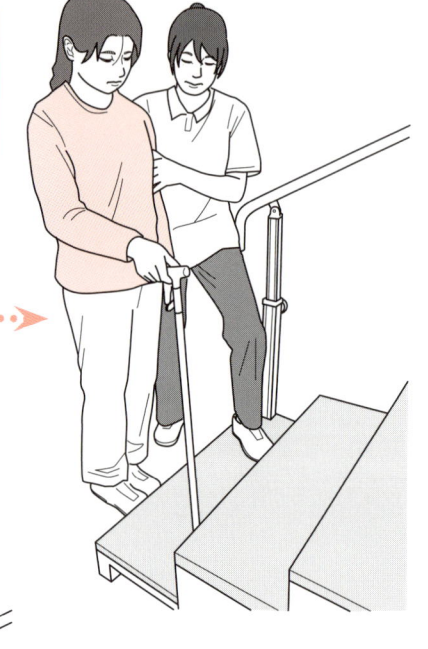

4. 対象者は，杖を持っている側の下肢を一段上に上げる．

5. 対象者は杖を持っていない側の下肢を上に上げる．

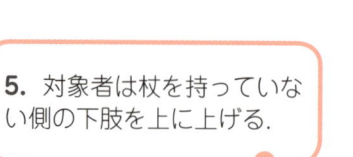

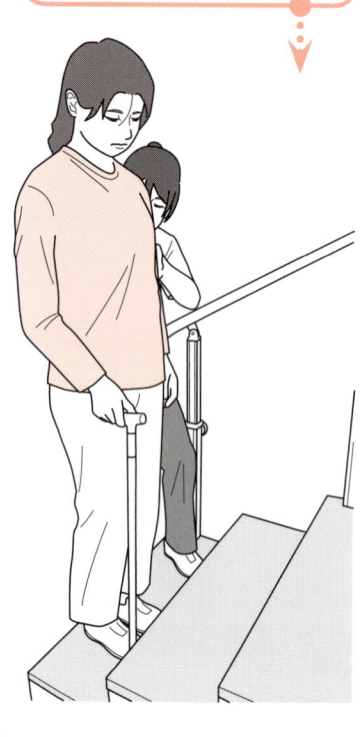

6. 介助者はもう一方の下肢を上げる．

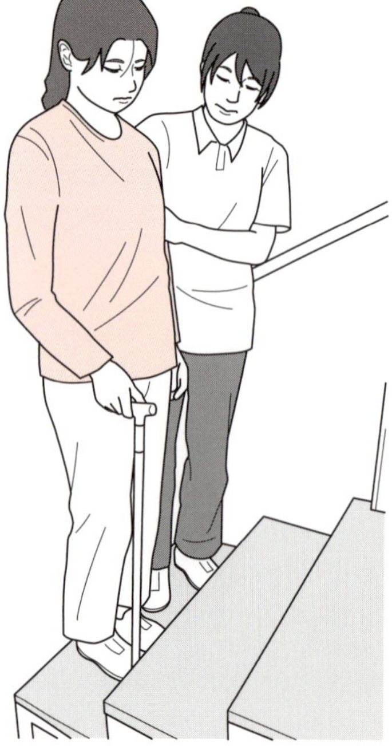

7. 2〜6の動作を繰り返し，階段を昇っていく．

2 片側杖使用の降り

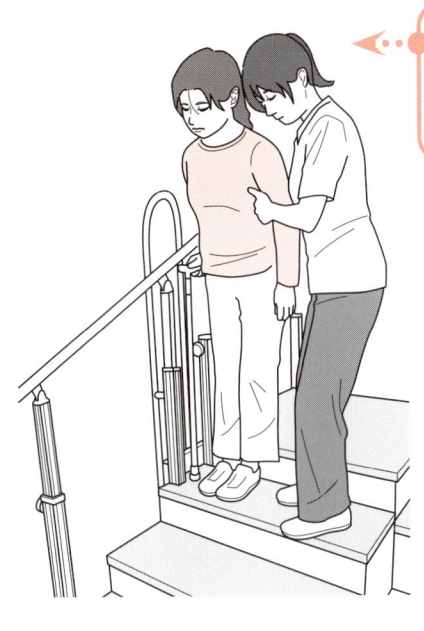

1. 介助者は対象者の側方に立ち，ズボン（またはベルト）を腰背部でしっかりと支える．

2. 対象者は，最初に杖を一段下に下ろす．

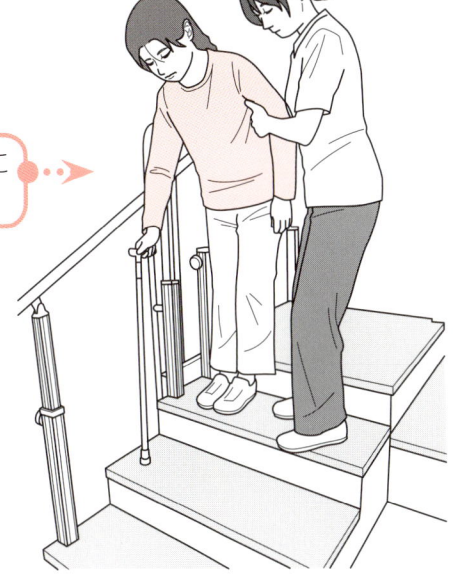

3. 介助者は，一方の下肢を前もって一段下に下ろしておく．

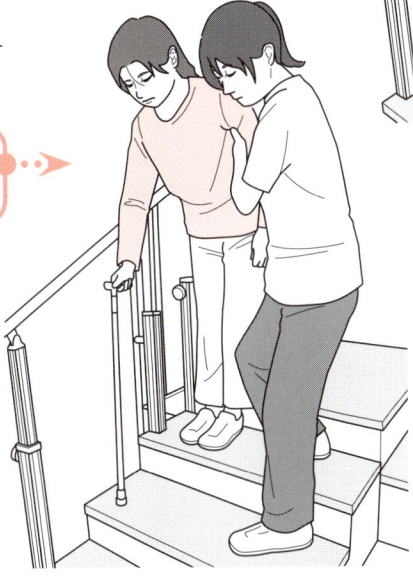

4. 対象者は，杖を持っていない側の下肢を一段下に下ろす．

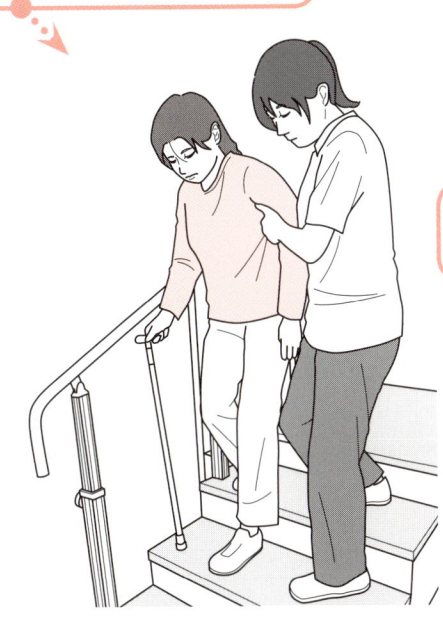

5. 対象者は杖を持っている側の下肢を下に下ろす．

6. 介助者はもう一方の下肢を下ろす．

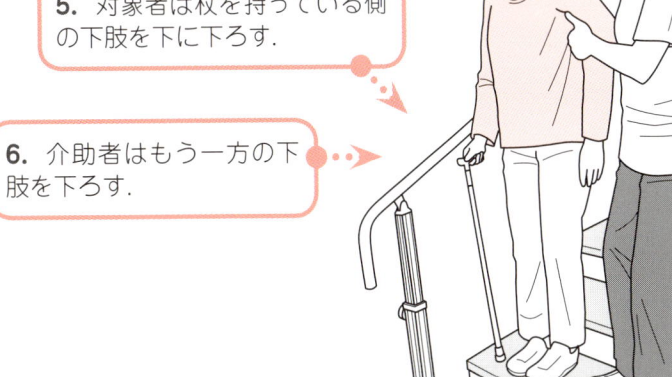

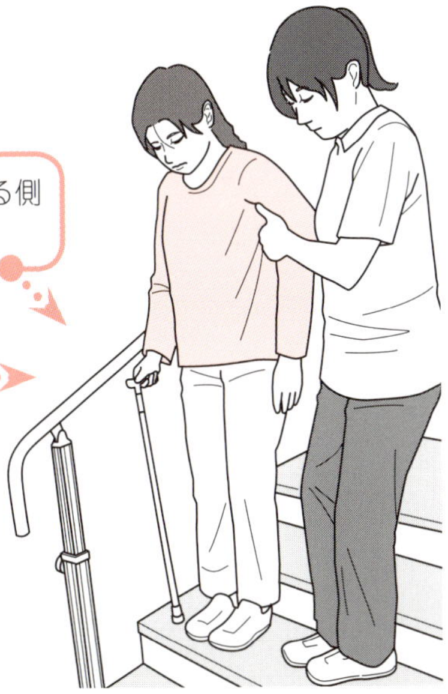

7. 2〜6の動作を繰り返し，階段を降りていく．

第4章 移動介助の実際

12 車椅子の操作および介助

① 車椅子の構造と名称

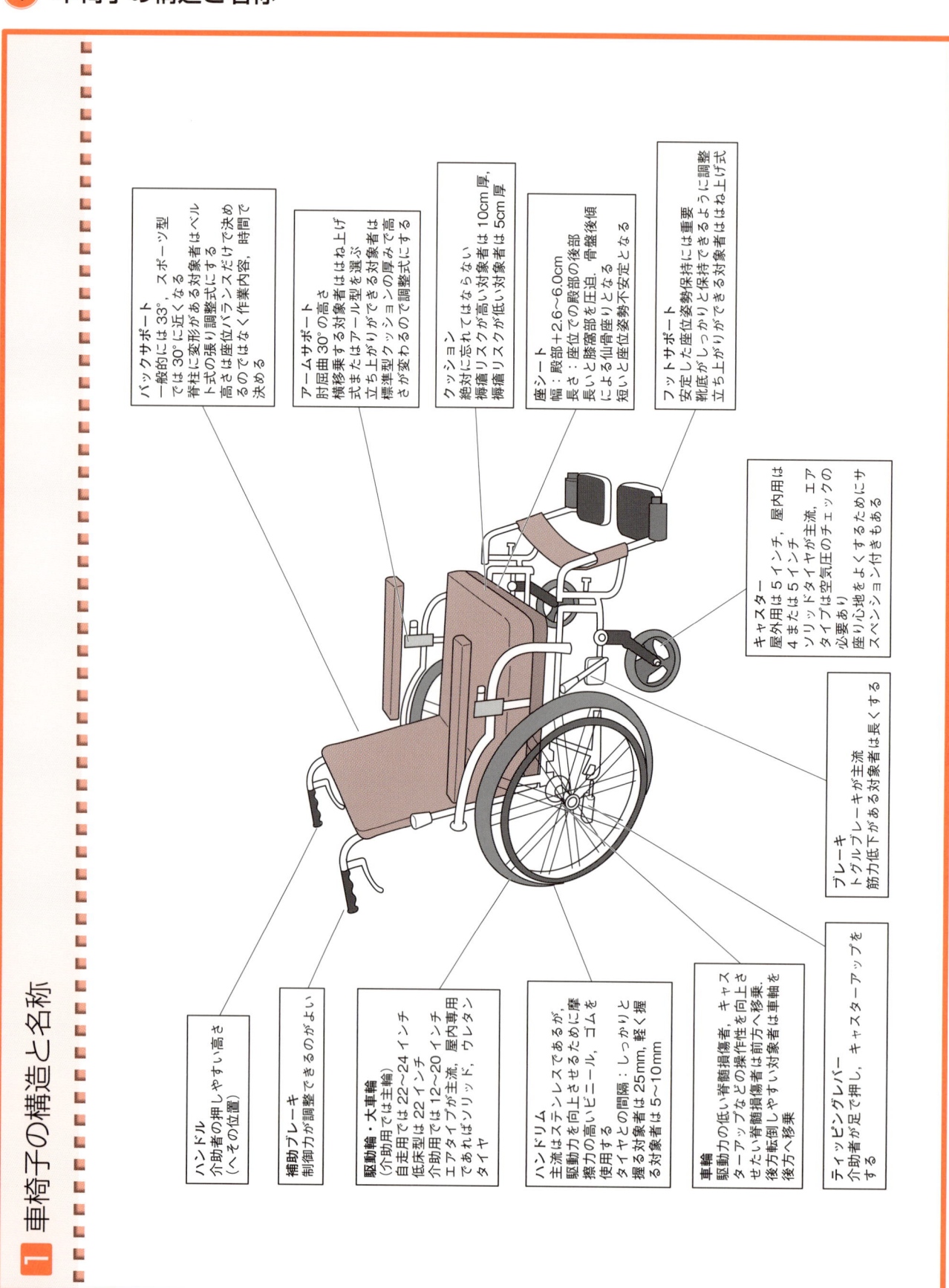

バックサポート
一般的には33°、スポーツ型では30°に近くなる
背柱に変形がある対象者はベルト式の張り調整式にする
高さは座位バランスだけで決めるのではなく作業内容、時間で決める

アームサポート
肘屈曲30°の高さ
横移乗する対象者はね上げ式または上がりアール型を選ぶ
立ち上がりクッションの厚みで高さが変わるので調整式にする

クッション
絶対に忘れてはならない
褥瘡リスクが高い対象者は10cm厚、褥瘡リスクが低い対象者は5cm厚

座シート
幅：殿部+2.6〜6.0cm
長さ：座位での膝窩部を圧迫、骨盤後傾による座型仙骨座りとなる
短いと座位姿勢不安定となる

フットサポート
安定した座位姿勢保持には重要
靴底がしっかりと保持できるように調整
立ち上がりができる対象者はね上げ式

キャスター
屋外用は5インチ、屋内用は4または5インチ
ソリッドタイヤが主流、エアタイプは空気圧のチェックの必要あり
座り心地をよくするためにサスペンション付きもある

ブレーキ
トグルブレーキが主流
筋力低下がある対象者は長くする

ハンドル
介助者の押しやすい高さ（へその位置）

補助ブレーキ
制御力が調整できるのがよい

駆動輪・大車輪
（介助用では主輪）
自走用では22〜24インチ
低床型は22インチ
介助用では12〜20インチ
エアタイプが主流、屋内専用であればソリッド、ウレタンタイヤ

ハンドリム
主流はステンレスであるが、駆動力を向上させるために摩擦力の高いビニール、ゴムを使用する
タイヤとの間隔：しっかりと握る対象者は25mm、軽く握る対象者は5〜10mm

車輪
駆動力の低い脊髄損傷者、キャスターアップな操作性を向上させたい脊髄損傷者は前方へ移乗、後方転倒しやすい対象者は車軸を後方へ移乗

ティッピングレバー
介助者が足で押し、キャスターアップをする

車椅子の構造と名称

110

② 車椅子で事故につながる動作

①車椅子を開くさい，指をシートパイプに置くと挟まれる．
②フットサポートに足を乗せたまま車椅子から立ち上がると足を引っ掛け，転倒の原因になる．
③前輪が溝，隙間に挟まると動けなくなる．
④介助者は車椅子を押している時，対象者の足先が死角となるので，ぶつけないように操作する．
⑤ブレーキをかけ忘れると転落，衝突事故の原因になる．
⑥車体より頭や手足がはみ出ていると衝突事故の原因になる．

③ 車椅子の開閉方法

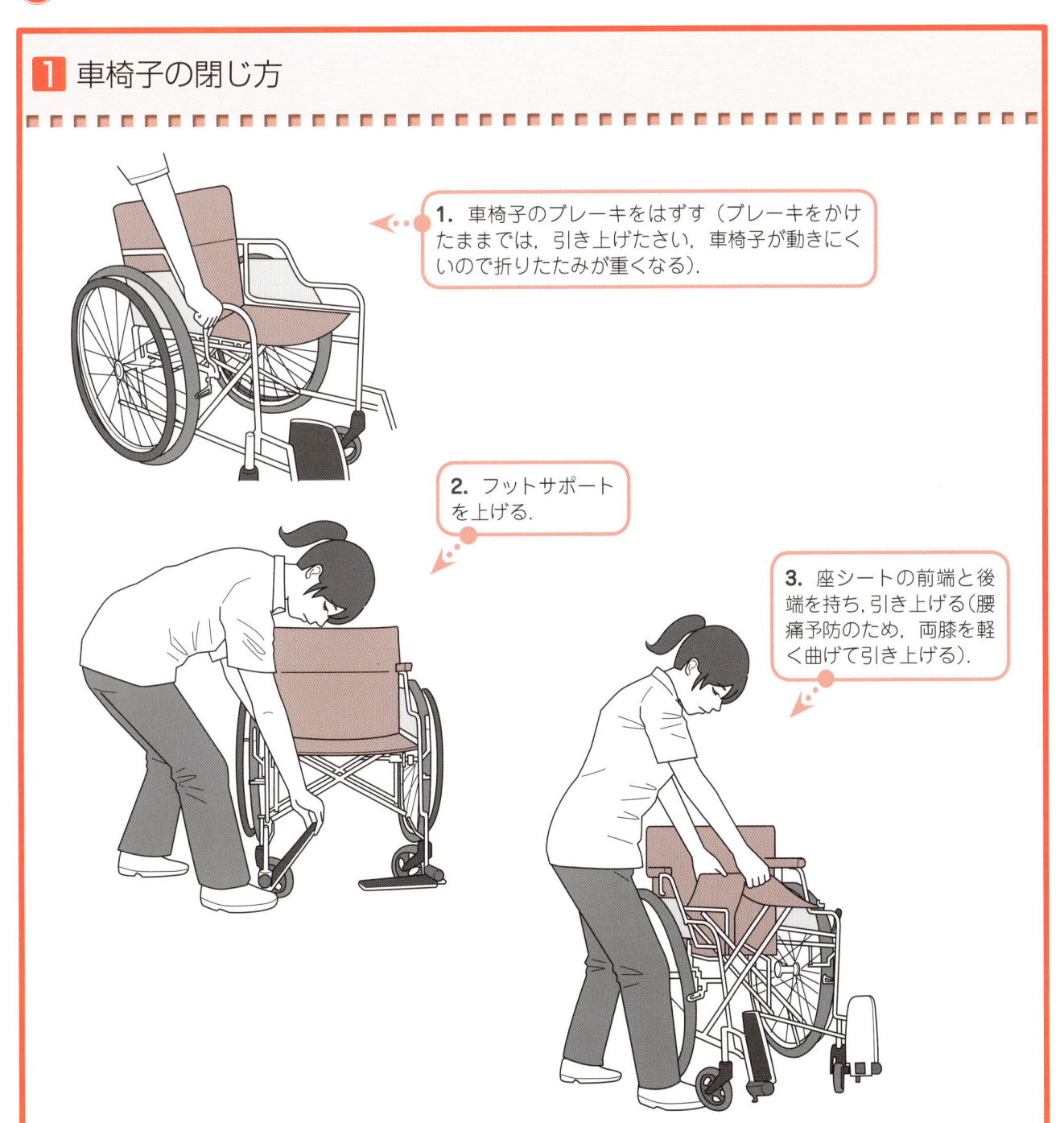

1 車椅子の閉じ方

1. 車椅子のブレーキをはずす（ブレーキをかけたままでは，引き上げたさい，車椅子が動きにくいので折りたたみが重くなる）．

2. フットサポートを上げる．

3. 座シートの前端と後端を持ち，引き上げる（腰痛予防のため，両膝を軽く曲げて引き上げる）．

2 車椅子の開き方

1. 座シート左右端に指を伸ばした状態で，シートパイプを手のひらで外下方に開くように押す．

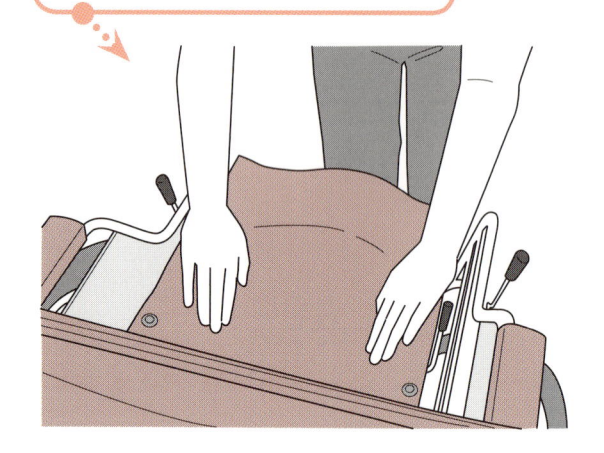

2. フットサポートを下げる．

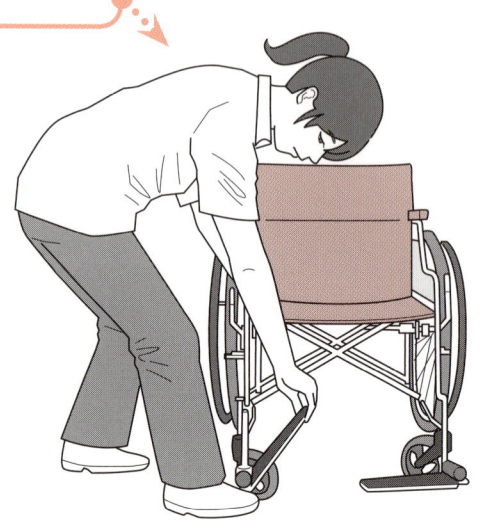

13 屋外，悪路での車椅子の介助

1—平地走行
　道路は雨水を左右に流すために中央が盛り上がった「かまぼこ型」になっている．そのため，傾斜している下方向に流されやすい「片流れ」が起きるので，介助する時は下になる側のグリップを強く押す．

2—坂道，スロープ
　坂道を昇る時は前向きで登り，急な坂道は後ろ向きで降りる．どちらも骨盤ベルト，または体幹ベルトを装着する．介護用ブレーキ付き車椅子で降りる時はブレーキで速度調整をする．そのさい，急ブレーキをかけると対象者のバランスを崩し，転落することがあるので注意する．

3—段差を昇る（**1**）
①段差の前で一旦停止をして，ティッピングレバーを足で押し，同時にグリップを後方下に引きながら，前輪を上げる．
②車椅子を前方に押して，前輪を段に乗せる．
③後輪を押し上げて段に車椅子を乗せる．

4—段差を降りる（**2**）
①段差の前で一旦停止をして後ろ向きになる．
②車椅子を引き後輪を下に降ろす．
③前輪が段の端についたら，前輪を少し浮かしてゆっくりと降ろす．

5—溝越え（**3**）
①ティッピングレバーを押して，グリップを後下方に引くようにして前輪を上げる．
②前輪が溝を越えたら，力を緩めないでゆっくりと下ろす．

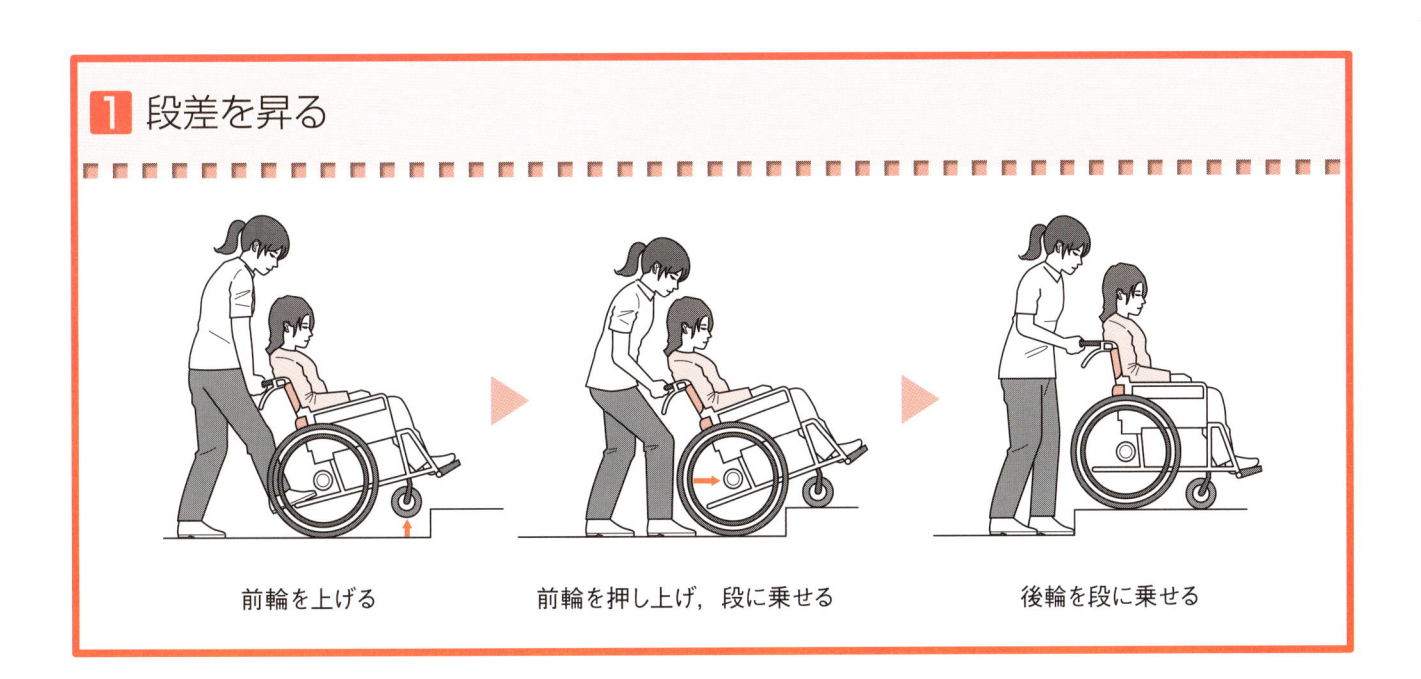

---

1 段差を昇る

前輪を上げる　→　前輪を押し上げ，段に乗せる　→　後輪を段に乗せる

2 段差を降りる

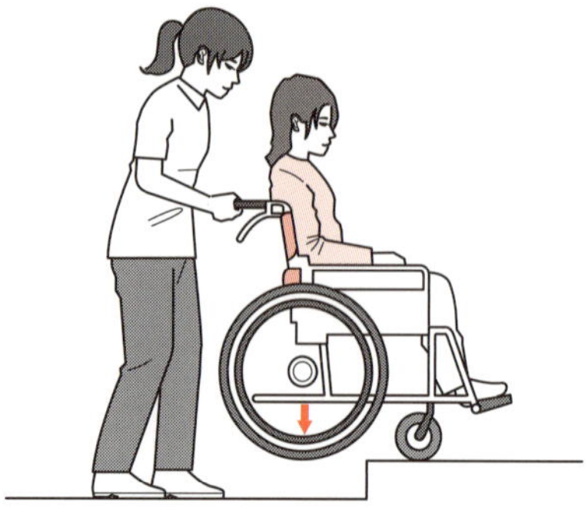

後輪を下ろす 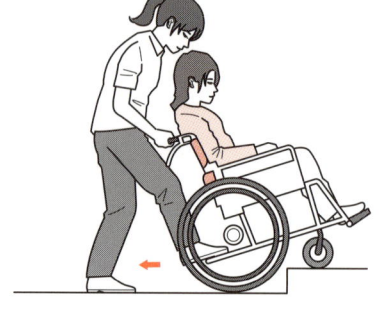　　　　前輪を上げたまま，後ろに引く

3 溝越え

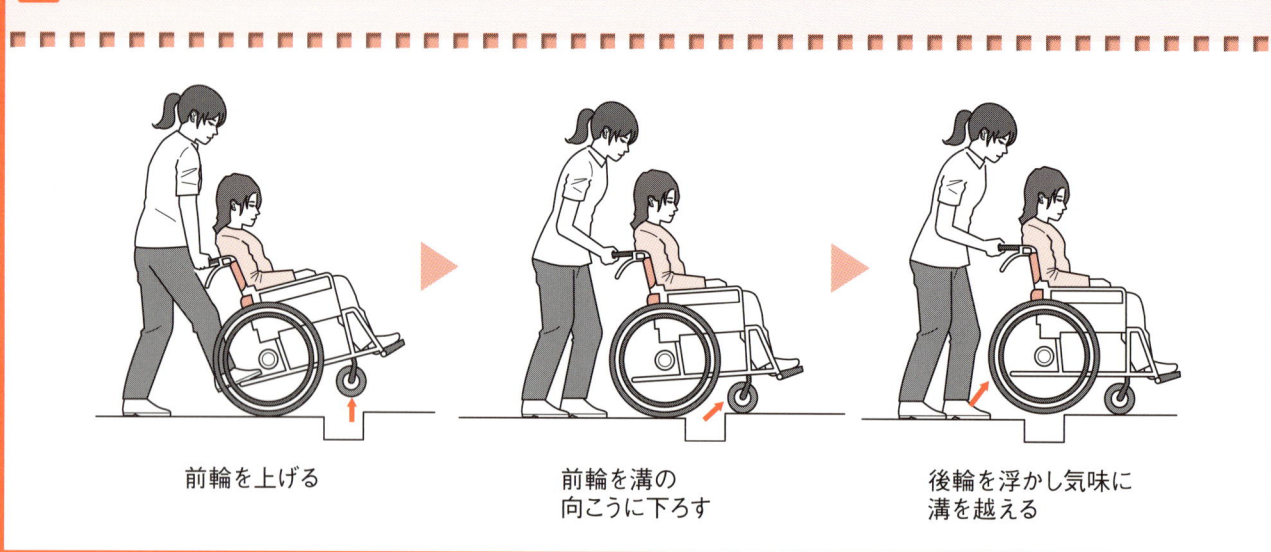

前輪を上げる　　　前輪を溝の向こうに下ろす　　　後輪を浮かし気味に溝を越える

③後輪を浮かし気味にして溝を越える．
④溝を越えたことを確認したら，ゆっくりと後輪を下ろす．

6 ― 砂利道，踏み切り
①砂利道，踏切の前で一旦停止をして，ティッピングレバーを押して，グリップを後下方に引くようにして前輪を上げる．
②前輪を上げたまま移動する．
※踏切では後ろ向きで移動する方法もある．

14 車椅子の利用

① 手動車椅子

　車椅子は歩行できない対象者，下肢や体幹に障害があり移動手段が確保できない対象者の用具と説明されている．車椅子は単なる移動手段ではない．車椅子使用者の生活で考えてみると車椅子で移動している時間はわずかで，それより，車椅子上での座位姿勢の時間が長い．そのため，車椅子は座ることを考えて選ぶことも必要である．

　車椅子は2つの部分から構成されている．1つは移動するための車の部分と，もう1つは座るための椅子の部分である．その2つの部分をきちんと考えて選択することが重要である．①安定していて，安全に座れる，②安定した座位姿勢で食事，パソコン操作などの目的動作ができる，③安全に自分で移動，または介助で移動ができる．そのことにより，④離床ができる，⑤行動範囲が広がり，社会参加を促進できる，⑥介助量と介助者への気兼ねが軽減できる．

1 ― 選択方法

　どのように選択すれば良いのか．操作方法で選択する方法が一般的であり，自分で駆動操作ができる場合は①自走用，できない場合は②介助用と選択することも間違いではないが，椅子の部分を考えていないので，不十分である．車椅子使用者は手足が動かないなどの運動能力の問題だけではなく，自分で姿勢直しができなかったり，感覚に問題がある場合もある．また，長時間，座位姿勢を保持すると褥瘡が発生する危険性もある．そのため，選択方法は，まず座る能力で決める方法が適切と考える．

　使用者の座位保持能力を3段階に分類し，それぞれのクッションと車椅子の機能を決める方法（**1**）である．

（1）手が離せる．姿勢直しができる

　車椅子は身体寸法に合ったものを選ぶ．クッションは座り心地と操作に邪魔にならない動きやすさから5cm厚を使用する．

（2）手をついて支えられる．姿勢直しが不十分

　車椅子は骨盤，体幹を支持できるものを選択することにより，手の使用が可能となる．姿勢直しが十分ではないので，クッションは減圧能力の高い10cm厚を使用する．

（3）自力で座れない．姿勢直しができない

　車椅子はティルト・リクライニング式を選択し，骨盤，体幹，さらに頭頸部の支持が必要となる．クッションは(2)同様減圧能力の高い10cm厚を使用する．背にもクッションが必要である．

2 ― 種類

1）普通型（2）

　一般的に用いる自走用車椅子で，折りたたみ式で前輪はキャスター，後輪は大車輪（18インチ以上）の4輪で構成したもの，各部の調節ができるモジュラー式の車椅子，フレームの折りたたみ式も含む．

2）リクライニング式普通型（3）

　バックサポートの角度を変えることができるもの．その他は普通型と同じ．

第4章 移動介助の実際

1 座位能力に応じたクッションと車椅子の選択方法

座位能力	クッション	車椅子（製品）
手が離せる姿勢直しができる	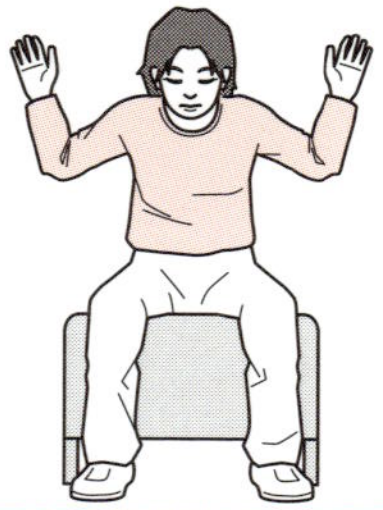 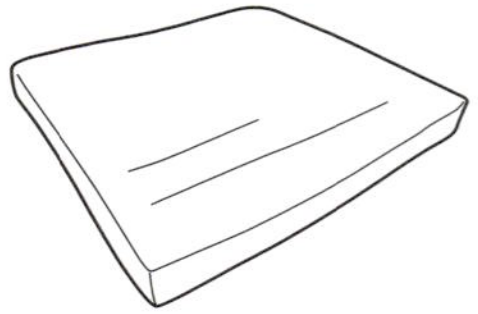 3Dクッション クッションは座り心地と操作に邪魔にならない5cm厚を使用する。	モジュラー式車椅子 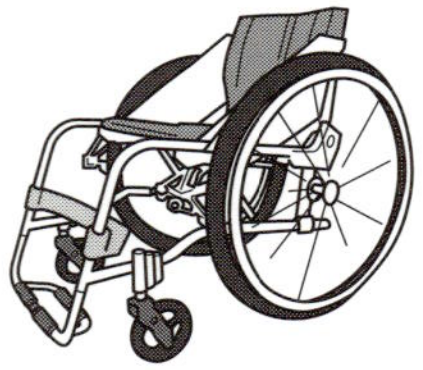 身体寸法に合った車椅子を選ぶ。
手をついて支えられる。姿勢直しが不十分。	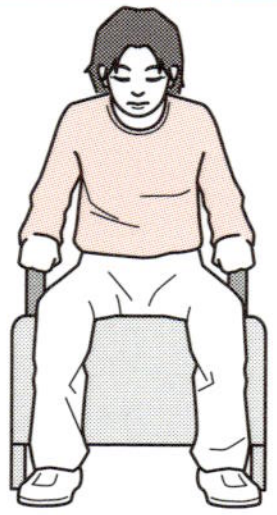 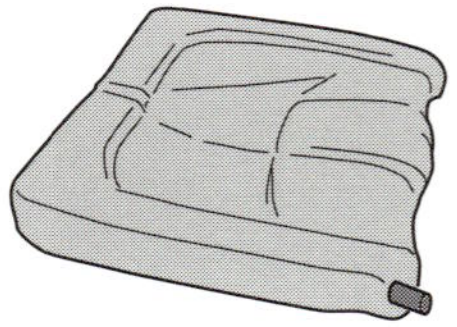 ソロ 姿勢直しが十分ではないので、クッションは減圧能力の高い10cm厚を使用する。	モジュラー式車椅子 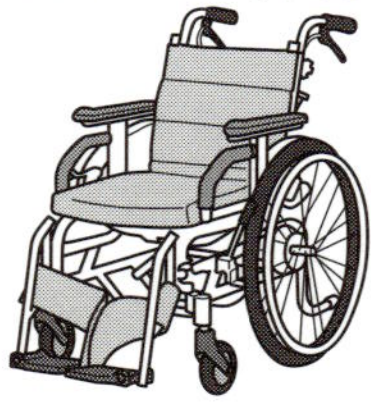 骨盤、体幹を支持できるものを選択することにより、手の使用が可能となる。
自力で座れない。姿勢直しができない。	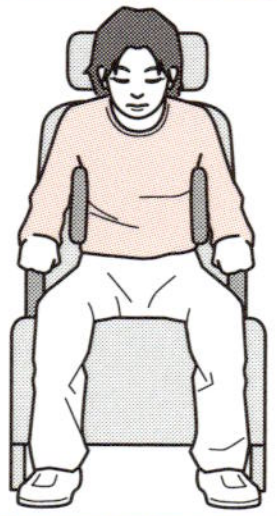 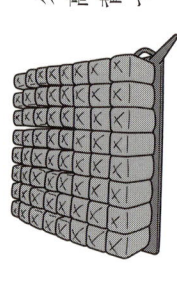 ロホ クッションは減圧能力の高い10cm厚を使用する。背にもクッションが必要である。	ティルト・リクライニング式車椅子 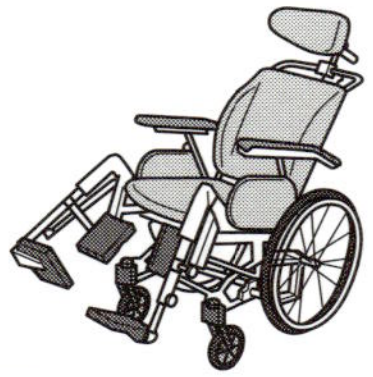 骨盤、体幹、さらに頭頸部の支持が必要となる。

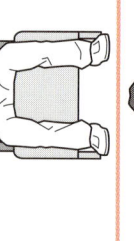

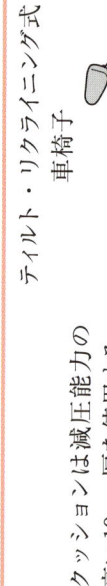

2 普通型

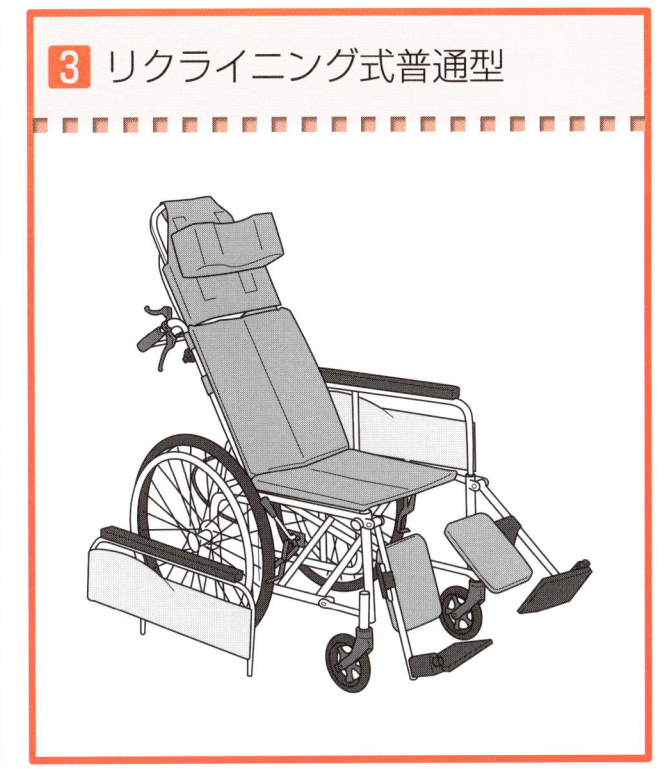

3 リクライニング式普通型

3) ティルト式普通型

　座席とバックサポートが一定の角度を維持した状態で，床面との角度を変えることができるもの．その他は普通型と同じ．

4) ティルト・リクライニング式普通型（**4**-b）

　バックサポートの角度を変えることができ，座席とバックサポートが一定の角度を維持した状態で，床面との角度を変えることができるもの．

5) 手動リフト式普通型

　座席の高さを変えることができる．その他は普通型と同じ．適応は畳での生活をする対象者である．

6) 前方大車輪型

　折りたたみ式で前方に大車輪のあるもの．

7) リクライニング式前方大車輪型

　バックサポートの角度を変えることができるもの．その他は前方大車輪型と同じ．

8) 片手駆動型

　折りたたみ式でハンドリムを二重にして，片手で左右の車輪を駆動できるもの．片麻痺の対象者の適応と考えるが，実際は健側の上下肢で操作するため，使用されていない．

9) リクライニング式片手駆動型

　バックサポートの角度を変えることができるもの．その他は片手駆動型と同じ．

10) レバー駆動型

　レバー1本で駆動操舵ができるもの．片麻痺の対象者の使用適応と考えるが，実際は操作が難しく，小回りも利かない．

11) 手押し型

　手押し型A：原則として介助者が押して移動する．大車輪がある．

　手押し型B：折りたたみ式，固定式の方式は問わない．小車輪（12インチ未満）がある．

4 リクライニング式(大車輪の大きさの違い)

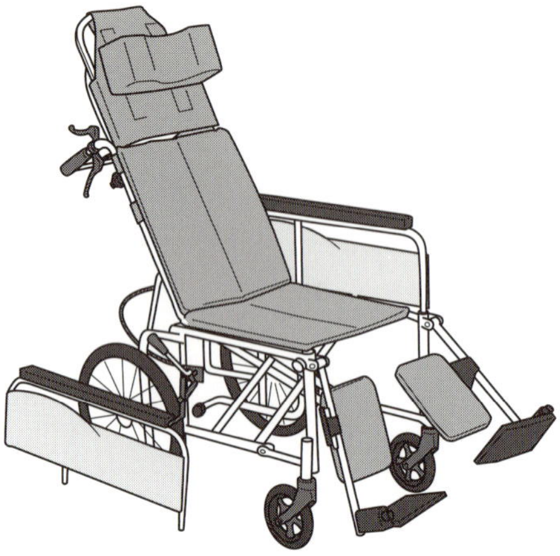

a. リクライニング式手押し型

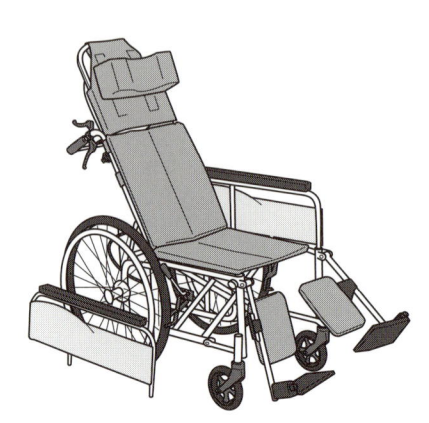

b. ティルト・リクライニング式普通型

5 ティルト・リクライニング式手押し型

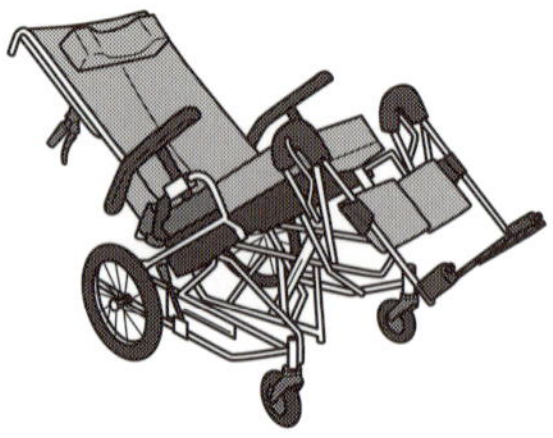

ティルト 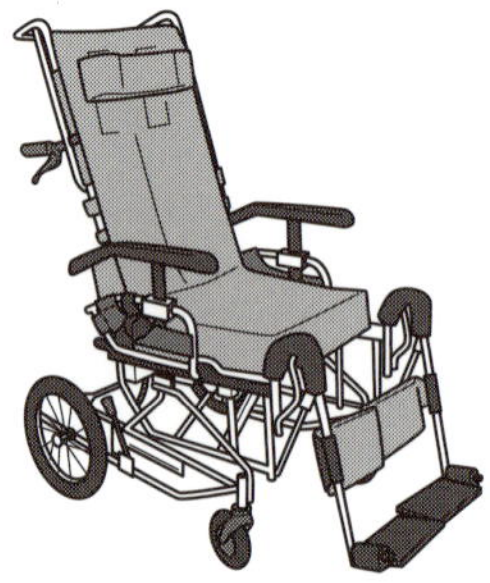　　　通常の状態 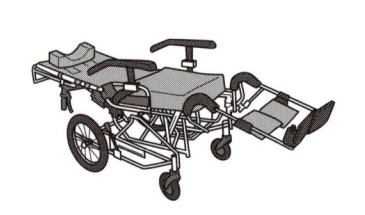　　　リクライニング

12) リクライニング式手押し型(4-a)

バックサポートの角度を変えることができるもの．その他は手押し式A型と同じ．

13) ティルト式手押し型

座席とバックサポートが一定の角度を維持した状態で，床面との角度を変えることができるもの．その他は手押し型Aと同じ．

14) ティルト・リクライニング式手押し型(5)

バックサポートの角度を変えることができ，座席とバックサポートが一定の角度を維持した状態で，床面との角度を変えることができるもの．その他は手押し型Aと同じ．座位姿勢が保持できない対象者に，座位保持装置を装着して使用される．

3 ― 選択手順
1) 形式を選択する

　例えば，以下のような考え方で種類を選択する．
- 外出機会が多く，車への積み込みが必須な対象者の場合，可能な限りコンパクトで軽量な車椅子．
- 殿部の褥瘡リスクが高く，長時間の座位が困難な対象者の場合，ティルト・リクライニング式．
- 車椅子座位姿勢での長時間作業の必要な対象者の場合，ティルト・リクライニング式．
- 座位が困難ですぐに臥位になる必要がある対象者の場合，リクライニング式．
- 座位姿勢がすぐに崩れてしまい，車椅子に深く座らせるためには体幹の姿勢調整が必要な対象者の場合，ティルト式．
- 畳での生活で，床と車椅子の移乗が必要な対象者の場合，昇降式．
- 下肢筋力が弱く，立位姿勢での作業が必要である対象者の場合，スタンドアップ式．

2) 使用者の操作能力をもとに自走用か介助用かを決める

　屋内でのフラットな床面であれば自走できるが，屋外ではほとんど困難な対象者の場合，車椅子の利用目的が主に屋外であるなら，介助用を選択する．介助用なら手押し型AかBかを選択する．

　自走用であれば，駆動方法はどうするのか，普通型なのか，特殊な片手駆動型であれば使いこなせるのか等を考慮して選択をする．

4 ― 操作方法
1) 車椅子の駆動操作

　(1) まっすぐ漕ぐ（**6**）

　ハンドリムを後方（時計で11時付近）でつかみ前方（時計で3時付近）の位置で離す．後ろから大きく漕ぐと効率よく進むことができる．

　漕ぎ始めの注意として，車椅子を漕ぎ出す時は，少しお辞儀するように身体を前に傾ける．バックサポートに体幹がよりかかった状態で漕ぎ出すと，前輪が浮いて後方に転倒することがある．

　(2) 曲がる（**7**）

　片方のハンドリムを漕ぐと回した方と反対に曲がる（例：右だけ漕ぐと，左へ向きが動く）．曲がりたい方向のハンドリムを止めて，反対のハンドリムを回すとより鋭角に曲がることができる．

　(3) その場で回転（方向転換）（**8**）

　左右のハンドリムを同時に前後反対に動かすとその場で回転ができる．

2) 床の物を拾う時（**9**）

　前方に物が落ちた場合でも横から手を伸ばし，物を拾うようにする．反対側の手で肘かけやタイヤをつかむと安定して行える．注意点としては前方の落とし物を，体幹を前屈して拾おうとすると，前方に転倒する危険がある．

3) 段差・坂道

　段差（**10**）では前輪を上げ，前輪が段の上に乗ったら後輪を段差につけ身体を前に倒しながら漕ぐ．

　注意点として，前輪が段差にぶつかり急に止まると身体が前に放り出されてしまう．体幹を前屈させずに漕ぐと後方に転倒する危険がある．

第4章 移動介助の実際

6 まっすぐ漕ぐ

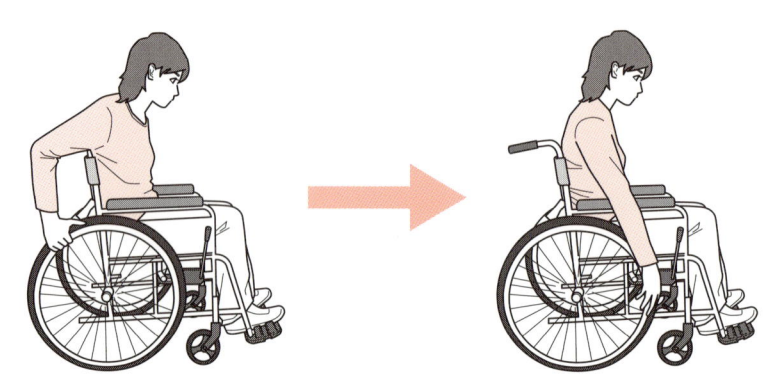

ハンドリムを後方（時計で11時付近）でつかみ前方（時計で3時付近）の位置で離す．後ろから大きく漕ぐと効率よく進むことができる．

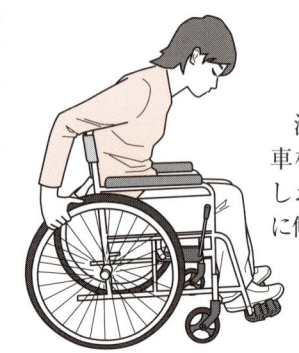

漕ぎ始めの注意として，車椅子を漕ぎ出す時は，少しお辞儀するように体を前に傾ける．

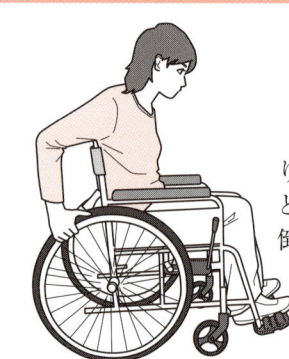

バックサポートに体幹がよりかかった状態で漕ぎ出すと，前輪が浮いて後方に転倒することがある．

7 曲がる

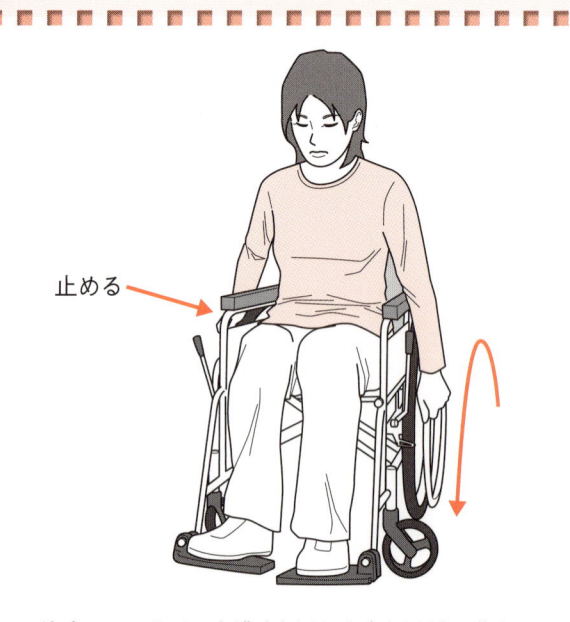

止める

片方のハンドリムを漕ぐと回した方と反対に曲がる．
（例：右だけ漕ぐと，左へ向きが動く）

8 その場で回転

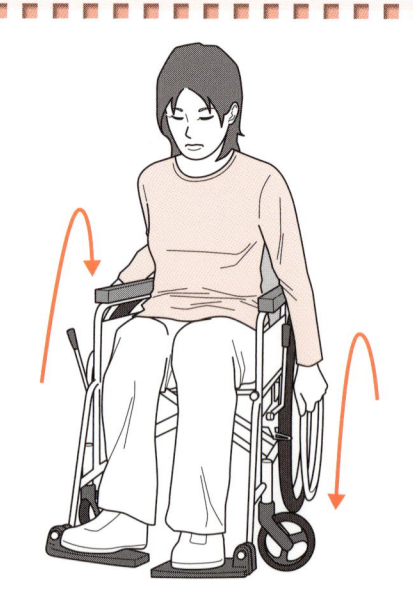

左右のハンドリムを同時に前後反対に動かすとその場で回転ができる．

9 床の物を拾う

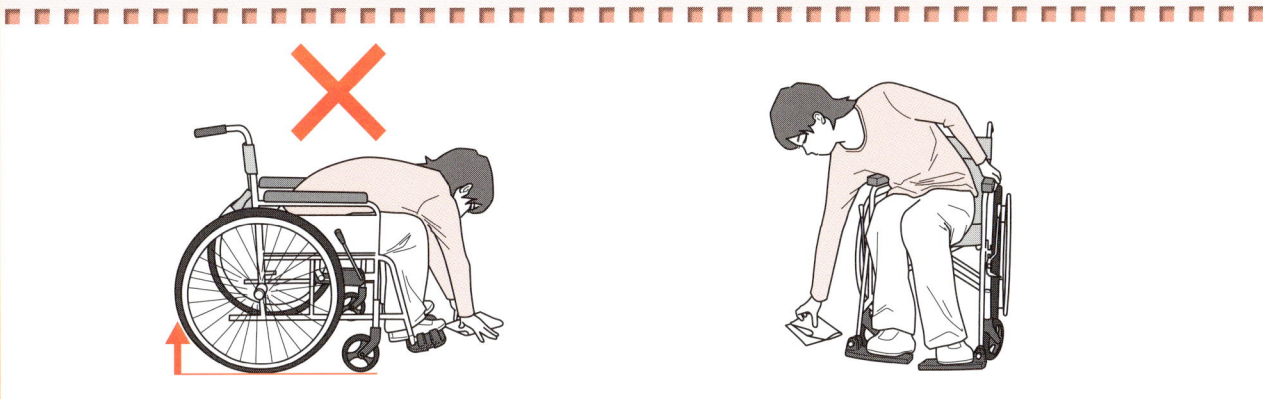

前方の落とし物を，体幹を前屈して拾おうとすると，前方に転倒する危険がある．

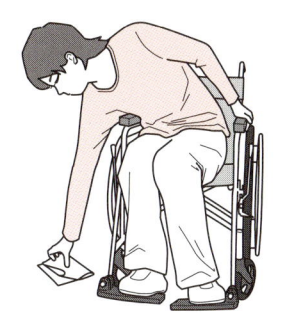

前方に物が落ちた場合でも横から手を伸ばし，物を拾うようにする．反対側の手で肘かけやタイヤをつかむと安定して行なえる．

10 段差

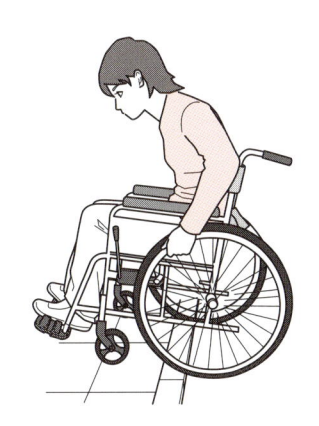

前輪を上げ，前輪が段の上に乗ったら後輪を段差につけ体を前に倒しながら漕ぐ．
注意点として，前輪が段差にぶつかり急に止まると体が前に放り出されてしまう．体幹を前屈せずに漕ぐと後方に転倒する危険がある．

11 坂道

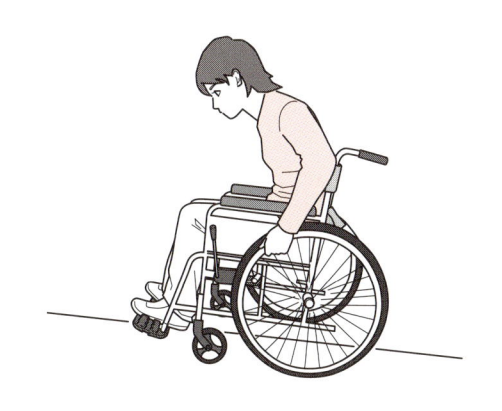

上るさいは体幹を軽度前屈しながら漕ぐ．前屈しすぎるとキャスターに圧が加わり，大車輪の地面への接触圧が減り，駆動効率が低下する．

坂道（11）を上るさいは体幹を軽度前屈しながら漕ぐ．前屈しすぎるとキャスターに圧が加わり，大車輪の地面への接触圧が減り，駆動効率が低下する．
坂道では平坦な道よりも後方に転倒する危険がある．

5 — 介助者に必要な知識

1) シート

(1) シートの選択方法

処方するさいは除圧・減圧動作が自己で可能かどうかにより車椅子の機種が変わる．選択方法は自己で可能な場合，シート部分は固定式でよく，自己で不可能な場合は電動でシートをティルト・リクライニングできる機種が必要である．

(2) リクライニング式の特徴

リクライニング式(12-a)は座席の背と足部が一緒に倒れ，水平に近い状態になるのでリラックスができる．欠点としては体幹の伸展により，緊張が起こり姿勢の崩れが生じる．座位保持装置などで姿勢を保持していても崩れる．そのため，起き上がった時に姿勢直しが必要となり，衣服のずれも生じる．圧では坐骨，仙骨部は減圧されているが，十分ではない．

(3) ティルト式の特徴

ティルト式(12-b)は座席が完全にフラットにならないため，リラックスはできないが，シートごと傾斜するので，姿勢が崩れず，衣服のずれも少ない．圧では頸髄損傷者のように体幹，下肢の軟部組織の萎縮がある場合は顕著に背シートに体重移動され，減圧効果は高い．

---

12 リクライニング式とティルト式の圧変化

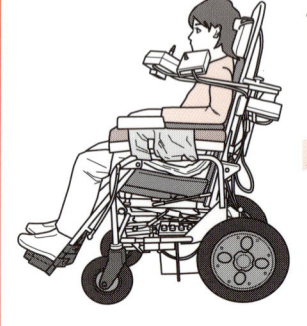

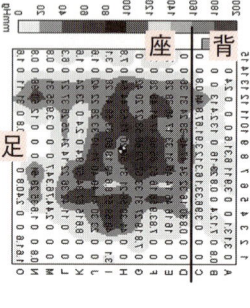

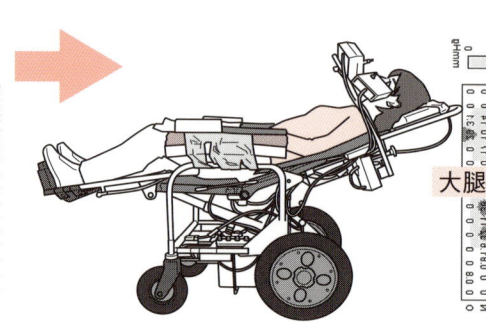

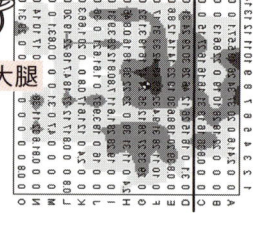

a. リクライニング式

b. ティルト式

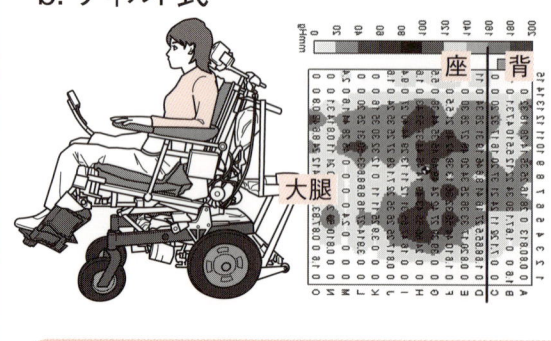

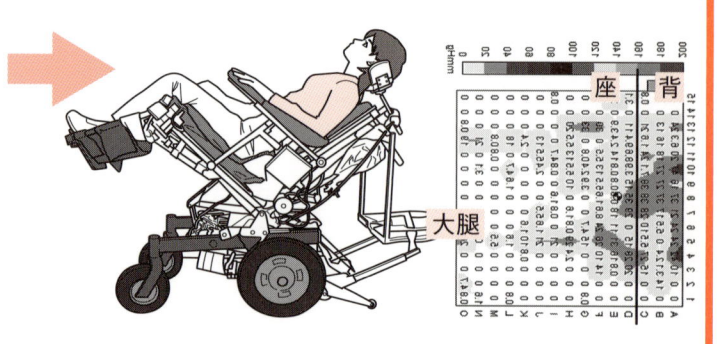

a. リクライニングにより背と座を倒しても，仙骨部には圧が加わっている．
b. ティルトにより座席自体を後方に倒すと背に圧が移動している．

2) クッション
(1) **クッションの必要な理由**

　座位姿勢を一定の時間保持するためには座面にクッションを敷いて減圧し，定期的に減圧動作をしなければならない．褥瘡を予防するためには，皮膚の圧迫されている時間を短縮する，または毛細血管圧に近い圧，または低い圧にする必要がある．時間を短縮するには除圧・減圧動作を行なう．皮膚の圧迫時間を短縮するために，1時間おきにベッドに戻るか，殿部を座面から上げることのできる場合は30分おきに上げるように指導する．

(2) **使用の目的**

　使用する目的は，①圧集中を防ぐ，②安定性の確保，③温・湿度のコントロールである．圧集中を防ぐことは減圧をさせること，そしてそのためには圧分散を図ることである．

　圧分散するためには，①広い面で支持する，②殿部の横でも支える，③適度な柔らかさ，④適度な厚さが必要である．その結果として沈み込みが生じる．

　日本褥瘡学会では，高齢障がい者，脊髄損傷者のように褥瘡リスクが高い対象者の場合は10cm厚，それ以外は5cm厚を推奨している．

(3) **種類と取り扱い方法**

　クッションは多くの種類(13)があり，大きく分類すると，①エアタイプ，②ゲルタイプ，③フォームタイプがある．日常で注意することとして，エアタイプは各自に適切な圧調整が必要である．エア圧が高いと反発力が高くなり，接触圧は高くなる．逆に低いと底付け（ボトミングアウト）がみられ，非常に危険である．ゲルタイプは長時間座位姿勢を保持するとゲルが片寄るため，毎日，ゲルをフラットに整えなければならない．フォームタイプは調整を必要としないが，耐用年数は2年程度である．

13 クッションの種類（材質）

材質	エア	ゲル	フォーム
製品			
長所	圧分散に優れる	安定性に優れる	圧分散に優れる 安価 細工が容易
短所	空気圧の調整が必要	座る位置が決まる	耐用年数が短い 尿，便を拭き取れない
耐用年数	2～3年	5年	2年

褥瘡を予防できるクッションであるかどうかを判断するには，対象者に，日常で座り続ける時間と同じだけ，そのクッションに座ってみてもらう．その後，殿部の発赤が30分で消失するなら，予防できるクッションと考えられる．

(4) 選択方法

選択のさい，条件をより低圧としたい場合はエア，フォーム，ゲルの順番となり，安定性を優先するならばゲル，フォーム，エアとなる．取り扱いやすさと購入価格を優先するならばフォーム，エア，ゲルとなる．

すべてのクッションは一長一短であり，パーフェクトなクッションは存在していない．

3) 減圧方法

減圧動作は30分ごとに行う．乗車時の時間から30分ごとでは計算がしづらいので，例えば，11時15分に乗車しても，減圧動作は11時30分，次は12時，12時30分と30分単位で行なうように指導している．

(1) 介助にて [14]

① 体幹側屈：ベッドに枕を積んで寄りかかると減圧ができる．左に側屈すると右の坐骨周辺の減圧が可能となる．
② 体幹前屈：安定した机の上の枕に寄りかかると両坐骨周辺の減圧ができる．
③ 後方から抱き上げる：介助者はどちらかの足を一歩前において抱き上げる．両坐骨周辺の除圧が可能となる．
④ 後方傾斜（ティルト）：ベッドに車椅子を倒しておく．安全のため，安定した椅子を車椅子の足部に置く．体幹に体重が移動するので殿部の減圧が可能となる．

(2) 自己にて [15]

① 体幹前屈：大腿に圧が移動し，殿部の圧が減少する．
② 体幹右側屈：右殿部，大腿に圧が移動し，左殿部，大腿の圧が減少する．
③ 体幹左側屈：左殿部，大腿に圧が移動し，右殿部，大腿の圧が減少する．

4) 保全・管理

(1) ブレーキ

ブレーキの利きが弱い場合（ブレーキをかけて移乗したさい，車椅子が動いたなど）は，以下の点を確認する．
① 空気圧をチェックする．車椅子のブレーキは，てこの原理でブレーキをタイヤに押し付けて止めている．そのため，空気圧が低いとブレーキの効きが弱い．
② タイヤの溝の確認：タイヤの摩耗で溝がなくなっていないかチェックする．
③ 空気が入らない場合は虫ゴムを確認する．
④ パンクを確認する．
⑤ ブレーキとタイヤの間隔の調整をする．

14 除圧・減圧方法

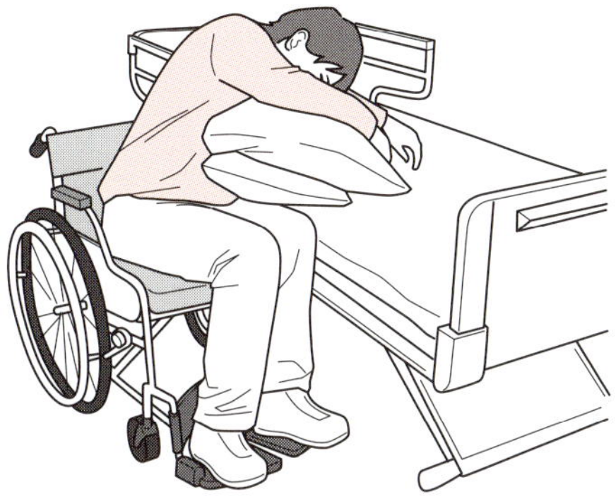

a. 体幹側屈
ベッドに枕を積んで寄りかかると減圧ができる．イラストでは左に側屈しているので右の坐骨周辺の減圧が可能となる．

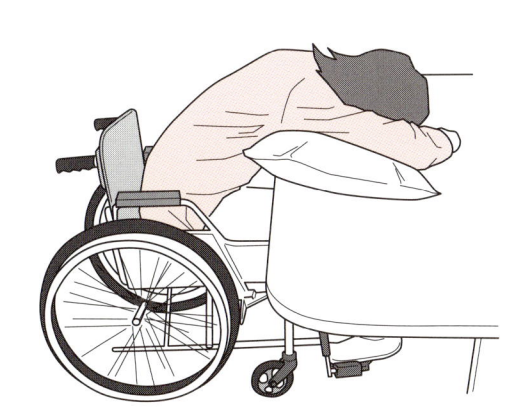

b. 体幹前屈
安定した机の上の枕に寄りかかる．イラストでは両坐骨周辺の減圧が可能となる．

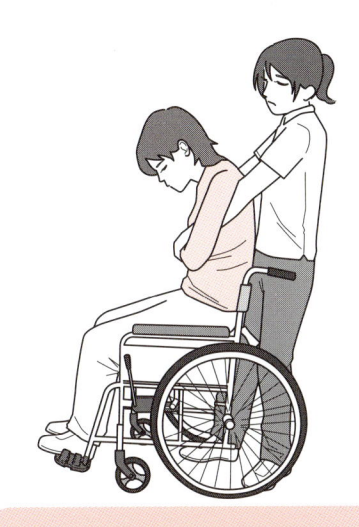

c. 後方から抱き上げる
介助者はどちらかの足を一歩前において抱き上げる．イラストでは両坐骨周辺の減圧が可能となる．

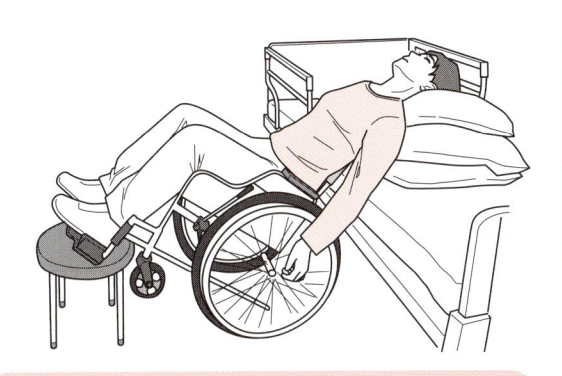

d. 後方傾斜（ティルト）
ベッドに車椅子を倒しておく．安全のため，安定した椅子を車椅子の足部に置く．イラストでは体幹に体重が移動するので殿部の減圧が可能となる．

15 自己にて行なう車椅子上の減圧動作

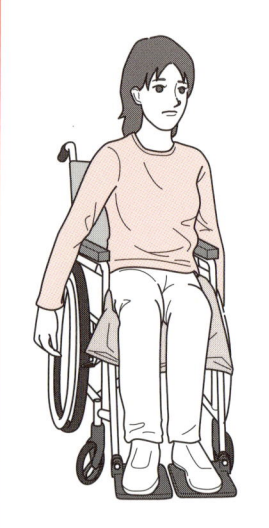

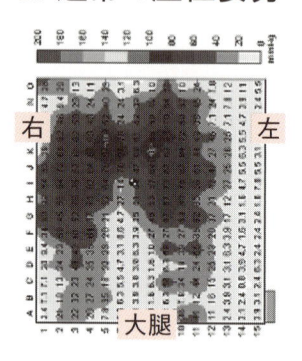

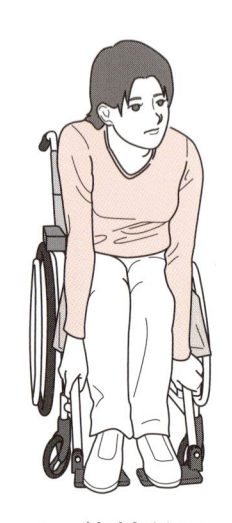

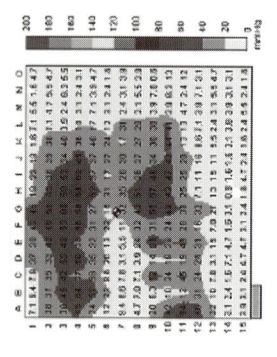

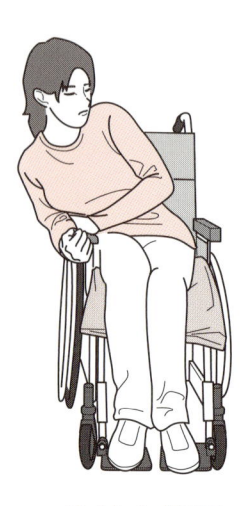

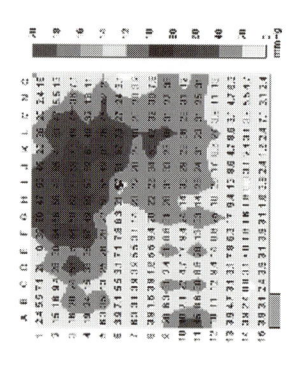

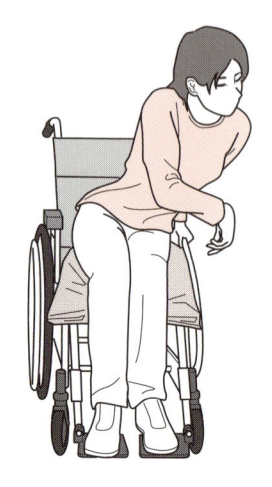

a. 通常の座位姿勢　　b. 体幹前屈　　c. 体幹右側屈　　d. 体幹左側屈

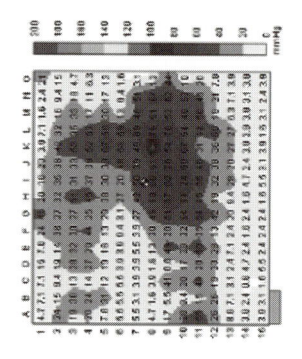

② 電動車椅子

1 ─ 目的
電動モーターで車輪を回して移動する車椅子であり，実用歩行能力の失われた対象者，または，手動で車椅子を実用操作できない対象者の移動に使用される．最高時速は6kmで，歩行者として扱われるので右側通行となる．

2 ─ 種類
1) 普通型（**1**）
モーターが後ろにある後輪駆動で上肢操作のジョイスティックにて操作するタイプである．
2) 手動兼用型（**2**）
A（切替）：電動力走行と手動力走行の切り替えができるものであり，普通型車椅子のフレームに電動ユニットを取り付けて電動車椅子にするもの．ジョイスティック操作である．
B（アシスト）：普通型車椅子のフレームに電動ユニットを取り付けており，使用者がハンドリムを駆動するとモーターが作動し補助を行う．

14. 車椅子の利用

1 普通型

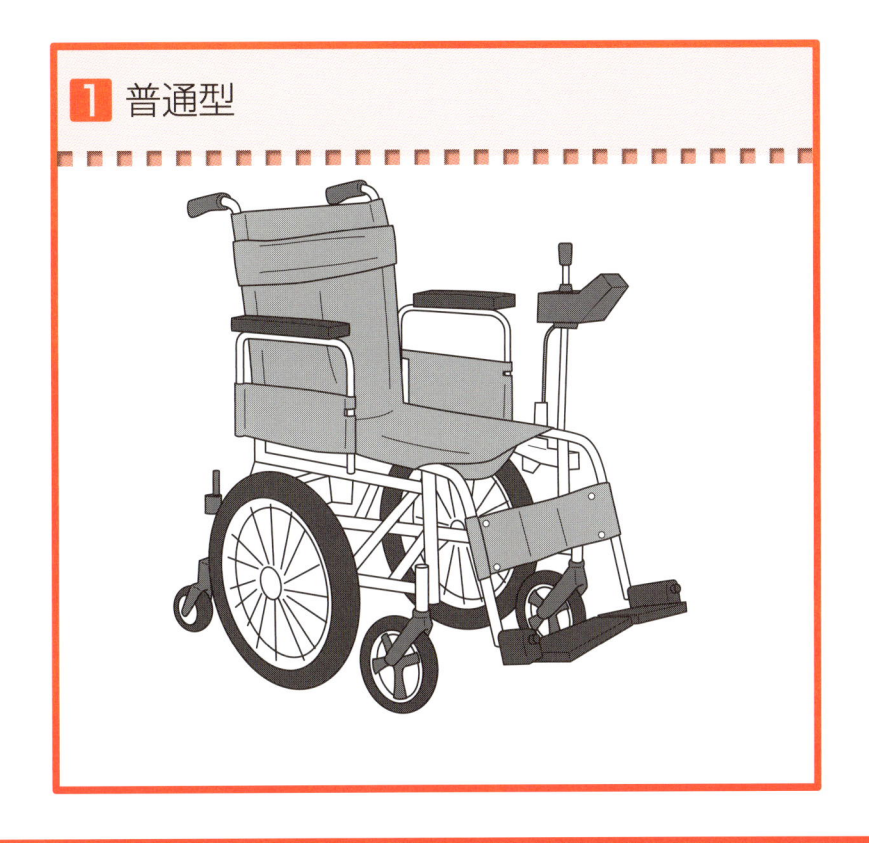

2 手動兼用型 A・B

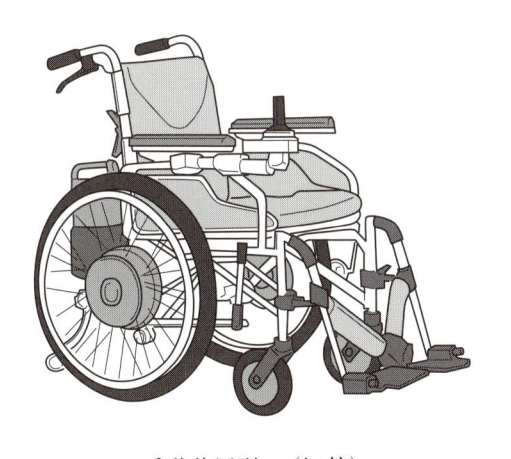

手動兼用型 A（切替）
ジョイスティックのコントローラがついている

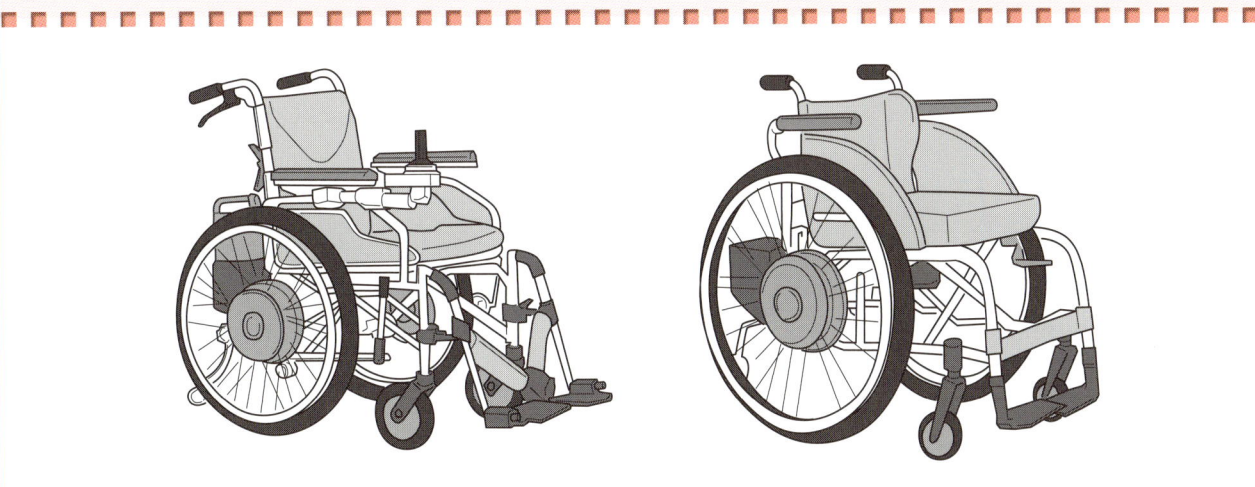

手動兼用型 B（アシスト）

3) リクライニング式普通型
   普通型電動車椅子で手動にてバックサポートの角度を変えることができるもの.

4) 電動リクライニング式普通型
   普通型電動車椅子で電動にてバックサポートの角度を変えることができるもの.

5) 電動リフト式普通型
   電動でシートを昇降できるもの. その他は普通型と同じ.

6) 電動ティルト式普通型
   座席とバックサポートが一定の角度を維持した状態で, 電動で床面との角度を変えることができるもの. その他は普通型と同じ.

3 電動ティルト・リクライニング式普通型

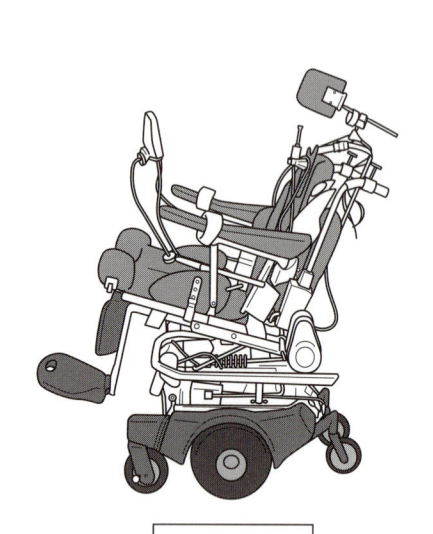

ニュートラル

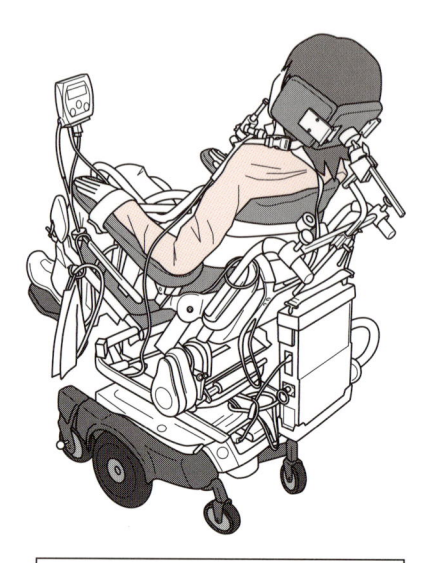

走行状態（C1）
レスピレータ（人工呼吸器）使用，
チンコントローラにて操作

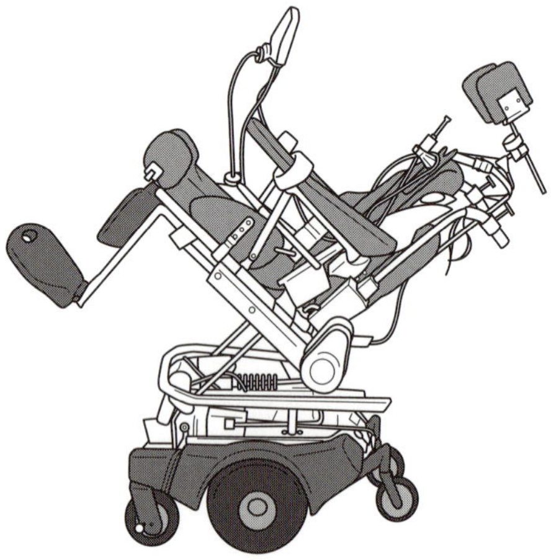

ティルト

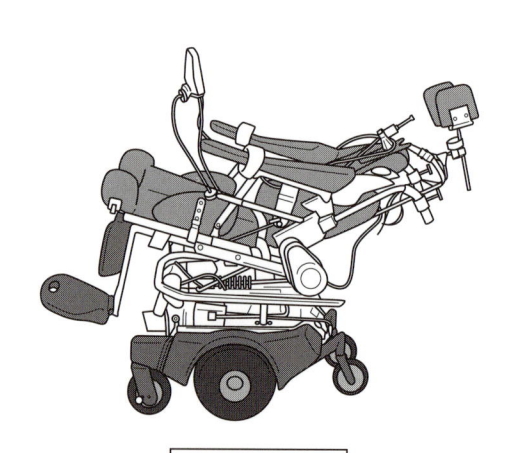

リクライニング

7）ティルト・リクライニング式普通型（3）
　電動でバックサポートの角度を変えることができるほか，座席とバックサポートが一定の角度を維持した状態で床面との角度を変えることができるもの．その他は手押し型Aと同じ．座位姿勢が保持できない対象者に，座位保持装置を装着して使用される．

3 ─ 操作方法とコントローラ（4）
　操作方法は，手が使える場合はジョイスティックで，使えない場合は顎でのコントロール（チンコントローラ）となる．

4 コントローラ

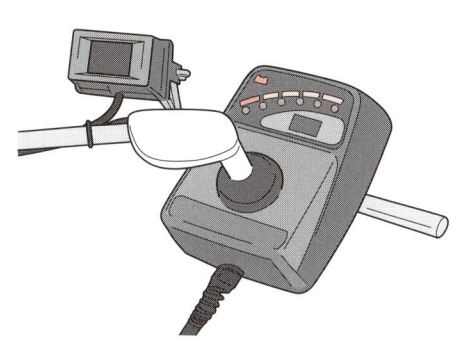

扇型チンコントローラ（国産製）　　一般的なジョイスティック

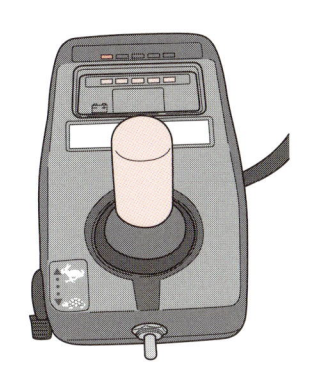

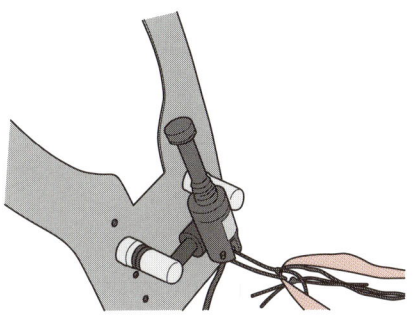

ビブ付チンコントローラ（米国製）　　手掌操作式

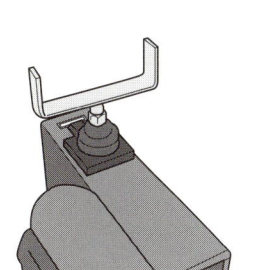

4―介助者に必要な知識
1）充電方法（バッテリー）

　普通型電動車椅子は12 V 35 Aが使用されている．充電は使用したら即充電しなければいけないと考えられているが，毎日，自宅で使用する程度であれば，使用頻度と走行距離にもよるが，1週間に1回程度の充電でよい．少し使用しただけで充電をすると電池のメモリー機能が働き，バッテリーの能力を低下させてしまう．ただし外出の前日は用心のため充電すべきである．

2）停車と手押しにする時（クラッチ操作）

　クラッチとはモーターと駆動輪の連結を遮断する装置である．走行する場合はモーターと駆動輪を連結する．介助者が押す場合は遮断し，モーターと駆動輪の連結をはずして動かすと軽く押せる．注意点としてはクラッチを遮断するとモーター内のブレーキ機構も働かないので，ブレーキのかかっていない状態になる．そのため，坂道でクラッチ遮断をしてはいけない．必ず，クラッチ操作は平坦な場所で行なう．

　一般的に左右輪に取り付けられている．クラッチの操作方法（ 5 ）は，車椅子によりそれぞれ方法が異なるので方法を把握しておく必要がある．

5 クラッチの操作方法

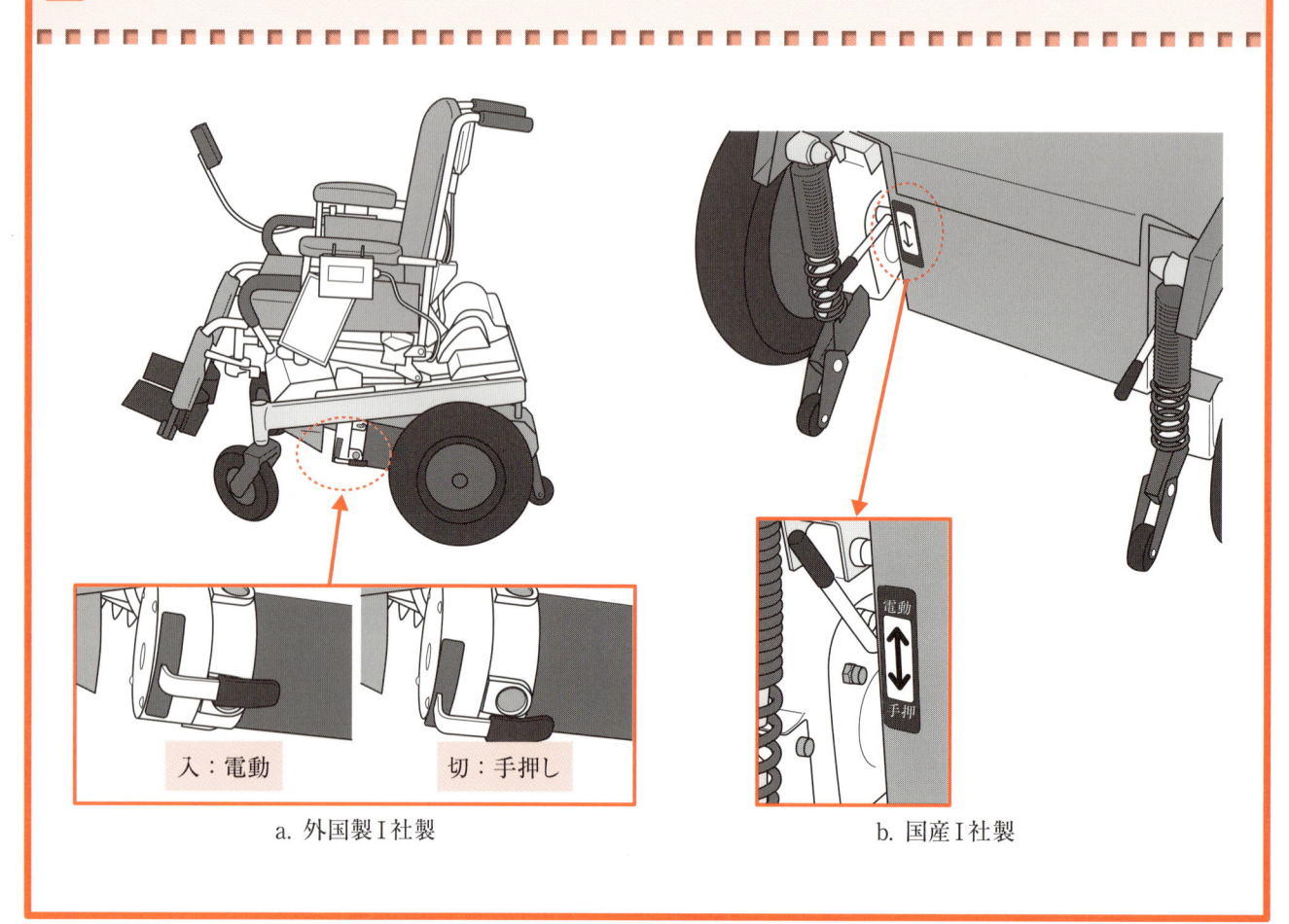

入：電動　　切：手押し

a. 外国製 I 社製

b. 国産 I 社製

3 手動車椅子・電動車椅子の事故事例

1．移乗時
1）ブレーキをかけ忘れて転倒
2）ブレーキが効かず転倒
3）フットサポートなどに引っかかり転倒
4）立ち上がる時，フットサポートを上げるのを忘れて踏んでしまい転倒

2．移動中
1）壁，家具，ドアに足部が接触し，負傷する
2）段差にあたり転倒
3）上り坂で後方転倒
4）下り坂で前方転倒
5）片流れの側溝に入り，転倒
6）車道から歩道への段差にあたり，前方へ転倒
7）坂道横断時，回転で側方転倒

15 歩行補助具の使い方

つえ・杖（広義の杖）とは床面との間を手のみで保持する「杖（ケイン）」と手以外に他の上肢部分も使って複数の支持点をもつ「クラッチ」がある（**1**）．

1 杖の種類

分類コード	分類名	英文名	説明文
120303	ステッキ・T字杖	Walking-sticks	身体の支持やバランスを補助するために用いられる，前腕の固定部と支持部がない1本の脚による杖．
120306	エルボークラッチ	Elbow cruches	1本の脚と，握り部のついた肘受け台を持ち，その部分で体重を支えることができるように工夫された杖．
120309	ロフストランドクラッチ	Forearm support cruches	1本の脚と，体重を支える握り，前腕を支えるカフを備えた杖．
120312	腋窩支持クラッチ（松葉杖）	Axillary cruches	通常松葉杖と呼ばれている杖で，脇当てが付き，腋窩部と手で体重を支えることができる杖．
120315	三脚杖	Tripods	3本に分岐した床面に接する脚と，1つの握り手を持った杖．前腕支持部が付いた，エルボークラッチとロフストランドクラッチを除く．
120318	四脚杖	Quadropods	4本に分岐した床面に接する脚と，1つの握り手を持った杖．前腕支持部が付いた，エルボークラッチとロフストランドクラッチを除く．
120321	五脚杖	Five-point walkers	5本に分岐した床面に接する脚と，1つの握り手を持った杖．前腕支持部が付いた，エルボークラッチとロフストランドクラッチを除く．
120324	杖ホルダ	Walking-stick holders	使用していないときに，杖を立てておくもの．
120327	先ゴム	Rubber tips for walking aids	杖の先に取り付けるゴムなどの部品．
120330	アイスグリッパ	Ice grippers for walking aids	杖の先に取り付ける滑り止め用の部品．

（http://www.techno-aids.or.jp/howto/120300.shtml）

1 杖

最も一般的な杖（ケイン）はC字杖（ステッキ）（**1**），T字杖（**2**），L字杖（オフセット型）である．ステッキは握り部がU字なので体重を支えることは難しいが加齢などにより下肢の機能が低下し，歩行が行ないにくくなった場合の軽い支えとして用いる．この形状はドアノブを握るなどの立位作業を行なうさいに，腕などにかけることもできる．T字杖は握り手の部分に体重をかけやすいので脳血管障害による片麻痺者のように，片手と片脚に麻痺がある場合に有効である．

多脚杖（**3**）は3～5本に分岐した床面に接する脚と一つのグリップを持った杖のことをいう．脚部の広さによって安定性が変わるが，支柱は支持している脚の真ん中になく，しっかりとすべての脚を床につけないと安定しない．

1 ― 杖の合わせ方（4）

① 足の小指の外側 15 cm，前方 15 cm のところに杖を突いた時に，肘関節が約 30°屈曲位になる長さ．
② 立位で腕を垂直に下ろした時の大転子までの長さ．
③ 立位で腕を垂直に下ろした時の手首（橈骨または尺骨茎状突起）の高さにグリップがくる．

② クラッチ

1 ― ロフストランドクラッチ

クラッチの代表的なものはロフストランドクラッチである（5）．前腕で支持する構造なので，握力の低下を伴い，より荷重を杖にかけて体重を支持することが可能である．

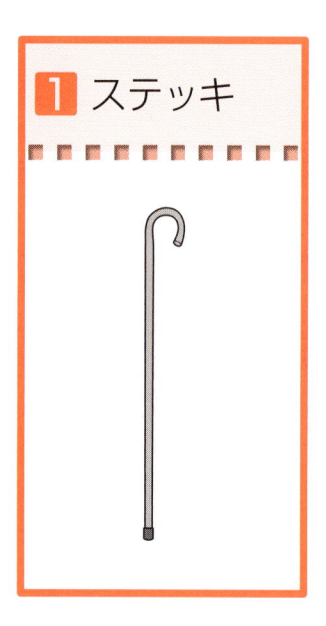

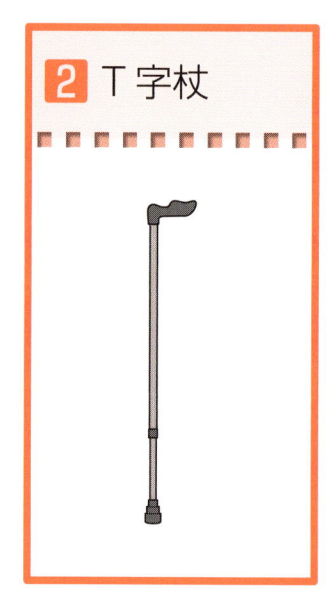

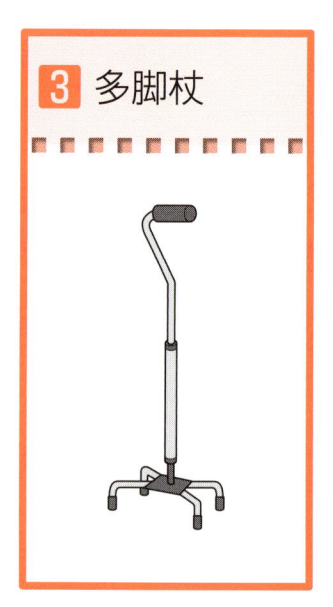

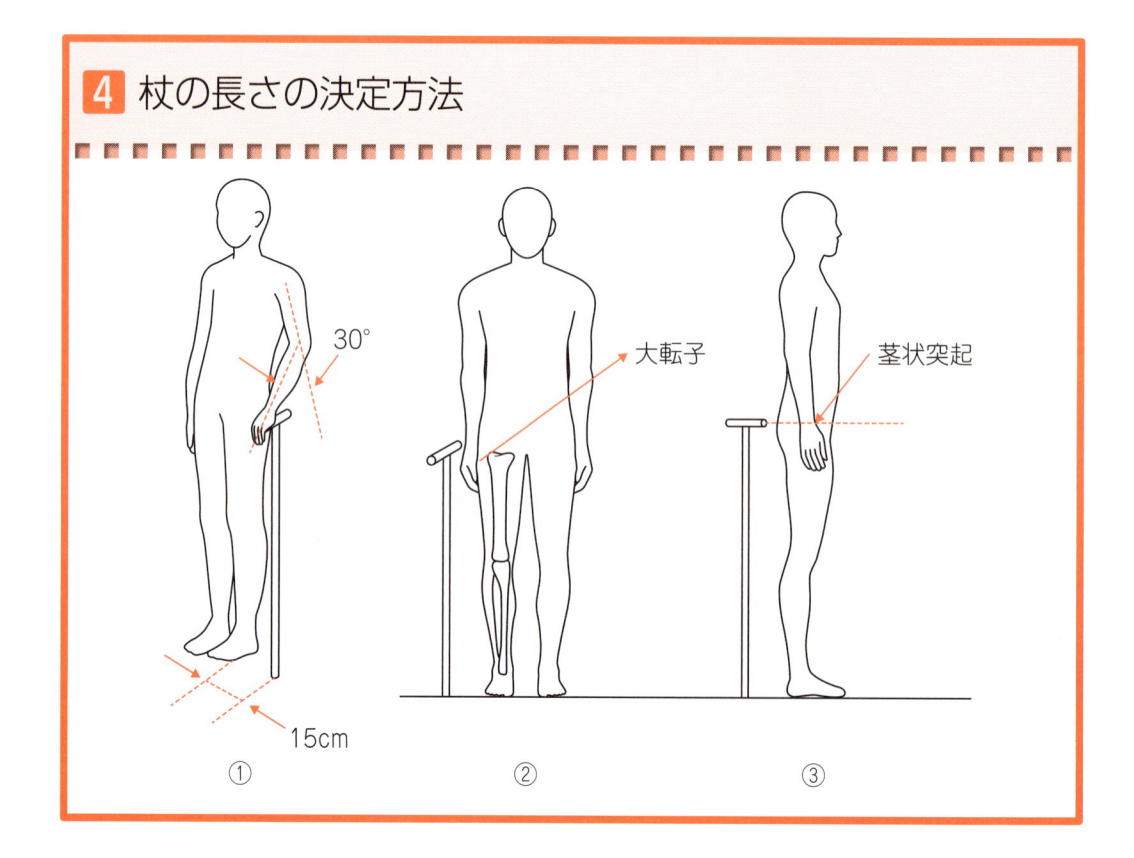

1 ステッキ

2 T字杖

3 多脚杖

4 杖の長さの決定方法

5 ロフストランドクラッチ

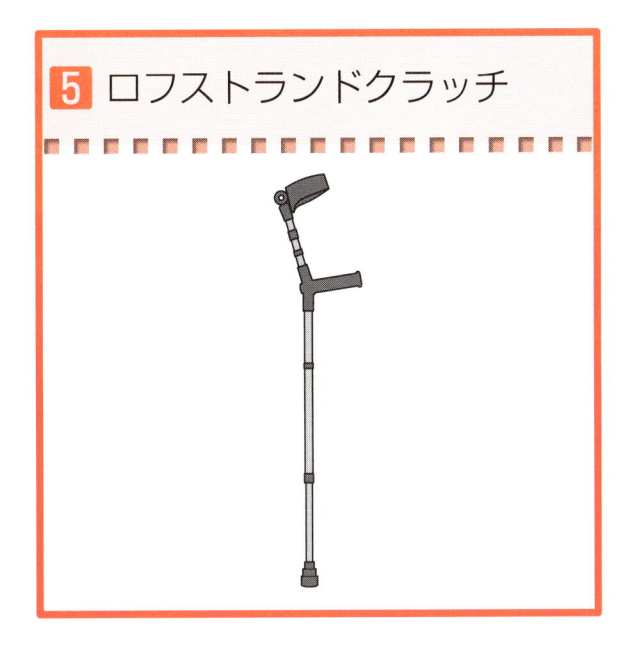

2 ― 松葉杖

　腋窩と手で保持するクラッチであり，免荷，支持性拡大の目的で多く使用されている．腋窩への過剰な負荷を避けるために脇当てと腋窩の間に2～3横指の間隔が必要であり，腋窩で体重を支持するのではなく，上腕と体幹で挟みつけるようにする．適切に使用されないと腋窩，前腕，手根管に圧迫性神経障害が生じることもある．

3 ― クラッチの合わせ方

　基本的にはケインと同じであり，手の握り部分は大転子部に一致し，足の小指の外側15cm，前方15cmのところに杖を突いた時，肘関節が約30°屈曲位になる長さである．

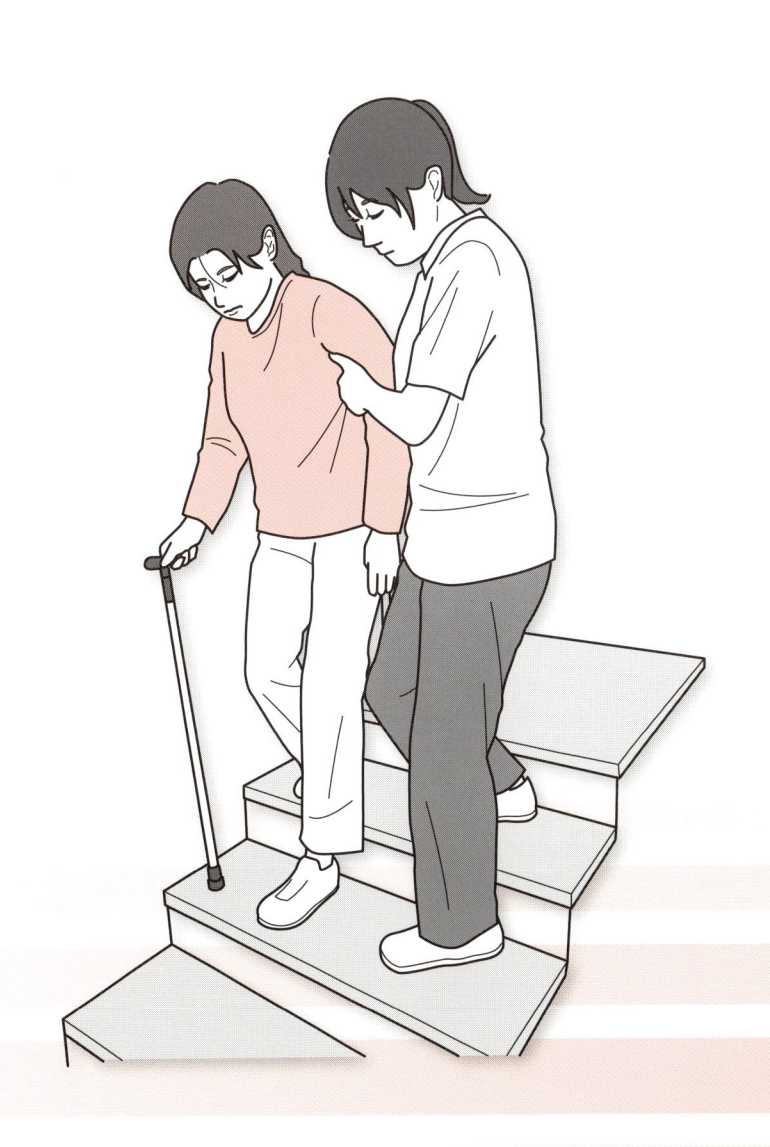

付　録

付録

福祉用具の選び方

　福祉用具とは何でしょうか？ 1993年に「福祉用具の研究開発及び普及の促進に関する法律」（平成5年5月6日法律第38号）というものができ，「『福祉用具』とは，心身の機能が低下し日常生活を営むのに支障のある老人（以下単に「老人」という．）又は心身障害者の日常生活上の便宜を図るための用具及びこれらの者の機能訓練のための用具並びに補装具をいう．」と定義されています（第2条）．前者を「日常生活用具」ということもあります．

　また，「障害者の日常生活及び社会生活を総合的に支援するための法律」（障害者総合支援法）において，補装具とは，「障害者等の身体機能を補完し，又は代替し，かつ，長期間にわたり継続して使用されるものその他の厚生労働省令で定める基準に該当するものとして，義肢，装具，車いすその他の厚生労働大臣が定めるもの」（第5条第23項）とされています．さらに同法施行規則において，①障害者等の身体機能を補完し，又は代替し，かつその身体への適合を図るように製作されたものであること，②障害者等の身体に装着することにより，その日常生活において又は就労若しくは就学のために，同一の製品につき長期間にわたり継続して使用されるものであること，③医師等による専門的な知識に基づく意見又は診断に基づき使用されることが必要とされるものであること，という3つの条件を満たすものとされています（第6条の20）．

　生活用具には**表1**に示すようなものがあり，介護訓練支援用具には，特殊寝台，特殊マット，リフトなどが含まれます．自立支援生活用具には歩行補助具などが含まれます．

　これらは障害者総合支援法，介護保険法などに基づいて，支給または貸与を受けることができます（**図1**）．

　補装具は**表2**に示すようなものがあり，装用に医学的判断を要するので，医師の意見書と更生相談所の判定が必要です．子どもの場合にはこの限りではありません（**図2**）．

表1　生活用具

イ　介護・訓練支援用具
特殊寝台，特殊マットその他の障害者等の身体介護を支援する用具並びに障害児が訓練に用いるいす等のうち，障害者等及び介助者が容易に使用できるものであって，実用性のあるもの
ロ　自立生活支援用具
入浴補助用具，聴覚障害者用屋内信号装置その他の障害者等の入浴，食事，移動等の自立生活を支援する用具のうち，障害者等が容易に使用することができるものであって，実用性のあるもの
ハ　在宅療養等支援用具
電気式たん吸引器，盲人用体温計その他の障害者等の在宅療養等を支援する用具のうち，障害者等が容易に使用することができるものであって，実用性のあるもの
ニ　情報・意思疎通支援用具
点字器，人工喉頭その他の障害者等の情報収集，情報伝達，意思疎通等を支援する用具のうち，障害者等が容易に使用することができるものであって，実用性のあるもの
ホ　排泄管理支援用具
ストーマ装具その他の障害者等の排泄管理を支援する用具及び衛生用品のうち，障害者等が容易に使用することができるものであって，実用性のあるもの
ヘ　居宅生活動作補助用具
障害者等の居宅生活動作等を円滑にする用具であって，設置に小規模な住宅改修を伴うもの

（生活支援技術革新ビジョン勉強会報告　厚生労働省　社会・援護局：支援機器が拓く新たな可能性〜我が国の支援機器の現状と課題〜．2008年3月．）

表2 補装具種目一覧

(単位：円)

種目		名称	H18基準	耐用年数
義　肢（注1, 2）			290,000	1〜4
装　具（注1, 2）			80,000	1〜3
座位保持装置（注1）			251,000	3
盲人安全つえ	普通用	グラスファイバー	3,550	2
		木材	1,650	
		軽金属	2,200	5
	携帯用	グラスファイバー	4,400	2
		木材	3,700	
		軽金属	3,550	4
義　眼	普通義眼		17,000	2
	特殊義眼		60,000	
	コンタクト義眼		60,000	
眼　鏡	矯正眼鏡	6D未満	17,600	4
		6D以上10D未満	20,200	
		10D以上20D未満	24,000	
		20D以上	24,000	
		前掛式	21,500	
	遮光眼鏡	6D未満	30,000	
		6D以上10D未満	30,000	
		10D以上20D未満	30,000	
		20D以上	30,000	
		コンタクトレンズ	15,400	
	弱視眼鏡	掛けめがね式	36,700	
		焦点調整式	17,900	
補聴器	標準型箱形		34,200	5
	標準型耳掛形		43,900	
	高度難聴用箱形		55,800	
	高度難聴用耳掛形		67,300	
	挿耳型（レディ）		87,000	
	挿耳型（オーダー）		137,000	
	骨導型箱形		67,000	
	骨導型眼鏡形		120,000	
車いす	普通型		100,000	5
	リクライニング式普通型		120,000	
	手動リフト式普通型		232,000	
	前方大車輪型		100,000	
	リクライニング式前方大車輪型		120,000	
	片手駆動型		117,000	
	リクライニング式片手駆動型		133,600	
	レバー駆動型		160,500	
	手押し型A		82,700	
	手押し型B		81,000	
	リクライニング式手押し型		114,000	

種目		名称	H18基準	耐用年数
電動車いす		普通型（4.5 km/h）	314,000	6
		普通型（6.0 km/h）	329,000	
	手動兼用	切替式	230,000	
		アシスト式	263,000	
		リクライニング式普通型	343,500	
		電動リクライニング式普通型	440,000	
		電動リフト式普通型	701,400	
座位保持いす（児のみ）			24,300	3
起立保持具（児のみ）			27,400	3
歩行器		六輪型	44,000	5
		四輪型（腰掛付）	36,000	
		四輪型（腰掛なし）	31,000	
		三輪型	34,000	
		二輪型	27,000	
		固定型	26,000	
		交互型	30,000	
頭部保持具（児のみ）			7,100	3
排便補助具（児のみ）			8,200	2
歩行補助つえ	松葉づえ	木材 A 普通	3,300	2
		木材 B 伸縮	3,300	
		軽金属 A 普通	4,000	
		軽金属 B 伸縮	5,300	
	カナディアン・クラッチ		8,000	4
	ロフストランド・クラッチ		8,000	
	多点杖		10,000	
	プラットフォーム杖		18,000	
重度障害者用意思伝達装置			450,000	5

（注1）　義肢・装具・座位保持装置の基準額については，平成15年度交付実績1件当たり平均単価を記載．

（注2）　義肢・装具の耐用年数について，18歳未満の児童の場合は，成長に合わせて4ヶ月〜1年6ヶ月の耐用年数となっている．

（生活支援技術革新ビジョン勉強会報告　厚生労働省 社会・援護局：支援機器が拓く新たな可能性〜我が国の支援機器の現状と課題〜．2008年3月．）

付　録

介護サービスの種類

◎地域密着型サービス	◎居宅サービス		介護給付を行うサービス
○定期巡回・随時対応型訪問介護看護 ○夜間対応型訪問介護 ○認知症対応型通所介護 ○小規模多機能型居宅介護 ○認知症対応型共同生活介護 　（グループホーム） ○地域密着型特定施設 　入居者生活介護 ○地域密着型介護老人福祉施設 　入所者生活介護 ○複合型サービス	【訪問サービス】 ○訪問介護（ホームヘルプサービス） ○訪問入浴介護 ○訪問看護 ○訪問リハビリテーション ○居宅療養管理指導 ○特定施設入居者生活介護 ○特定福祉用具販売	【通所サービス】 ○通所介護（デイサービス） ○通所リハビリテーション 【短期入所サービス】 ○短期入所生活介護（ショートステイ） ○短期入所療養介護 ○福祉用具貸与	
	◎居宅介護支援	◎施設サービス ○介護老人福祉施設 ○介護老人保健施設 ○介護療養型医療施設	
◎地域密着型介護予防サービス	◎介護予防サービス		予防給付を行うサービス
○介護予防認知症対応型通所介護 ○介護予防小規模多機能型居宅介護 ○介護予防認知症対応型共同生活介護 　（グループホーム）	【訪問サービス】 ○介護予防訪問介護（ホームヘルプサービス） ○介護予防訪問入浴介護 ○介護予防訪問看護 ○介護予防訪問リハビリテーション ○介護予防居宅療養管理指導 ○介護予防特定施設入居者生活介護 ○特定介護予防福祉用具販売	【通所サービス】 ○介護予防通所介護（デイサービス） ○介護予防通所リハビリテーション 【短期入所サービス】 ○介護予防短期入所生活介護 　（ショートステイ） ○介護予防短期入所療養介護 ○介護予防福祉用具貸与	
◎介護予防支援			
<u>市町村</u>が指定・監督を行うサービス	<u>都道府県・政令市・中核市</u>が指定・監督を行うサービス		

図1　公的介護保険制度の現状と今後の役割（平成26年 厚生労働省 老健局 より）

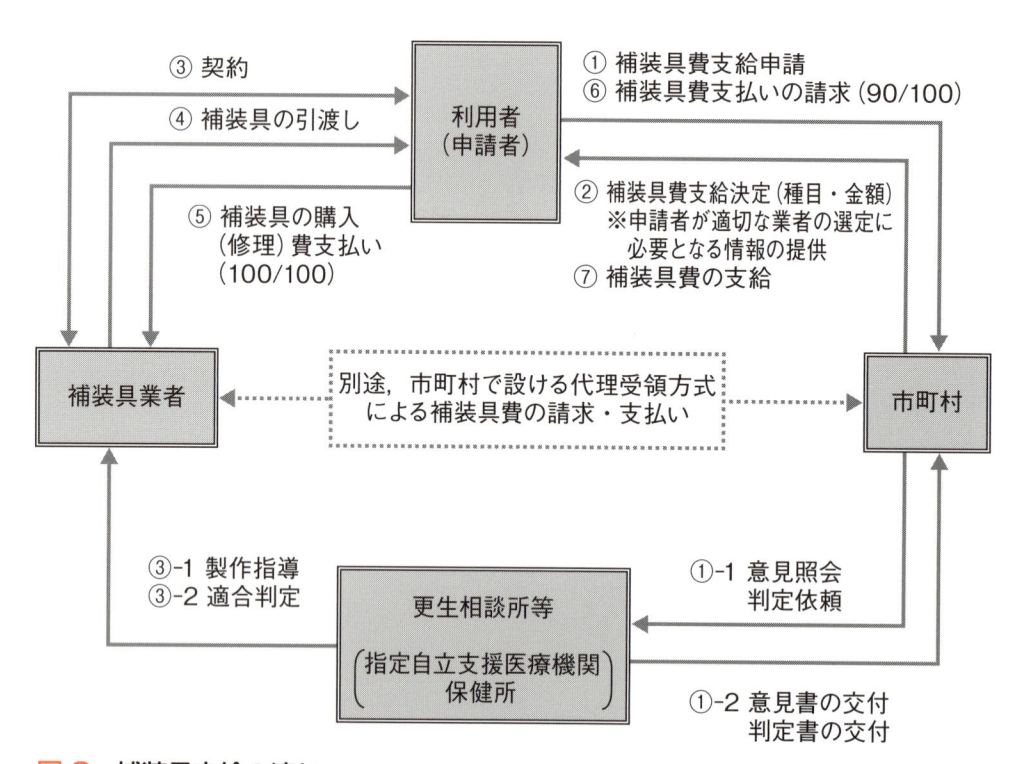

図2　補装具支給の流れ
（生活支援技術革新ビジョン勉強会報告　厚生労働省 社会・援護局：支援機器が拓く新たな可能性〜我が国の支援機器の現状と課題〜．2008年3月．）

福祉用具の検索

　ここでは公益財団法人テクノエイド協会の福祉用具情報システムを利用した福祉用具の検索方法をご紹介します．テクノエイド協会は，福祉用具に関する調査研究及び開発の推進，福祉用具情報の収集及び提供，福祉用具の臨床的評価，福祉用具関係技能者の養成並びに義肢装具士に係る試験事務等を行うことにより，福祉用具の安全かつ効果的な利用を促進し，高齢者及び障害者の福祉の増進に寄与することを目的に1987年に設立されました．

　インターネットに接続してhttp://www.techno-aids.or.jp/と入力するか，あるいは検索エンジンで「テクノエイド協会」を探し，テクノエイド協会のホームページを開くと図1～2のようなページが出てきます．右側のメニューで下の方をたどると「福祉用具情報システム（TAIS）」がありますので，それをクリックします．TAISとは"technical aids information system"のことです．

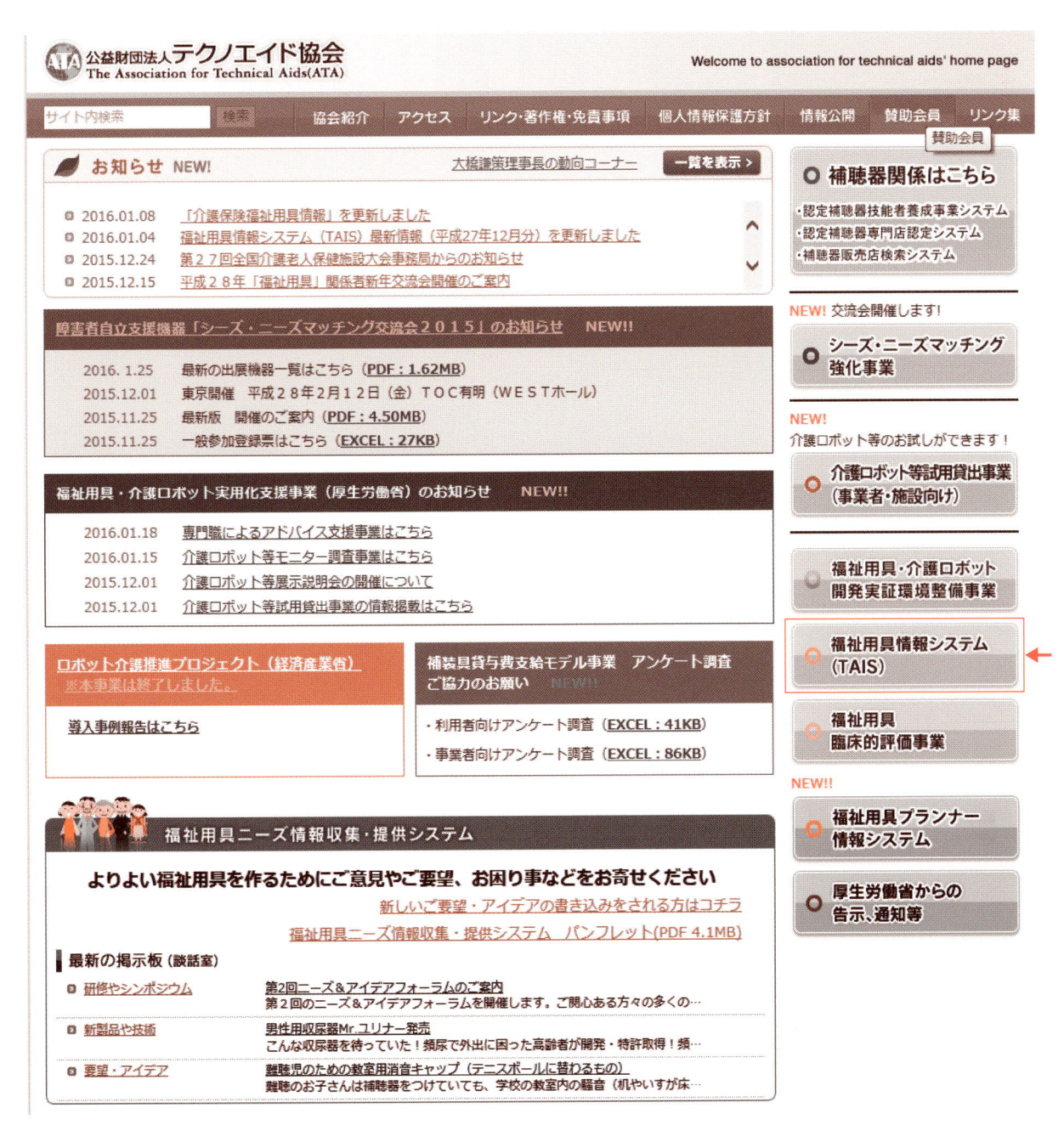

図1　テクノエイド協会HP（その1）

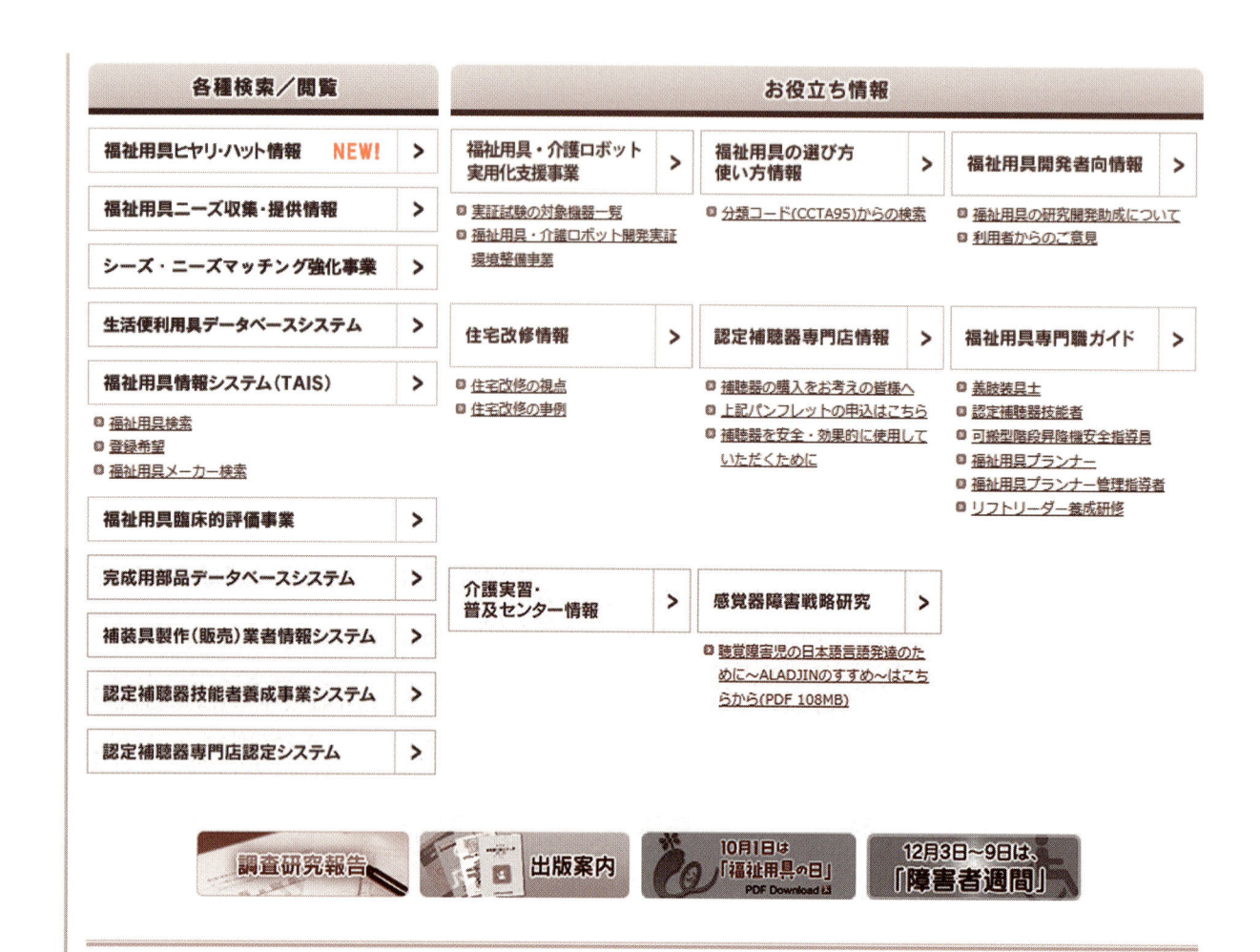

付 録

各種検索／閲覧		お役立ち情報		
福祉用具ヒヤリ・ハット情報 NEW! >	福祉用具・介護ロボット 実用化支援事業 >	福祉用具の選び方 使い方情報 >	福祉用具開発者向情報 >
福祉用具ニーズ収集・提供情報 >	・実証試験の対象機器一覧 ・福祉用具・介護ロボット開発実証 環境整備事業	・分類コード（CCTA95）からの検索	・福祉用具の研究開発助成について ・利用者からのご意見
シーズ・ニーズマッチング強化事業 >			
生活便利用具データベースシステム >	住宅改修情報 >	認定補聴器専門店情報 >	福祉用具専門職ガイド >
福祉用具情報システム（TAIS） >	・住宅改修の視点 ・住宅改修の事例	・補聴器の購入をお考えの皆様へ ・上記パンフレットの申込はこちら ・補聴器を安全・効果的に使用して いただくために	・義肢装具士 ・認定補聴器技能者 ・可搬型階段昇降機安全指導員 ・福祉用具プランナー ・福祉用具プランナー管理指導者 ・リフトリーダー養成研修
・福祉用具検索 ・登録希望 ・福祉用具メーカー検索			
福祉用具臨床的評価事業 >			
完成用部品データベースシステム >	介護実習・ 普及センター情報 >	感覚器障害戦略研究 >	
補装具製作（販売）業者情報システム >		・聴覚障害児の日本語言語発達のた めに〜ALADJINのすすめ〜はこち らから（PDF 108MB）	
認定補聴器技能者養成事業システム >			
認定補聴器専門店認定システム >			

調査研究報告　出版案内　10月1日は「福祉用具の日」PDF Download　12月3日〜9日は、「障害者週間」

Copyright 2000-2013 Association for Technical Aids, Inc. All rights reserv

図2　テクノエイド協会HP（その2）

TAISの最初の画面（図3）では，登録企業数と登録用具数が掲載され，またその分類も書かれています．ここでは「福祉用具の検索」をクリックします．次の画面は図4です．色々入力せねばならない四角があって，ちょっとびっくりしますが大丈夫です．

福祉用具情報システム(TAIS)とは

福祉用具情報システム(TAIS)は、国内の福祉用具メーカー又は輸入事業者から、「企業」及び「福祉用具」に関する情報を収集し、当協会のホームページを通じて、情報発信するシステムです。
利用者や介護者の状態に即した適切な福祉用具を選定するためには、利用される方の身体状況や使用環境などの情報に加え、使用を検討する用具の「仕様」や「機能」、「性能」などに関する情報が必要です。TAISは、全国に散在する福祉用具に関する情報を収集・分類、体系化し、情報提供することによって、福祉用具の適切な利用の推進に寄与するものです。
・TAIS：「Technical Aids Information System」の略

現在の登録状況(平成28年1月現在)

企業情報	704社
用具情報	9,642件

用具情報の内訳

大分類	件数	構成比
治療訓練用具	705件	7.3%
義肢・装具	24件	0.2%
パーソナルケア関連用具	1410件	14.6%
移動機器	3880件	40.2%
家事用具	26件	0.3%
家具・建具、建築設備	3093件	32.1%
コミュニケーション関連用具	420件	4.4%
操作用具	21件	0.2%
環境改善機器・作業用具	37件	0.4%

図3　TAIS トップ画面（その1）

付　録

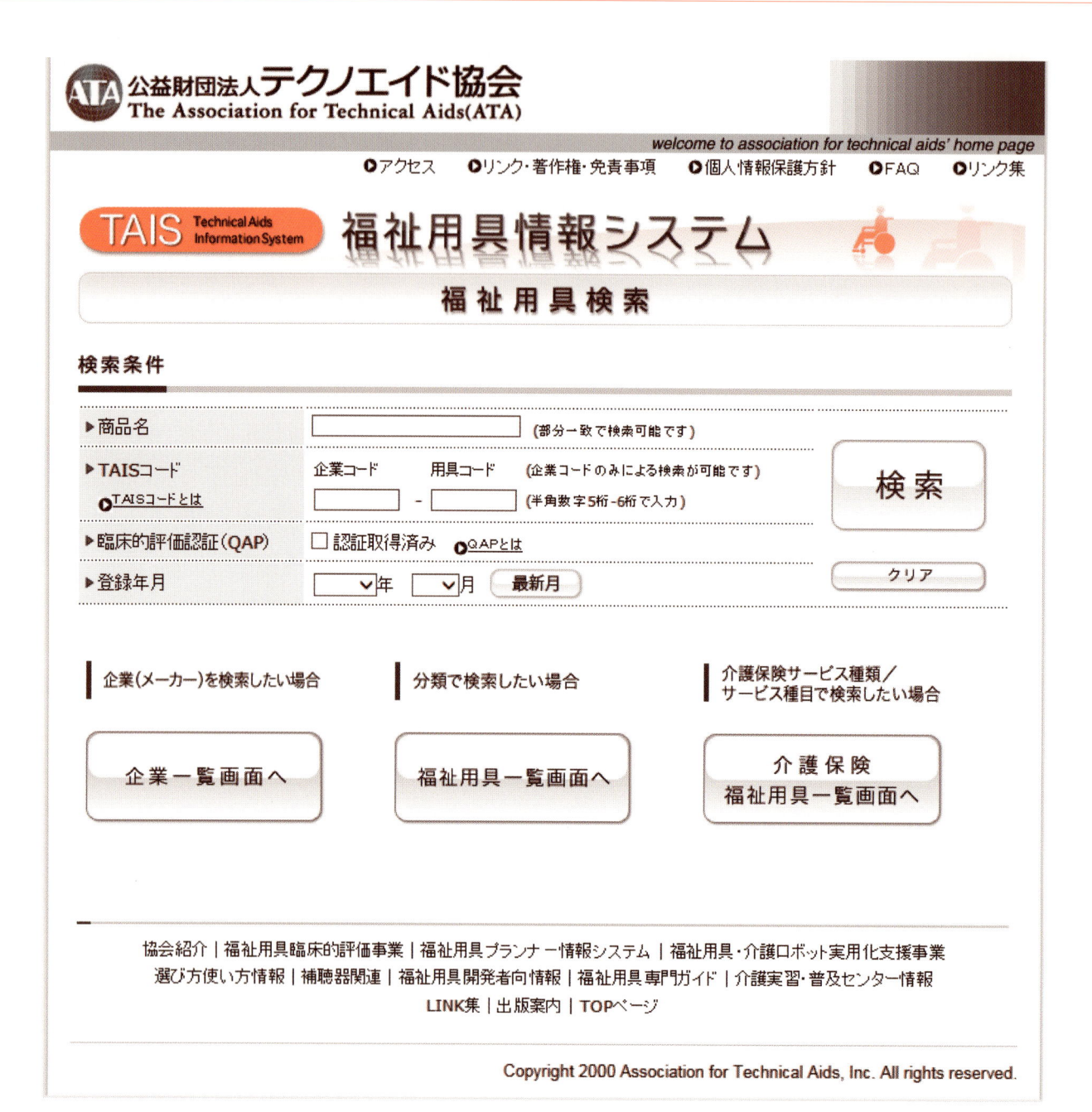

図4　検索画面

図３の画面を下の方へスクロースすると「分類による『福祉用具の選び方・使い方』情報」という項目があるのでクリックします（図５）．そうすると図６の大分類選択ページにたどり着きます．

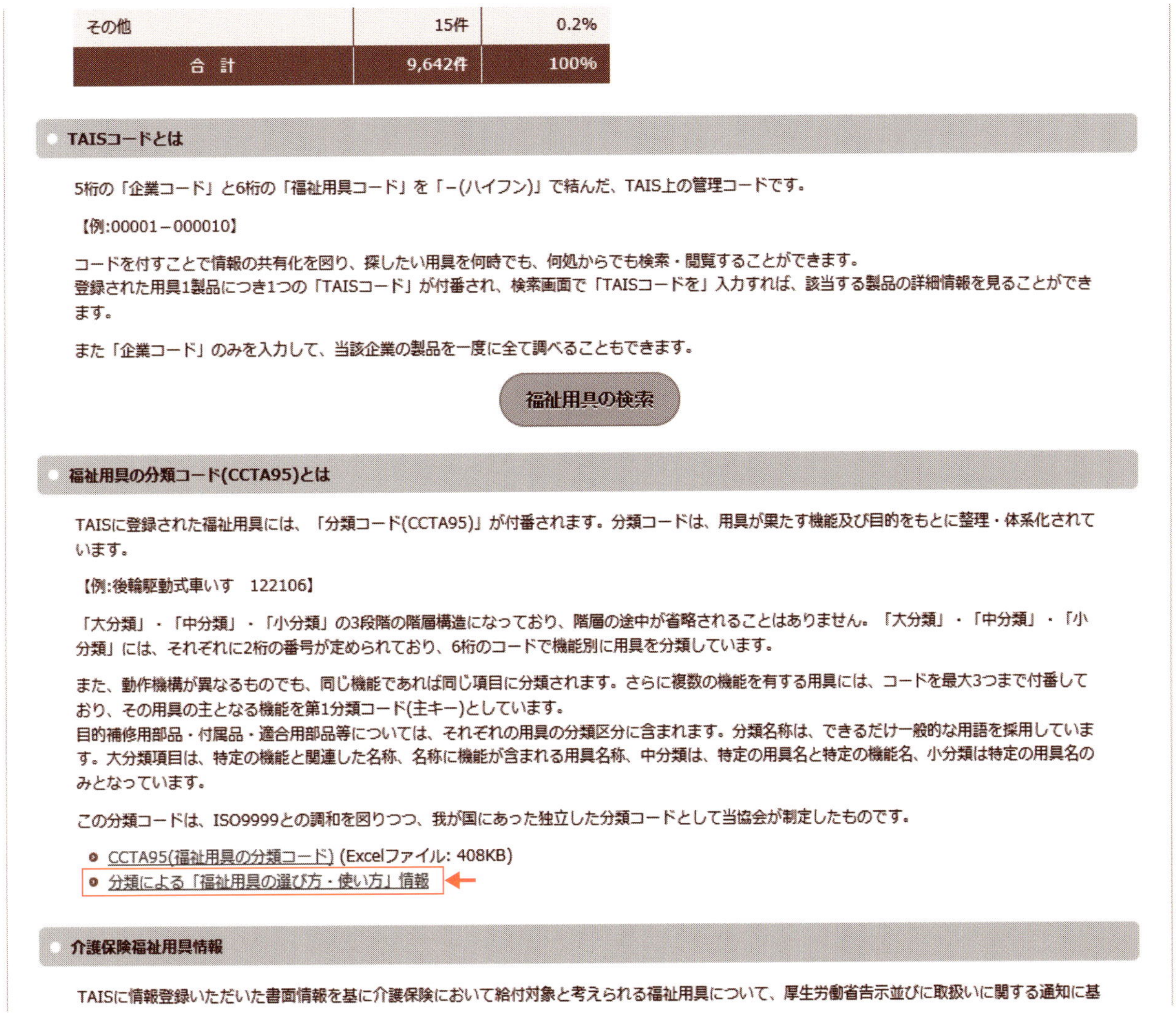

その他	15件	0.2%
合　計	9,642件	100%

TAISコードとは

5桁の「企業コード」と6桁の「福祉用具コード」を「－(ハイフン)」で結んだ、TAIS上の管理コードです。

【例:00001－000010】

コードを付すことで情報の共有化を図り、探したい用具を何時でも、何処からでも検索・閲覧することができます。
登録された用具1製品につき1つの「TAISコード」が付番され、検索画面で「TAISコードを」入力すれば、該当する製品の詳細情報を見ることができます。

また「企業コード」のみを入力して、当該企業の製品を一度に全て調べることもできます。

福祉用具の検索

福祉用具の分類コード(CCTA95)とは

TAISに登録された福祉用具には、「分類コード(CCTA95)」が付番されます。分類コードは、用具が果たす機能及び目的をもとに整理・体系化されています。

【例:後輪駆動式車いす　122106】

「大分類」・「中分類」・「小分類」の3段階の階層構造になっており、階層の途中が省略されることはありません。「大分類」・「中分類」・「小分類」には、それぞれに2桁の番号が定められており、6桁のコードで機能別に用具を分類しています。

また、動作機構が異なるものでも、同じ機能であれば同じ項目に分類されます。さらに複数の機能を有する用具には、コードを最大3つまで付番しており、その用具の主となる機能を第1分類コード(主キー)としています。
目的補修用部品・付属品・適合用部品等については、それぞれの用具の分類区分に含まれます。分類名称は、できるだけ一般的な用語を採用しています。大分類項目は、特定の機能と関連した名称、名称に機能が含まれる用具名称、中分類は、特定の用具名と特定の機能名、小分類は特定の用具名のみとなっています。

この分類コードは、ISO9999との調和を図りつつ、我が国にあった独立した分類コードとして当協会が制定したものです。

- CCTA95(福祉用具の分類コード) (Excelファイル: 408KB)
- 分類による「福祉用具の選び方・使い方」情報

介護保険福祉用具情報

TAISに情報登録いただいた書面情報を基に介護保険において給付対象と考えられる福祉用具について、厚生労働省告示並びに取扱いに関する通知に基

図５　TAIS トップ画面（その２）

付　録

分類コード	分類名	英文名	説明文
03	治療訓練用具	Aids for therapy and training	訓練および治療だけのための用具と性行為補助具を含む．
06	義肢・装具	Orthoses and prostheses	義肢は四肢の切断者もしくは欠損者に装着して失われた手足の機能と形態を代用するものであり，装具は身体の一部を固定あるいは支持して変形の予防や矯正をはかったり機能の代用を行うものである．生体内に埋め込まれる補填材料（人工骨，人工関節など）は含まない．腹部ヘルニア用具は0312を参照．
09	パーソナルケア関連用具	Aids for personal care and protection	失禁患者，人工肛門患者用補助具，更衣用補助具，衣類，靴，体温計，時計，体重計を含む．食事用具は1509を参照．
12	移動機器	Aids for personal mobility	人の移動を目的として使用する個人用の移動機器．物を運ぶ運搬用の機器を除く．運搬用機器は2436, 2439, 2442, 2445を参照．義肢装具は06を参照．
15	家事用具	Aids for housekeeping	炊事，洗濯，掃除，裁縫，その他の家事役割を遂行するための設備品や道具，また食事動作に必要とされる食事用の器や用具．障害者が使用しやすい工夫がされている．
18	家具・建具，建築設備	Furnishings and adaptations to homes and other premises	住宅，職場，教育施設の改善のための家具や用具，備品が含まれる．キャスタの有無を問わない．休憩用，作業用を問わない．キャスタは243606を参照．環境改善用機器・作業用具は2703を参照．
21	コミュニケーション関連用具	Aids for communication, information and signalling	読書，書字，電話，警報などが可能なコミュニケーション関連機器を扱う．
24	操作用具	Aids for handling products and goods	ものを操作するための補助に用いる用具．他の機器に取り付けて取り扱いを容易にするための部品類はこの項目に分類するが，特定の機器に取り付ける付属品はその機器の分類項目に含める．
27	環境改善機器・作業用具	Aids and equipment for environmental improvement, tools and machines	住宅，他の建築物に対する設備と技術的対応は18を参照．
30	レクリエーション用具	Aids for recreation	遊び，趣味，スポーツ，その他の余暇活動に用いる用具．職業を目的として用いる器具は除く．個人用移動機器は12，コミュニケーション関連用具は21，手動工具は2712，機械，動力工具およびその付属品は2715を参照．

図6　大分類選択ページ

試しに「移動機器」をクリックしてみましょう．中分類にたどり着きました（図7）．「歩行器・歩行車」を選んでみます．小分類までたどり着きました（図8）．「椅子付き歩行車」をクリックしてみます．椅子付き歩行車の図，パーツの名称，選び方，使い方が書かれています（図9）．さらに「商品検索」をクリックすると実際に販売されている商品の写真付きの一覧が出てきて，そのいずれかをクリックすると詳しい説明が出てきます．メーカーのホームページに行くこともできます．多くのメーカーが参加して商品の情報を提供していますので，偏りがなく，安心して検索システムとして使うことができます．

移動機器

分類名をクリックすると小分類選択ページが表示されます．

分類コード	分類名	英文名	説明文
1203	杖	Walking aids manipulated by one arm	1本あるいは1対で使用し，手，腕，脇などで操作する杖．主に下肢障害者が身体の支持やバランスの保持，体重の免荷などを目的として用いる．
1206	歩行器・歩行車	Walking aids manipulated by both arms	左右のフレームとこれを連結する中央部のパイプからなり，単体で使用され，手あるいは腕などで身体を支え，操作する歩行補助具．左右のフレームの下端に杖の先ゴムの付いたものと，車輪あるいはキャスタの付いたものがある．先ゴムは120327，アイスグリッパは120330，手押し車は243612を参照．
1209	特殊自動車	Special cars	障害者用として特別に製作された自動車で，市販されているもの．一般に市販されている自動車に，障害者用の装置や器具等を加えて改造したものは含まない．
1212	自動車補助装置	Car adaptations	一般市販の自動車に取り付けられる，障害に応じた装備品．携帯式用ロープは183015，移動電話機・自動車電話機は213606，双方向無線機器は213930，荷車，台車は243903，キャンプ用具・キャラバン用具は3027を参照．
1215	モペット	Mopeds	総排気量が50cc以下のエンジン，あるいは定格出力が0.6kw以下のモータを用いた補助動力装置を付けた2輪，3輪，4輪の自転車．人力にプラスして動力を用いるものも含む．オートバイは1290を参照．
1218	自転車	Cycles	人力によってのみ走行する自転車．一般に，手駆動，足駆動，手足駆動等があり，車輪構成は2輪，3輪，4輪等で構成される．障害の種類，程度等に合わせてサドル，ハンドル，ペダル等に工夫がされているものもある．足を前方に伸ばして乗り，ペダルを駆動するものもある．運搬車と自転車用荷車は243615を参照．
1221	車いす	Wheelchairs	使用者（介助者も含む）によって操作されるいわゆる車いす．電動を含む．一般的に，固定輪が2輪で，1輪もしくは2輪のキャスタが付いている．入浴用チェアは093303を参照．ポータブルトイレは091203を参照．注：122103から122127では，ISO7930(1986)「車いすー外観の特徴による分類」の1から9までに対応している．ISO7930には，外観の特徴による車いすの特性に基づいた分類が述べられている．
1224	いす用品	Wheelchair accessories	単品で市販されている車いす用付属品．
1227	その他の乗り物	Vehicles	自動車，自転車，モペット，オートバイ，車いす以外の，人の移動を目的として使用する個人用の移動機器．こ

図7　中分類選択ページ

付　録

歩行器・歩行車

分類コード	分類名	英文名	説明文
120603	歩行器	Walking frames	左右のフレームの下端に先ゴムが付き，握り以外に支持部のない歩行補助具で，左右のフレームを交互に動かせるものと，固定されたものとがある．高さの調節が可能なものと，そうでないものとがある．
120606	歩行車	Rollators	左右のフレームとこれを連結する中央部のパイプからなり，単体で使用され，手あるいは腕などで身体を支え，操作する歩行補助具．左右のフレームの下端に杖の先ゴムの付いたものと，車輪あるいはキャスタの付いたものがある．先ゴムは120327，アイスグリッパは120330，手押し車は243612を参照．
120609	椅子付き歩行車 ←	Walking chairs	フレームの下端に車輪が付き，さらに椅子の付いた歩行補助具．サドル付きのものもある．歩行式自転車は121818を参照．
120612	テーブル付き歩行車	Walking tables	前腕での支持ができるように，フレームの上端にテーブルが固定され，上体あるいは上肢で押すことができる歩行補助具．テーブル上で作業もできる．
120690	シルバーカー	Carts	かごを備えたフレームの下に車輪が付き，かごの蓋が腰掛けとして利用できる歩行補助具．ISO 9999の立場からは，120606 歩行車 [Rollator] に分類すべきであるが，わが国における特殊事情を考えて別項目とした．

メイン　大分類　中分類

図8　小分類選択ページ

●簡単な説明　●選び方　●使い方　●商品検索

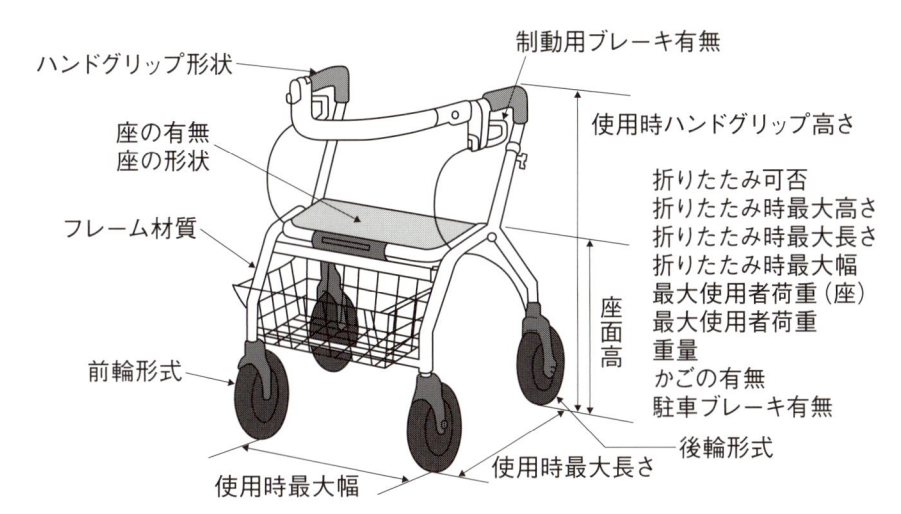

図中ラベル：
- ハンドグリップ形状
- 制動用ブレーキ有無
- 座の有無／座の形状
- 使用時ハンドグリップ高さ
- フレーム材質
- 折りたたみ可否
- 折りたたみ時最大高さ
- 折りたたみ時最大長さ
- 折りたたみ時最大幅
- 最大使用者荷重（座）
- 最大使用者荷重
- 重量
- かごの有無
- 駐車ブレーキ有無
- 前輪形式
- 座面高
- 後輪形式
- 使用時最大幅
- 使用時最大長さ

● 簡単な説明
　フレームの下端に車輪が付き，さらにいすの付いた歩行補助具．サドル付きのものもある．

● 選び方
1. 用途
　屋内，屋外で使用する．
　屋外で使用する場合はブレーキ付きを選ぶようにする．
2. 目的
　歩行訓練用には向かず，歩行の安定，歩行距離の延長のために使用する．
3. 大きさ
　機種により大と小があるので，ハンドグリップの高さ調節には注意する．
4. 駐車ブレーキ
　腰掛けに使用する場合は駐車ブレーキ付きを選択する．

● 使い方
【ハンドグリップ】
　ハンドグリップは肘を30度屈曲した高さに調節する．
　前腕で支持する場合は肘の高さに調節する．
【ブレーキ】
　ハンドグリップに制動ブレーキが付いているタイプはブレーキをかけながらスピードが調節できるが，左右の握力が異なる人の場合回転してしまうことがある．
【車輪】
　前輪は自在輪であり，方向転換がしやすい．
【座】
　歩行車のフレームの内側に腰掛ける場合は，自分で方向転換して座る方法と，歩行車を後ろに回転させてから腰掛けることもできる．
　駐車ブレーキが付いていないと危険である．
【収納】
　折りたたみが可能なものと不可能なものがある．
　車いす様のものは収納しやすいが，その他のタイプは収納性が悪い．また，重いタイプは収納場所を考慮しなければならない．
【段差越え】
　前輪上げは難しく，段差を越えることはできない場合が多い．環境に対する配慮が必要である．

図9　「椅子付き歩行車」画面

付　録

主な機器

● トイレ関連機器

　トイレ動作は排尿や排便に，トイレまでの移動，便器に座る・立ち上がる起居動作，ズボンや下着の更衣を含む複合的な動作である．そのため，高齢者や障害のある人が安全に行なうためには，手すりの設置や便器の高さ調整，排泄後の後始末を助ける温水洗浄便座設置など身体機能に合わせて環境を整備することが必要になる．

　手すりは便器までの移動と便器に座る，便器から立ち上がり立位で更衣を行なうために使用することが多く，縦の手すり，横の手すり，L字の手すり，車椅子からの移乗を考慮した可動式手すりなどがある（図1）．手すりのタイプ，設置位置などは動作練習を行ない個々に合わせて決定することが必要になる．

　長時間便座に座ることにより痛みや褥瘡が生じないよう便座に乗せるクッションも市販されている．移動や便座での座位保持がむずかしい場合，トイレやシャワー用の車椅子を利用することができる（図2）．車椅子のまま便座に入ることができるタイプと車椅子の下にバケツなどを置いて介助するタイプがある．

　移乗や更衣が可能であっても，夜間や1人で留守番をしているときにトイレに安全に移動することがむずかしい場合，ベッドサイドにポータブルトイレを設置して利用する．その他，採尿器も市販されており，男性には有用である．

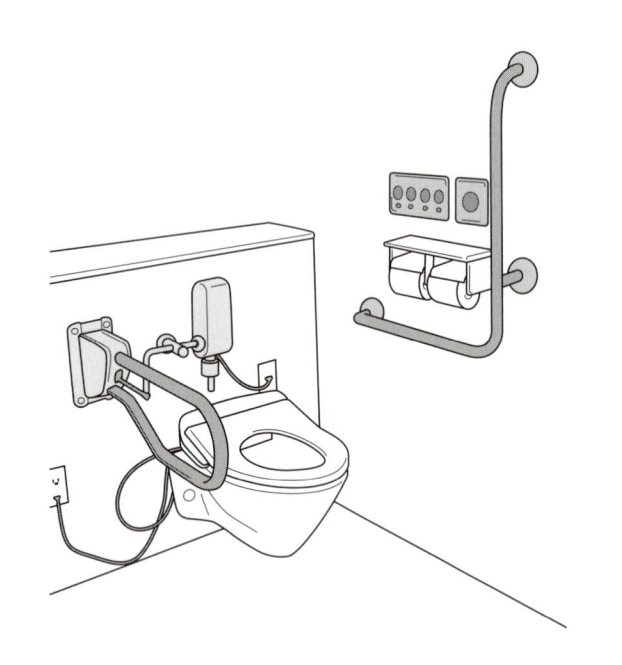

図1　手すりの設置例

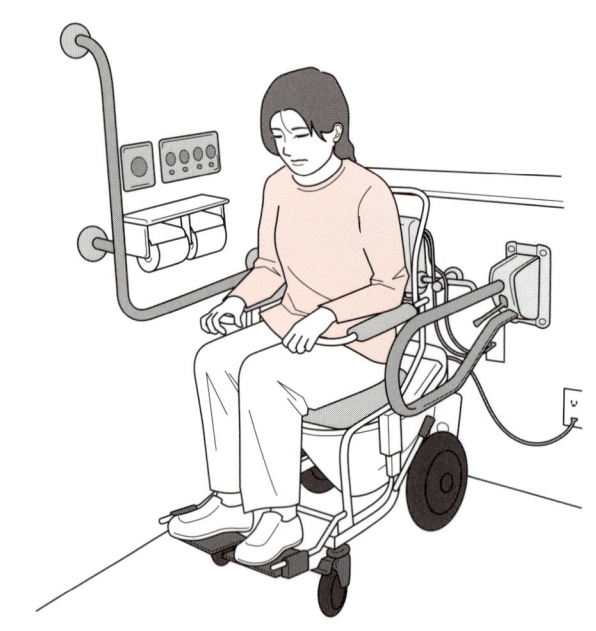

図2　トイレ用車椅子の例

介護用ベッド

　ベッドは睡眠をとるため，身体を休めるために使用する機器である．障害をもつ場合，1日の大半をベッドで過ごす対象者もいる．このような対象者の褥瘡を予防し，介護者の身体的な負担をできるだけ少なくするために適切なベッドを選ぶことが必要である．

　介護用のベッドを選ぶとき，第一に機能について検討する．介護用電動ベッドの主な機能には，背あげ機能，膝あげ機能，高さ調節機能などがあり，起き上がりや立ち上がりなどの動作，ベッド上で行う食事やテレビを見たりする動作を助ける．これらの機能は，介護者が楽な姿勢で着替えや寝返りをさせることにも役立つ（図3）．

　次に，ベッドの大きさ（幅，長さ）を対象者の体型や設置する部屋の広さに合わせて選ぶ．ベッドが決まったら，次はマットレスを選ぶ．寝心地はもちろん，寝返りや起き上がりなど動きやすさ，褥瘡を予防するなど対象者の機能や使用目的に合わせて選ぶ．体圧分散式のマットレスやエアマットレスなど材質や機能の異なるマットレスがある．その他，ベッドサイドレールも移動を支援するものなど様々なタイプがある（図4）．

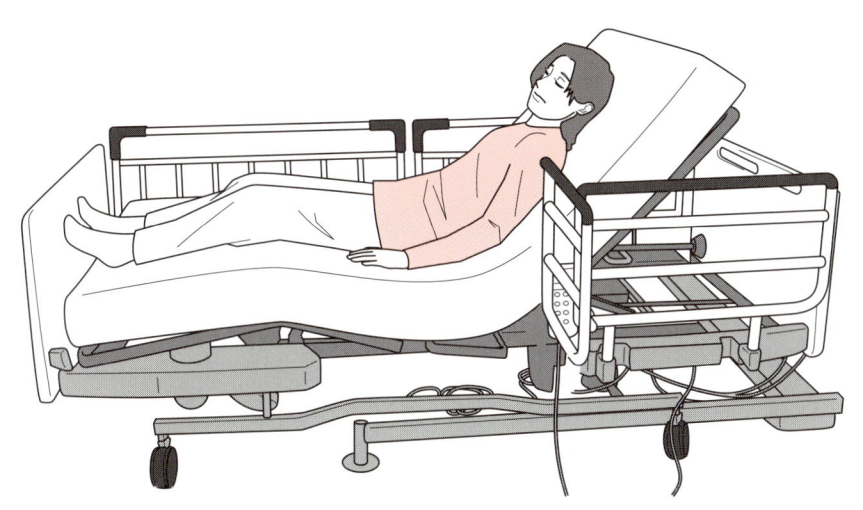

図3　介護用電動ベッドの例

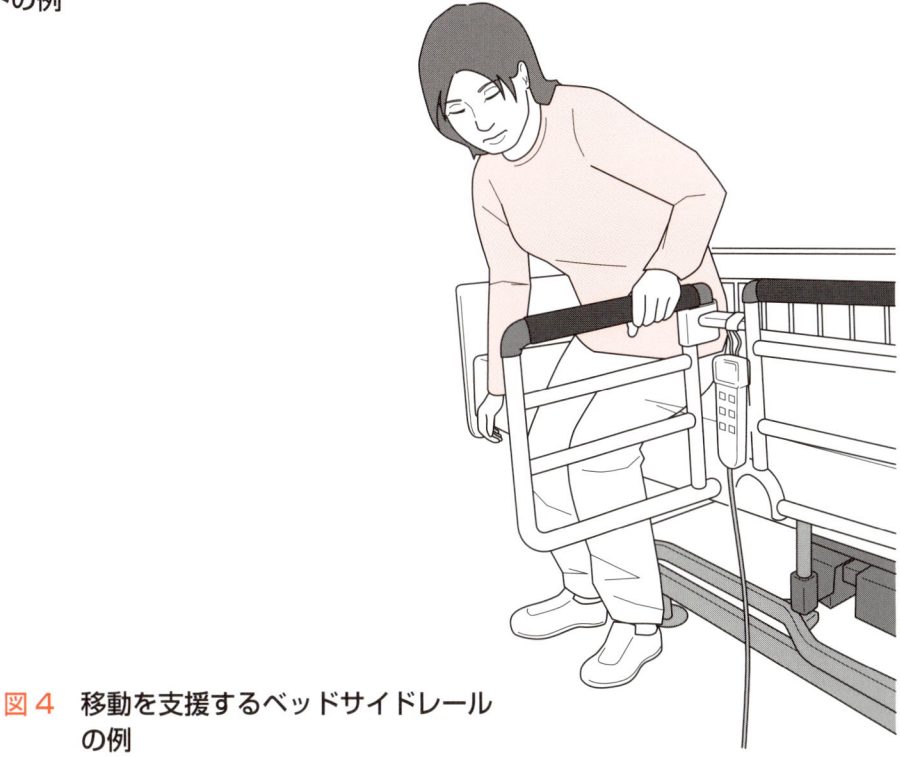

図4　移動を支援するベッドサイドレールの例

付　録

🔴 免荷式歩行器

　筋力が弱く，バランスが悪いなどの転倒のリスクが高い対象者のための，立ち上がって歩行する訓練機器である．特徴は，①免荷機能と②立ち上がり機能である．

　①免荷機能は対象者の腰部から大腿にかけてハーネスを装着し，体を吊り上げ下肢にかかる体重の負荷を減らすものである．免荷は対象者の上肢，体幹，下肢機能に合わせて調整できる．

　また，免荷は転倒のリスクを軽減するために，対象者が歩行に対しての不安感を減らし，安心して歩行練習ができる．

　②立ち上がり機能は対象者が立ち上がるさいに，電動で吊り上げるので，介助者の身体的負担が減り，腰痛予防となる．

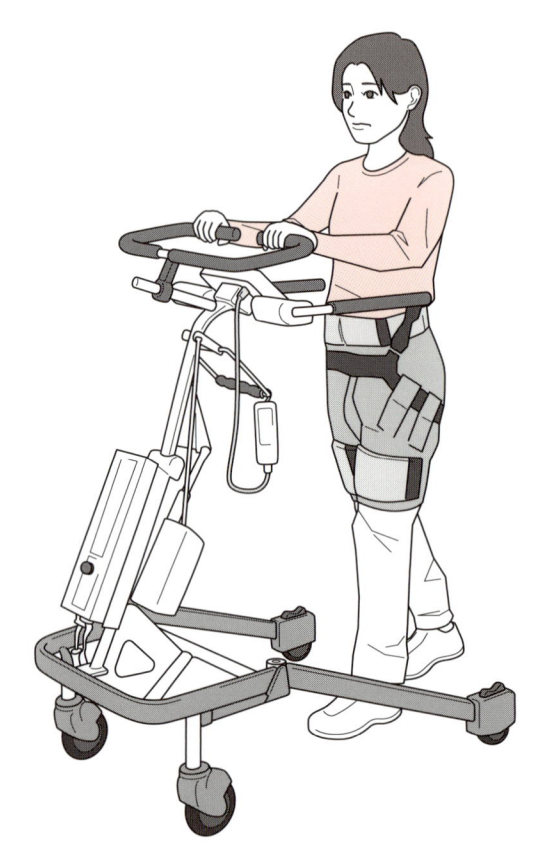

図5　立位保持・歩行能力に応じ支持性をコントロールできる免荷式歩行器

🔴 特殊な歩行器：PCW（ポスチャーコントロールウォーカー）

後輪にバックストッパーがついているので体重を後方にかけても逆行せず，安定した直立姿勢を保ちやすい構造の歩行器である．支持バーが体の真横にあるので，重心が前方にかたよらず体幹の伸展が得やすい．

一側ずつに体重移動しながらの自然歩行が行ないやすい．

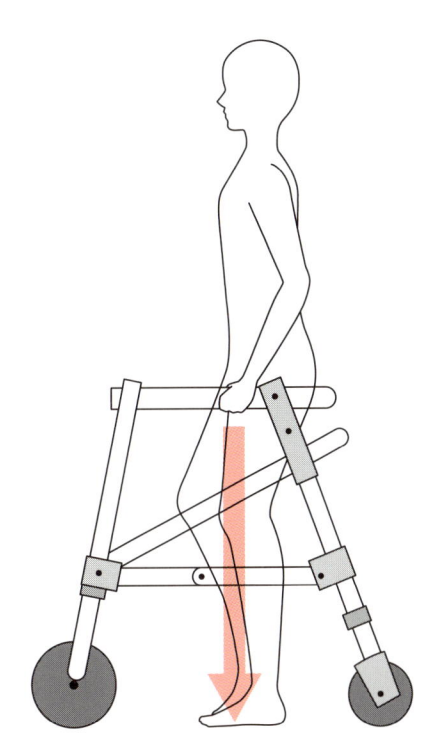

図6　自然な歩行運動を促す歩行器
（パシフィックサプライ（株）HP を基に作成）

新 イラストによる
安全な動作介助のてびき 第3版 ISBN978-4-263-21731-3

1991年2月25日	第1版第1刷 発行	イラストによる安全な動作介助のてびき
2004年2月10日	第1版第15刷 発行	
2004年10月10日	第2版第1刷 発行 （改題）
2015年1月10日	第2版第11刷 発行	
2016年4月10日	第3版第1刷 発行	

編 者 飛 松 好 子
発行者 大 畑 秀 穂
発行所 医歯薬出版株式会社

〒113-8612 東京都文京区本駒込1-7-10
TEL. (03) 5395-7628 (編集)・7616 (販売)
FAX. (03) 5395-7609 (編集)・8563 (販売)
http://www.ishiyaku.co.jp/
郵便振替番号 00190-5-13816

乱丁，落丁の際はお取り替えいたします． 印刷・真興社／製本・皆川製本所

© Ishiyaku Publishers, Inc., 1991, 2016. Printed in Japan

本書の複製権・翻訳権・翻案権・上映権・譲渡権・貸与権・公衆送信権（送信可能化権を含む）・口述権は，医歯薬出版(株)が保有します．
本書を無断で複製する行為（コピー，スキャン，デジタルデータ化など）は，「私的使用のための複製」などの著作権法上の限られた例外を除き禁じられています．また私的使用に該当する場合であっても，請負業者等の第三者に依頼し上記の行為を行うことは違法となります．

[JCOPY] ＜ (社)出版者著作権管理機構 委託出版物 ＞
本書をコピーやスキャン等により複製される場合は，そのつど事前に(社)出版者著作権管理機構(電話03-3513-6969,FAX 03-3513-6979,e-mail:info@jcopy.or.jp)の許諾を得てください．